每天懂一味
中草药

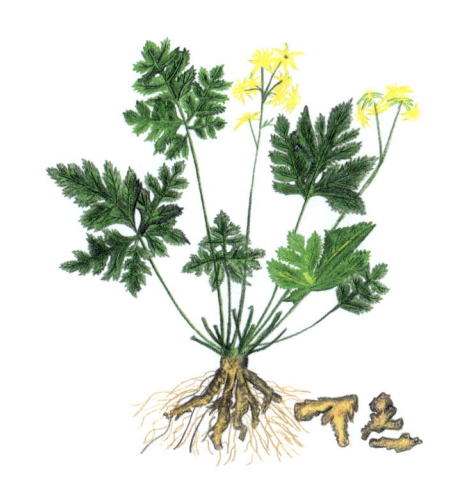

李蕊 —— 著绘

吉林科学技术出版社

序言 Preface

上大学的时候，我特别喜欢上中药课，并且每天上完课和同学一起在校园里找中药，度过了一段温馨恬淡的校园生活。

毕业后，怀着对中医药事业的热情，我成了一名大学医学教师。从学生到教师身份的转变，让我对学生们在面对大部头医书时的那种虽求知若渴但记忆艰难的感受更加感同身受。

生硬的疾病概念、诸多的临床表现、难以区分的鉴别诊断，到底怎样才能让学生们在大量信息流中快速抓取关键点，形成系统的记忆呢？是否有更直观的方式能帮助记忆呢？漫画！生动又有趣的漫画语言，可以让生涩的医学术语变得通俗易懂。

有了这个想法后，我初试了几个疾病小作，学生们反馈良好，都说这种直观又有趣的方式让他们对疾病的理解更快，记忆更深。从那时起，我便萌生了用绘画与诗歌诠释中药之美的想法，为学生提供更多的学习思路和资源。

有了这样的创作初衷，我便开始整理素材，这是一个需要搜寻信息，并且不断核实、确证的过程，需要对每味药材的来源、性味归经、功能主治、形态特征、分布区域、生长环境、药材性状等内容进行信息查找、核实、纠错、确证。

这个过程漫长但有意义，查阅古籍、学习经典、实地考察及庞杂的信息整理，使我对常见中药又有了新的认识和理解。这些中药像是被注入了生命般鲜活起来，也为以后我建立分类检索奠定了基础。

然后，我开始对中药形态特征与药材性状进行手绘，在我看来，这是自我与中药融合的过程，也是我给中药注入"鲜活"生命的过程。中药是蕴含千年精华的瑰宝，不应该只用枯燥的文字来描述。

中药终究是美的，我将中药形态、典故、性味归经、功效等内容融入诗歌创作，力图使读者细致了解每一味中药。

这几年，我完全沉浸在查阅资料、整理素材、实地考察、绘画和诗歌创作的过程中，这是一场历练，更是一场我和我所热爱的中医药的美丽邂逅。

本书共收录中药365种，从表达形式上来说，是诗与画的结合。每一片花叶的脉络，每一块石的纹理，每一处根须的走向，都在我的笔下诞生；所有的色彩，都尽量做到对原药材的还原。在绘制的过程中，不乏有对中医基础五行理论中"五色归五脏"的诠释，比如，看到白的花，就自然联想到它（白色归肺经，滋阴养肺）的功效；加之配合对药物形态的诗歌阐述，旨在让读者在画中感受到诗韵之美，也能在诗歌里感受到中药的形神之美。

　　这对学生或者中医药爱好者来说，无疑是更加直观的记忆方式。这个记忆过程，其实是对中医药、绘画和诗歌三位一体的理解和认识，让读者将中医药和艺术进行了一次结合。这种结合是因人而异的，因为每个人对艺术的理解都是多元化的。

　　正是基于这种多元化的理解，对于这本书的读者，我希望有正在学中医的院校学生，因为这能方便他们记忆；有中医爱好者，因为这能帮他们扩展资料库；当然，我更希望这本书可以走进千家万户，让国粹深入人心，可以成为健康养生的床头书，随便翻翻，就可以认识一下就在我们手边的"中草药"。或者当我们面对中医医生的处方时，对那些原本不认识的中药，能有简单的了解，也算是这本书为加强中医药文化宣传、促进大众了解中医药文化尽了一份绵薄之力。

　　中医药凝聚着深邃的哲学智慧和中华民族几千年的健康养生理念和实践经验，是中国医学的瑰宝，也是打开文明宝库的钥匙。

　　我愿意竭尽全力做自己热爱之事，尽自己微薄之力让更多的人看到中药之美。如果有幸能帮助中药爱好者更加全面地认识中药、学以致用，岂不乐哉？

目录 Contents

一月 January
冬至 · 小寒 · 大寒

- 陈皮：同补药则补，同泻药则泻 2
- 仙茅：强筋骨的海南参 2
- 川楝子：疏肝泻热的金铃子 3
- 海螵蛸：收敛止血的墨鱼骨 4
- 诃子：降火利咽的果子 4
- 黄药子：清热解毒的黄狗头 5
- 槲寄生：寄生在其他植物上的植物 6
- 金果榄：清热解毒的金牛胆 7
- 没药：消肿生肌的树脂 8
- 木鳖子：老鼠拉冬瓜 8
- 三棱：痛经宝颗粒的有效成分 9
- 四季青：消肿祛瘀的冬青 10
- 木香：可以做香精和化妆品的香 11
- 天冬：养阴润燥的天门冬 11
- 商陆：逐水消肿的见肿消 12
- 莪术：黑心姜 12
- 玄参：清热凉血的黑参 13
- 泽泻：利水渗湿的如意花 14
- 山柰：行气温中的调香原料 15
- 三白草：利尿消肿的白水鸡 15
- 白术：补气健脾第一要药 16
- 山药：补脾养胃的蔬菜 17
- 肉豆蔻：温中行气的调味料 18
- 栗子：肾之果 18
- 巴戟天：南国人参 19
- 络石藤：祛风通络的云花 20
- 西洋参：补气养阴的花旗参 20
- 厚朴：燥湿消痰的著名中药 21
- 乳香：活血定痛的熏陆香 22
- 生姜：解表散寒的百辣云 23
- 鸭脚木：可以作盆栽的鸭脚板 24

February 二月

大寒·立春·雨水

- 辛夷：驰名中外的庭院观赏树种 26
- 火棘：可药用可观赏的救军粮 27
- 荜茇：可以抗菌、抗病毒的调料 27
- 鱼腥草：能疏散退热的柴草 28
- 柴胡：清热解毒的蔬菜 28
- 北豆根：可以保护心脏的蝙蝠藤 29
- 穿山龙：调理风湿痹痛的鸡骨头 30
- 鲤鱼：中国人餐桌上的美食 30
- 大黄：南大黄可入药，食用大黄可做馅 31
- 川贝母：止咳作用很好的中药 32
- 独活：祛风除湿的肉独活 33
- 猪肉：滋阴润燥的肉类 33
- 椿皮：香椿的亲戚 34
- 穿破石：金蝉蜕壳 35
- 紫菀：荒地里的小野花，治病的良药 35

- 芫花：十分稀少又好看的花儿 36
- 白蔹：枝蔓可作插花材料 37
- 鳡鱼：四大淡水名鱼之一 37
- 锁阳：补肾壮阳的地毛球 38
- 蛤壳：诸蛤皆入药 38
- 紫草：清热凉血的紫草 39
- 紫花地丁：春天最常见的野花 40
- 茵陈：清利湿热的白蒿 40
- 淡豆豉：小儿豉翘清热颗粒的原料 41
- 知母：清热泻火的地参 42
- 水仙花：凌波仙子 43
- 千年健：一包针 44
- 阿胶：久服轻身益气的滋补品 44

目录 Contents

僵蚕：天虫	46
地榆：可食用、可药用的绿植	47
远志：安神益智的小草根	48
鹅肉：高蛋白、低脂肪、低胆固醇的营养健康食品	48
蒲公英：药食兼用的婆婆丁	49
韭子：韭菜的种子	50
甘遂：调理胸腹积水的好药	50
木棉花：像英雄的鲜血染红了树梢	51
百部：常见咳嗽药	52
丹参：治疗心血管疾病的天然中药	53
肉苁蓉：补肾阳的寸芸	54
甘草：能解千毒的药	54
黄精：可以当菜吃的中药	55
飞龙掌血：祛风除湿大救驾	56
藁本：祛风散寒的香藁本	56
益母草：活血调经的茺蔚	57
赤芍：清热凉血的木芍药	58
枇杷叶：清肺止咳的叶子	59
龟甲：滋阴潜阳的乌龟壳	59
黄柏：清热燥湿的檗木	60
鸡内金：鸡的干燥砂囊内壁	61
两面针：两面带刺的植物	61
龙齿：牙齿化石	62
龙骨：骨骼化石	62
桔梗：铃铛花	63
芦根：芦苇的根	64
黄芪：补气固表第一药	64
麦芽：回乳的麦芽	65
蘑菇：谨防毒蘑菇	66
牡蛎：胃痛片的原料之一	67
木荷：制作纱锭、纱管的上等材料	68

March
三月

雨水 · 惊蛰 · 春分

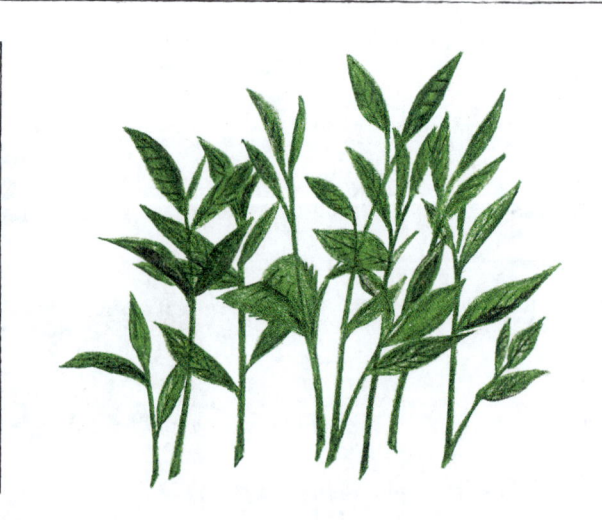

丁香：常见的园林观赏花木 70
白薇：小儿感冒颗粒的主要成分 70
苦丁茶：历史悠久的皋卢茶 71
茜草：凉血止血的拉拉秧 72
苍术：清新空气的中药 72
黄芩：清热燥湿的山茶根 73
糯米：补中益气的江米 74
千里光：清热解毒的一扫光 75
甘松：理气止痛的香料 75
珍珠：安神定惊的蚌珠 76
鳝鱼：长得像蛇的鱼 77
神曲：健脾和胃的六曲 77
血竭：化瘀止血的麒麟血 78
荠菜：上巳菜 78
野棉花：清热利湿的满天星 79
紫堇：清热解毒的蝎子花 80

十大功劳：泻火解毒的土黄柏 81
董草根：凉血止血的地人参 81
射干：清热解毒的剪刀草 82
旱芹：我国人民常用的蔬菜之一 83
地龙：蚯蚓的干燥体 83
蛇蜕：祛风定惊的长虫皮 84
白茅根：肾炎片的原料 84
白头翁：路边的观景植物 85
杜仲：中国特有的名贵滋补药材 86
玫瑰花：芳香类中没有能与其匹敌的花 87
茶叶：世界三大无酒精饮料之一 88
全蝎：通络止痛的蝎子 88
虎杖：可以吃的花斑竹 89
槟榔：南方人的咀嚼嗜好品 90

○ 每天懂一味中草药

April
四月
春分·清明·谷雨

目录 Contents

May 五月

谷雨·立夏·小满

- 枳实：橙子的干燥幼果 92
- 香薷：发汗解表的香草 93
- 莎草：外形美观的回头青 93
- 淡竹叶：夏季消暑凉茶的原料 94
- 槐花：凉血止血的槐米 94
- 辣蓼草：能催熟柿子的草药 95
- 麦冬：糖友处方中的常用品 96
- 天葵子：千年老鼠屎 97
- 金银花：鸳鸯藤 97
- 磨盘草：祛风清热的白麻 98
- 青皮：橘未成熟果实的果皮 99
- 枇杷：枇杷止咳糖浆的原料 99
- 艾叶：艾灸必然要用到的原材料 100
- 天牛：是害虫，也是良药 101
- 白及：美容祛斑的草药 101
- 蝉蜕：黑蚱若虫羽化时脱落的皮壳 102
- 郁李仁：润肠通便的山梅子 102
- 蒲黄：止血化瘀的蒲草 103
- 夏枯草：清肝泻火的棒槌草 104
- 樱桃：天然维生素C之王 105
- 凌霄花：苕之华，芸其贵矣 105
- 旋覆花：降气消痰的六月菊 106
- 红花：活血通经的花 107
- 杨梅：7000多年前就存在的水果 107
- 冬虫夏草：价格高昂的保健品 108
- 莱菔子：萝卜的种子最利气 108
- 箬叶：包粽子的材料 109
- 细辛：通利九窍的药物 110
- 马铃薯：我国重要的粮食型蔬菜 111
- 石首鱼：能夜间发光的江鱼 112
- 水苏：清热解毒的山升麻 112

009

六月 June

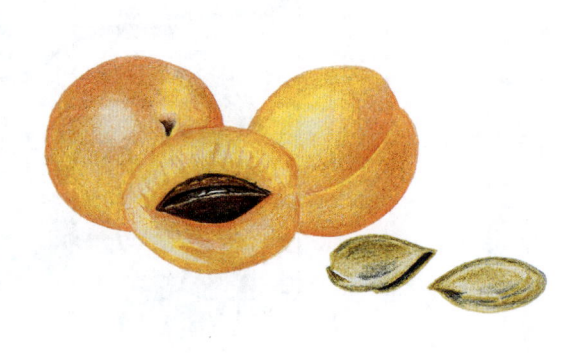

小满·芒种·夏至

药名	描述	页码
鸢尾	祛风活血的扁竹花	114
杏	生津止渴的甜梅	115
杏仁	降气化痰的杏梅仁	115
金莲花	陆地莲	116
雪莲花	温肾壮阳的大拇花	116
酸浆	清热利咽的灯笼草	117
豌豆	和中下气的雪豆	118
浮小麦	干瘪轻浮的小麦可药用	119
木耳	中餐中的黑色瑰宝	119
茉莉花	花香非常丰富的茶	120
含羞草	受到外力触碰就会立即闭合的奇妙植物	120
荨麻	植物猫	121
蛇床子	燥湿祛风的野茴香	122
薤白	通阳散结的野蒜	123
仙鹤草	收敛止血的龙芽草	123
覆盆子	少为人知的药用水果	124
金钱草	利湿退黄的镜面草	125
蝉花	具有动物和植物两种形态的奇妙生物	125
乌梅	梅的干燥近成熟果实	126
石斛	益胃生津的千年润	127
瓦松	天王铁塔草	127
苜蓿	富含维生素的牧草	128
安息香	一种干燥树脂	128
太子参	益气健脾的童参	129
马齿苋	延缓衰老的蔬菜	130
大青叶	清火、退热药中的主要成分	130
金丝草	牲畜喜欢的优良牧草	131
附子	回阳救逆第一品	132
地锦草	凉血止血的血见愁	133
葶苈子	泻肺平喘的大室	134

○ 每天懂一味中草药

010

目录 Contents

紫苏叶：生鱼片的配料　136
头顶一颗珠：延龄草的根茎　137
马勃：止血效果好的灰包　137
番茄：神奇的菜中之果　138
冬瓜：天然美容剂　138
紫珠：收敛止血的止血草　139
五加皮：利水消肿的蜜果　140
无花果：我国最常见的油料作物　141
蓖麻：清热生津的五谷皮　141
蜈蚣：祛风定惊的百足虫　142
大蒜：从西域传入的调味食材　142
草果：可增进食欲的调味香料　143
鸡娃草：杀虫止痒的刺矾松　144
海马：可以抗衰老的鱼类　145
雷公藤：扩张血管的黄藤　145
李子：抗衰老的「超级水果」　146

李核仁：调理血瘀疼痛的李仁　147
海浮石：可去掉身体死皮的石头　147
西瓜：青门绿玉房　148
西瓜皮：西瓜翠衣　149
西瓜子仁：西瓜的种仁　149
丝瓜：凉血通络的天罗　150
桃子：缺铁性贫血患者的理想辅助食物　151
桃仁：活血祛瘀的良药　151
川芎：家中常备的煲汤材料　152
小蓟：创可贴的原料　153
石决明：清肝明目的原料之一　154
砂仁：化湿开胃的草本植物　154
麻叶：潮汕人民餐桌上的美食　155
薄荷：牙膏、口香糖的原料　156
白芍：花好看，根为良药　156

July

七月

夏至·小暑·大暑

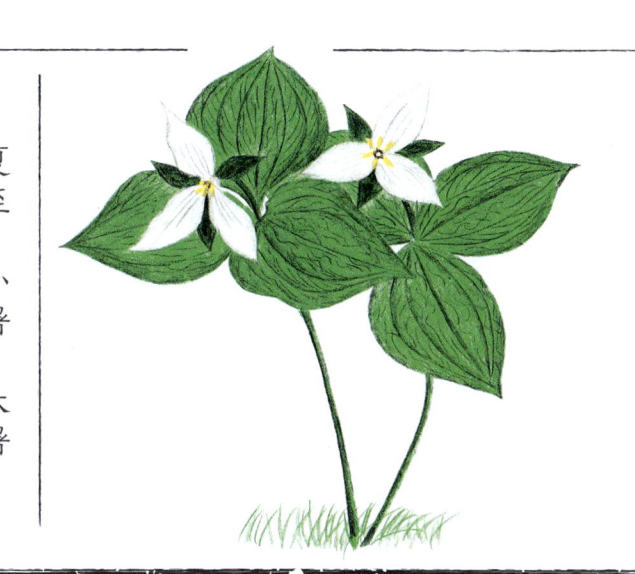

○ 每天懂一味中草药

洋金花：毛曼陀罗的花　158
望江南：通便解毒的假槐花　159
青葙子：野鸡冠花　159
马鞭草：清热解毒的龙芽草　160
柑：夏朝的贡税水果　161
红花酢浆草：盆栽的好材料　161
荷叶：减肥的良药　162
鬼针草：可双向调节血压的药物　162
蚕豆：世界第三大重要的冬季食用作物　163
白芷：解表散寒的香料　164
大蓟：凉血止血的山萝卜　165
麻黄：利水消肿的狗骨　165
穿心莲：清热解毒一见喜　166
牡丹皮：清热凉血的牡丹根皮　166
苍耳子：油漆、油墨、肥皂、油毡的原料　167

蜀漆：常山的嫩枝叶　168
葱白：最常见的厨房调味品　169
鸡冠花：收敛止血的鸡公花　169
刀豆：可食用，可入药，可做肥　170
菱：是佳果，也是粮食　171
佛手：形状像手指的中药　171
昆布：营养价值很高的海产蔬菜　172
莲房：莲的干燥花托　172
莲子：老少皆宜的滋补品　173
猕猴桃：猕猴喜欢吃的水果　174
牛蒡子：牛蒡的种子　174
绿豆：清热消暑的豆子　175
茯苓：长在松树根上的中药　176
党参：常用的传统的补益药　177
通草：通脱木的干燥茎髓　177
山海螺：羊乳的根　178

August

八月

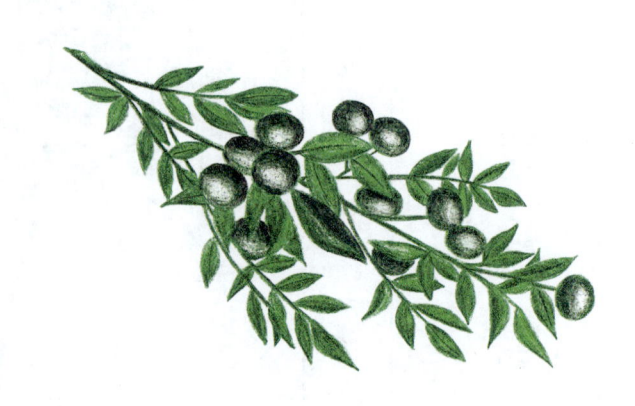

大暑・立秋・处暑

目录 Contents

September 九月

处暑·白露·秋分

- 龙胆：对肝、胆、胃都有很好保护作用的本草 180
- 枸杞子：却老子 181
- 石蒜：花开时无叶的植物 181
- 赤小豆：营养价值高，但并非人人适合 182
- 侧柏叶：多寿之本 183
- 百合：清心安神的食材 183
- 蚤休：七叶一枝花的根茎 184
- 狗尾草：中国各地都能见到的杂草 184
- 荜澄茄：芳香开胃的调味品 185
- 番泻叶：强效泻药 186
- 黑豆：豆中之王 186
- 升麻：发表透疹的龙眼根 187
- 三七：散瘀止血的田七 188
- 蒺藜：平肝解郁的刺蒺藜 189
- 常山：形如鸡骨的风骨木 190

- 花椒：『十三香』之首 190
- 马兜铃：止咳平喘的蛇参果 191
- 落新妇：可以做切花和盆栽的本草 192
- 玉蜀黍：世界上总产量最高的农作物 193
- 玉米须：利尿消肿的棒子毛 193
- 黄连：苦却很好用的中药 194
- 半夏：夏至过半半夏生 194
- 蔓荆子：疏散风热的白背木耳 195
- 火麻仁：降低胆固醇的好药 196
- 五味子：收敛固涩的果子 197
- 核桃仁：延年益寿的上品 197
- 分心木：可以入药的胡桃夹 198
- 黄大豆：中国人最重要的食物原料之一 198
- 瓜蒌：清热涤痰的栝楼 199
- 徐长卿：祛风化湿的英雄草 200

October

十月

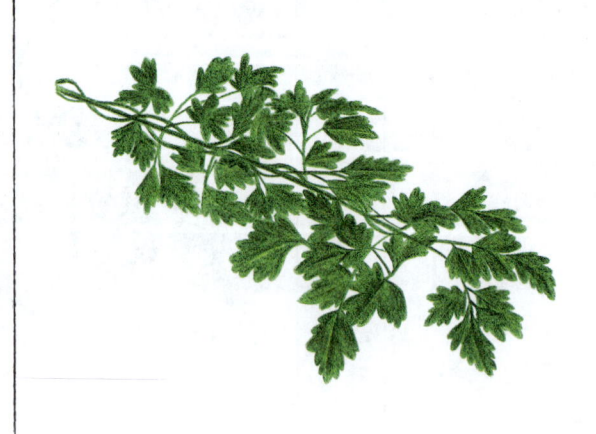

秋分 · 寒露 · 霜降

○ 每天懂一味中草药

- 大枣：五果之一 202
- 落花生：素中之荤 202
- 白花蛇舌草：不起眼却很有效的野草 203
- 防风：既能祛风寒，又能祛风湿的药 204
- 无患子：清热祛痰的鬼见愁 205
- 防己：治疗高血压非常有效的药物 205
- 豇豆：健脾利湿的长豆 206
- 佛肚花：植株不易老化的草本植物 207
- 苦瓜：常吃苦瓜，皮肤变细嫩 207
- 续断：能『接续断骨』的药 208
- 当归：妇科圣药 208
- 薏苡仁：利水渗湿的杂粮 209
- 萝芙木：降压灵的原料 210
- 南瓜：既是蔬菜，也是粮食 211
- 南瓜蒂：能解毒的瓜蒂 211

- 南瓜子：可以调理寄生虫的瓜子 212
- 海金沙：山上的一种植物 212
- 佩兰：芳香化湿的白头婆 213
- 千屈菜：清热解毒的鸡骨草 214
- 肉桂：补火助阳的玉桂 214
- 罗汉果：清热润肺的假苦瓜 215
- 补骨脂：可以保护心血管，还能调理皮肤病的中药 215
- 爬山虎：善于攀缘的假葡萄藤 216
- 柿子：清热润燥的朱果 217
- 玉竹：养阴润肺的玉参 217
- 山楂：中国特有的药果两用的食材 218
- 沙苑子：扁茎黄芪的干燥成熟种子 218
- 山豆根：越南槐的根茎 219
- 泽兰：活血调经的地笋 220
- 桑叶：疏散风热的铁扇子 220
- 威灵仙：通经络的老虎须 221

目录 Contents

牵牛子：黑白二丑 224
慈姑：每剥叶一次就要施一次肥的救命药 225
人参：关键时刻的救命药 225
决明子：生命力极其顽强的植物 226
板蓝根：清热解毒的大青根 227
连翘：早春优良观花灌木 227
巴豆：热性泻药能蚀疮 228
地黄：生地清热凉血，熟地补血滋阴 228
使君子：杀虫消积的史君子 229
芡实：鸡头米 230
菟丝子：金黄丝子 230
白前：消痰止咳的良药 231
羊肉：益气补虚的补品 232

山茱萸：补益肝肾的强身之药 232
番红花：世界上最贵重的香料 233
吴茱萸：散寒止痛的漆辣子 234
老枪谷根：调理脾胃的红苋菜 235
向日葵子：非常受欢迎的葵花子 235
鳟鱼：赤眼鱼 236
酸枣仁：宁心安神的山枣仁 236
绽木：补脾益肾的白心木 237
狗脊：祛风湿补肝肾的猴毛头 238
芋头：健脾补虚的芋艿 238
栀子：泻火除烦的黄果树 239
石楠：祛风湿的观赏树 240
藿香：可以用于绿化的香料 241
白扁豆：健脾化湿的豆子 242
虾：补肾壮阳的水产 243
白果：公种而孙得食 243
金樱子：固精缩尿的山石榴 244

November
十一月
霜降·立冬·小雪

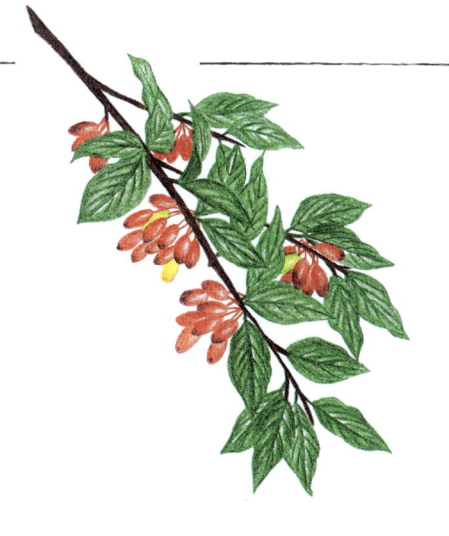

十二月 December

小雪·大雪·冬至

○ 每天懂一味中草药

- 鸡血藤：九层风 246
- 橘：酸甜可口的朱砂橘 247
- 橘核：橘子的种子 247
- 灵芝：林中灵 248
- 博落回：叶大如扇的可观赏性中药 248
- 牛膝：引血下行的山苋菜 249
- 马钱子：通络止痛的苦实 250
- 指天椒：天下第一辣 250
- 木蝴蝶：清肺利咽的千张纸 251
- 石韦：凉血止血的金汤匙 252
- 天南星：散结消肿的山棒子 253
- 秋海棠根：金线吊葫芦 253
- 藕：清热生津的莲菜 254
- 柿蒂：降气止呃的柿子把 254
- 大风子：调理麻风的有效药物 255
- 何首乌：抗衰老的中药 256
- 八角茴香：最常用的调味料之一 257

- 女贞子：滋补肝肾的冬青子 257
- 赤石脂：不规则的红色块状 258
- 天麻：息风止痉的合离草 258
- 沙棘：健脾消食的醋柳 259
- 桑螵蛸：补肾助阳的螳螂子 260
- 款冬花：使肺部变得更加健康的茶 260
- 钩藤：不能久煮的药材 261
- 葛根：能美容养颜的中药 262
- 斑蝥：西班牙苍蝇 263
- 银耳：滋阴生津的白木耳 263
- 姜黄：黄丝郁金 264
- 柏子仁：养心安神的植物种子 265
- 大腹皮：槟榔的干燥果皮 266
- 蛏：形状狭长的贝类 266

参考文献 267

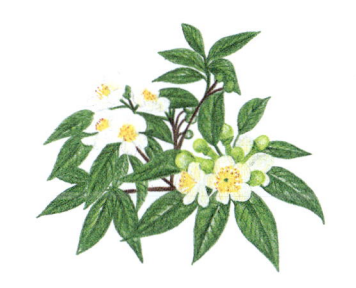

January

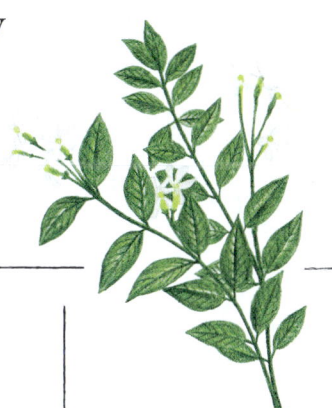

一月

冬至 / 小寒 / 大寒

一月五日前后
交小寒节气

一月二十日前后
交大寒节气

本篇精选 31 味在一月采收的中药材。
一年中最低气温往往出现在一月，
这时候正是三九、四九寒天。
地气最寒，我们要防下半身的寒湿。

○ 每天懂一味中草药

陈皮

一月一日

同补药则补,同泻药则泻

陈皮是橘子的干燥成熟果皮,分为"川陈皮"和"广陈皮"。陈皮能理气健脾,燥湿化痰,用于调理脘腹胀满、食少吐泻、咳嗽痰多。启脾丸、补中益气丸、复方川贝精片、清气化痰丸、杏苏止咳颗粒中都含有陈皮的成分。

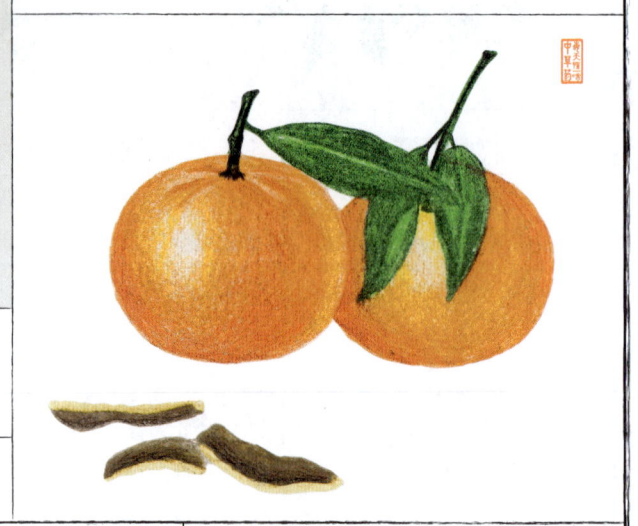

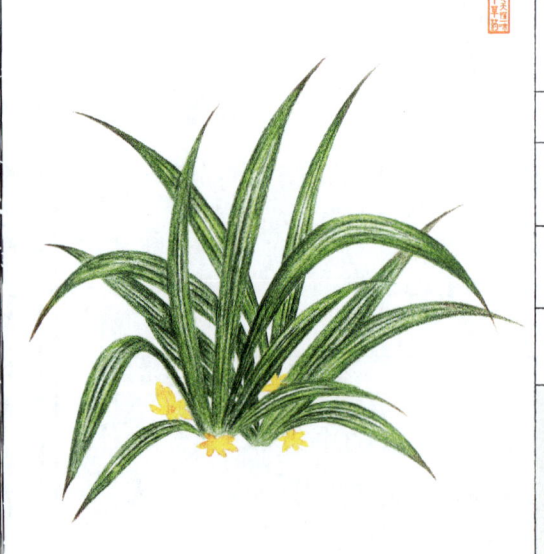

通达胃络于肌腠,
散精理孙利水谷。
下气肃肺通心神,
芸香子实橘红衣。
燥湿化痰清华盖,
辛苦性温归肺脾。
理气养胃除胀满,
培土生金消滞积。

制作	采摘川红橘或茶枝柑的成熟果实,剥取果皮,晒干或低温干燥。
贮藏	置阴凉干燥处,防霉、防蛀。

仙茅

一月二日

强筋骨的海南参

注意	阴虚火旺者忌用。
制作	秋、冬季采挖,除去根头和须根,洗净,干燥。
贮藏	置干燥处,防霉、防蛀。

平原荒野地阳处,山坡芒箕骨丛中。
独脚丝茅聪耳目,补肾益阳填精髓。
十蒸九晒乌须发,助火暖精充下元。
清安五脏强筋骨,宣而复补主七伤。

仙茅也叫地棕、独茅、山党参、仙茅参、海南参,以干燥根茎入药。仙茅能补肾阳,强筋骨,祛寒湿,用于调理阳痿精冷、筋骨痿软、腰膝冷痛、阳虚冷泻。

2

川楝子

一月三日

疏肝泻热的金铃子

芸香乔木金铃子,
泻心坚肾川楝实。
清温祛邪除狂躁,
火毒下沉烦自消。
杀虫除积通闭塞,
味苦性寒思胃肠。
疏肝泻热解郁火,
行气止痛缓痹伤。

注意	脾胃虚寒者慎用。
制作	冬季果实成熟时采收,除去杂质,干燥。
贮藏	置通风干燥处,防蛀。

川楝子也叫金铃子、川楝实,能疏肝泻热,行气止痛,杀虫,用于调理肝郁化火、胸胁脘腹胀痛、疝气疼痛、虫积腹痛。苏南山肚痛丸、阴虚胃痛颗粒、乳块消胶囊、痛经宁糖浆、慢肝养阴胶囊中都含有川楝子的成分。

川楝子是疏肝理气的代表性中药,在临床上也常被用作打虫药,但研究发现川楝子容易引发肝损伤,安全性并非完全可靠,现在很少用于驱虫,仅作为调理心腹疼痛等症的药物。

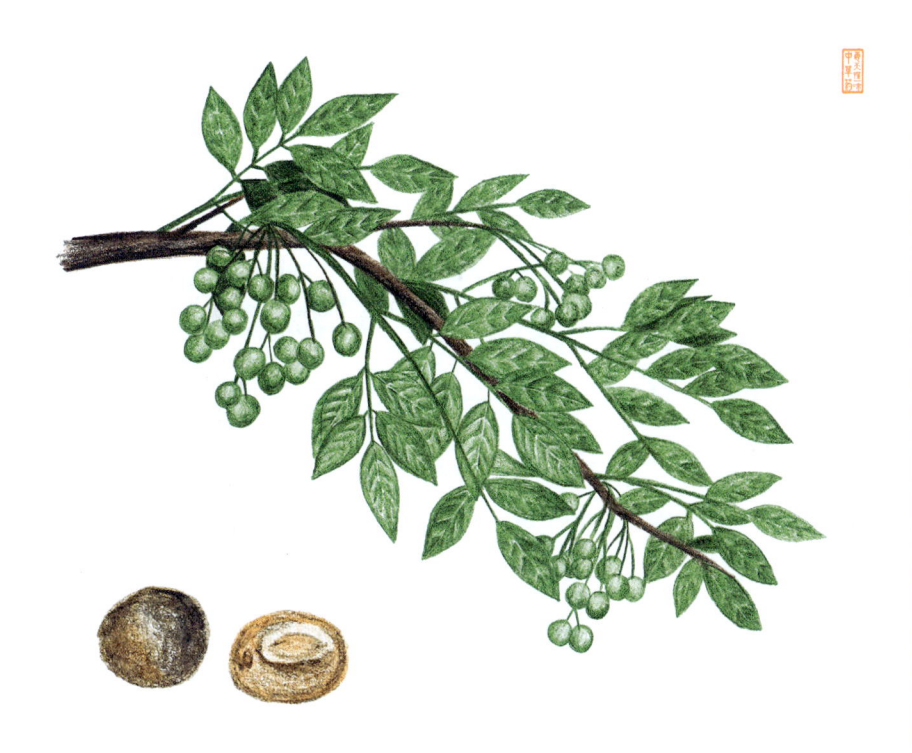

○ 每天懂一味中草药

海螵蛸

一月四日

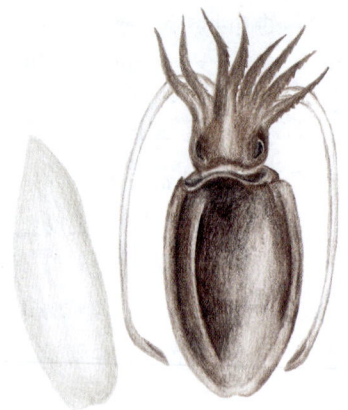

收敛止血的墨鱼骨

沧海洄游乌贼鱼，遇强洒墨性情真。
丰润柔滑喜波澜，剥肉遇骨是螵蛸。
敛血止衄缓崩漏，涩精停带固元神。
制酸养中宁痹痛，收湿抚疹解疮痈。

注意	阴虚多热者不宜多用。
制作	收集乌贼鱼的骨状内壳，洗净，干燥。
贮藏	置干燥处。

海螵蛸也叫乌贼骨、墨鱼骨，是无针乌贼或金乌贼的干燥内壳。海螵蛸能收敛止血，涩精止带，制酸止痛，收湿敛疮，用于调理吐血衄血、崩漏便血、遗精滑精、赤白带下、胃痛吞酸，外治损伤出血、湿疹湿疮、溃疡不敛。安胃片、猴头健胃灵胶囊、化积口服液中都含有海螵蛸的成分。

诃子

一月五日

降火利咽的果子

注意	凡外邪未解，内有湿热火邪者忌用。
制作	秋、冬季果实成熟时采收，除去杂质，晒干。
贮藏	置干燥处。

生取清金行气血，煨用暖胃固肠脱。
御属使君诃黎勒，敛肺利咽愈喘咳。
滑利津液止水道，苦泄涩收善温通。
消痰下气停泻痢，化食开胃调中基。

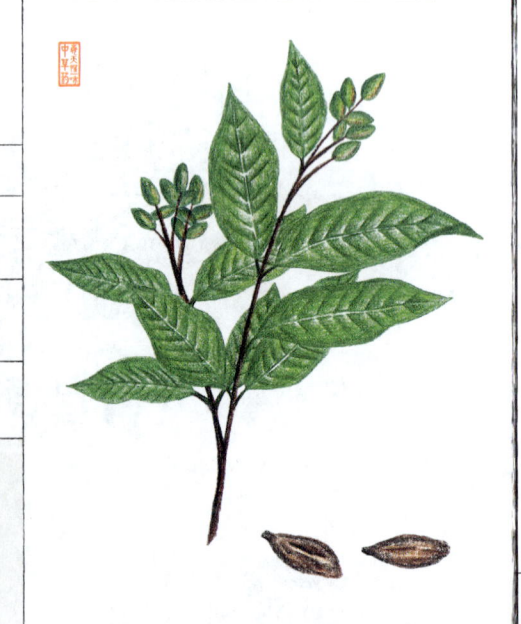

诃子也叫诃黎勒、诃黎、诃梨、随风子，以干燥成熟果实入药，能涩肠止泻，敛肺止咳，降火利咽，用于调理久泻久痢、便血脱肛、肺虚喘咳、久嗽不止、咽痛喑哑。

4

1月 January

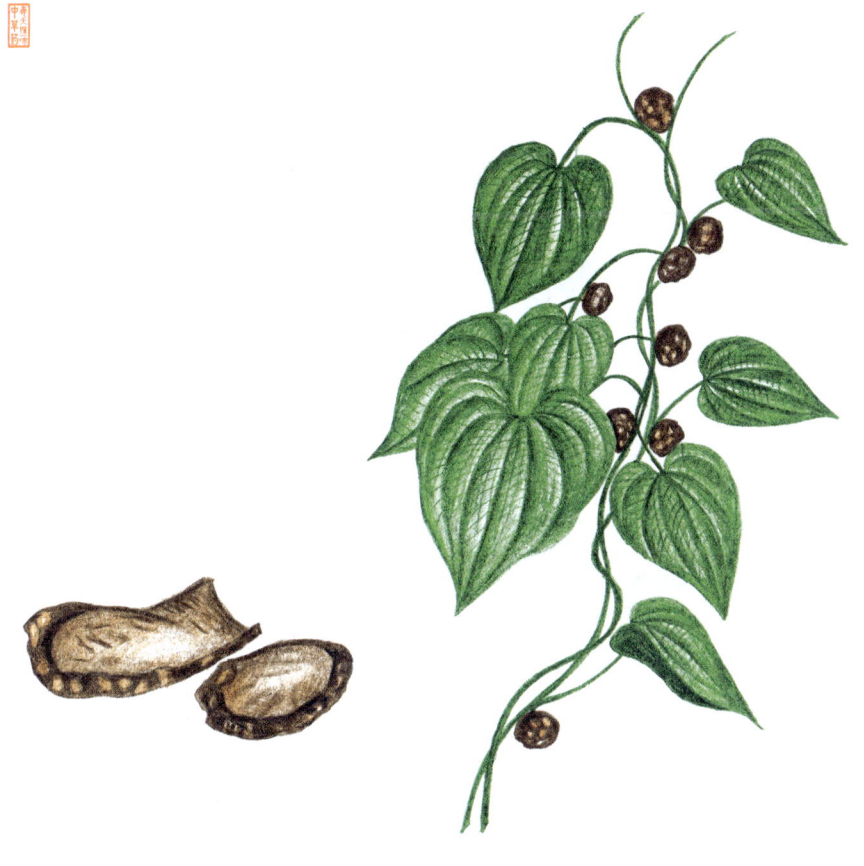

黄药子

清热解毒的黄狗头

一月六日

注意	脾胃虚弱及肝肾功能不全者慎服。
制作	栽种2~3年后，在冬季采挖，选茎粗3厘米以上的块茎，洗去泥土，减去须根后，横切成厚1厘米的片，晒干，或鲜用。
贮藏	置通风干燥处，防蛀。

缠绕蔓藤草本木，
心形单叶互相依。
少阴相火不妄动，
委以黄独香芋汤。
化痰散结消瘰块，
味苦性寒入肺肝。
解毒消肿利咽喉，
凉血止衄苦平方。

　　黄药子也叫黄独、零余薯、金线吊虾蟆、香芋、黄狗头，是黄独的块茎。黄药子能散结消瘿，清热解毒，凉血止血，用于调理瘿瘤、喉痹、痈肿疮毒、毒蛇咬伤等。抑亢丸、红卫蛇药片、金蒲胶囊都有黄药子的成分。

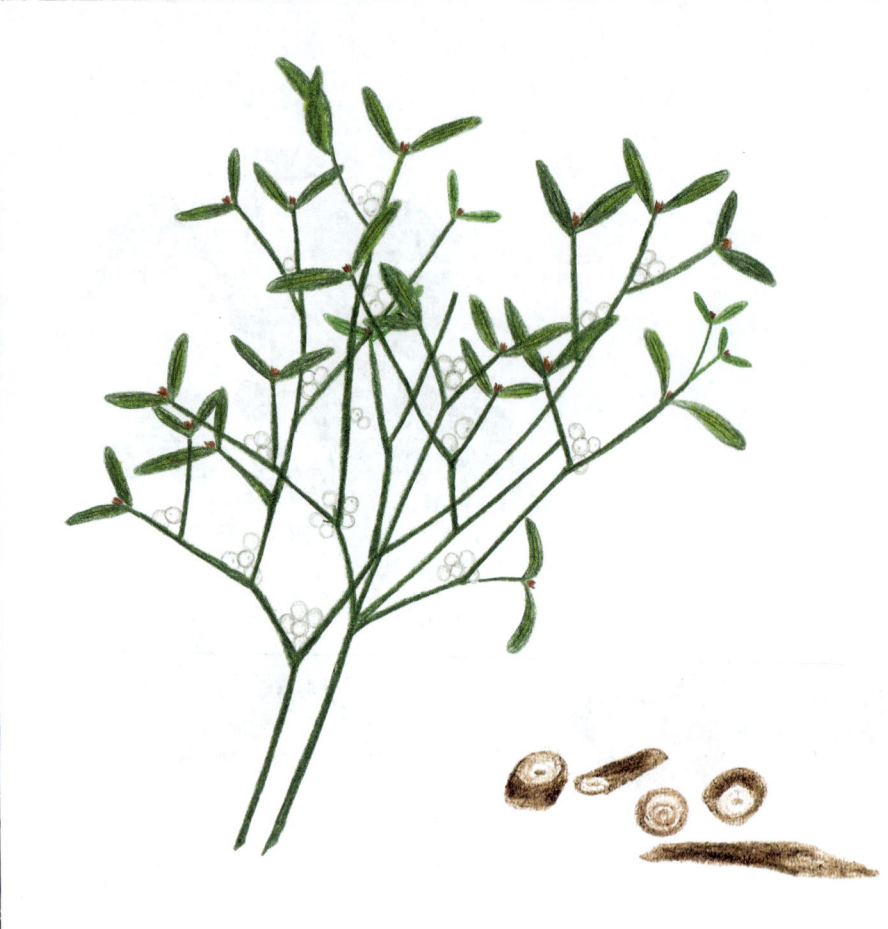

槲寄生

寄生在其他植物上的植物

○ 一月七日

攀缘依附冻青子,
柔茎披针槲寄生。
味苦性平黏浆果,
灌木歧枝叶互生。
祛风除湿缓痹痛,
补肝益肾安胎床。
滋水涵木强筋骨,
固本填髓壮腰膝。

制作	冬季至次春采割,除去粗茎,切段,干燥,或蒸后干燥。
贮藏	置干燥处,防蛀。

　　槲寄生也叫北寄生、冬青、柳寄生、黄寄生、冻青、寄生子,是寄生在其他植物上的植物,以干燥带叶茎枝入药。槲寄生能祛风湿,补肝肾,强筋骨,安胎元,用于调理风湿痹痛、腰膝酸软、筋骨无力、崩漏经多、妊娠漏血、胎动不安、头晕目眩。

　　槲寄生四季常青,开黄色花朵,入冬会结出各色浆果,是食果鸟类冬季的食物来源之一。

○ 每天懂一味中草药

1月 January

金果榄

清热解毒的金牛胆

一月八日

注意	脾胃虚弱者慎用。
制作	秋、冬季采挖，除去须根，洗净，晒干。
贮藏	置干燥处，防蛀。

线吊葫芦九牛胆，
采挖得根金狮藤。
皮如白术黄褐气，
实若橄榄土中生。
味苦性寒入肺肠，
清热解毒化痈疽。
滋阴降火止烦渴，
利咽安痛缓痢疾。

金果榄也叫金牛胆、九牛胆，是青牛胆或金果榄的干燥块根。金果榄能清热解毒，利咽，止痛，用于调理咽喉肿痛、痈疽疔毒、泄泻、痢疾、脘腹疼痛。

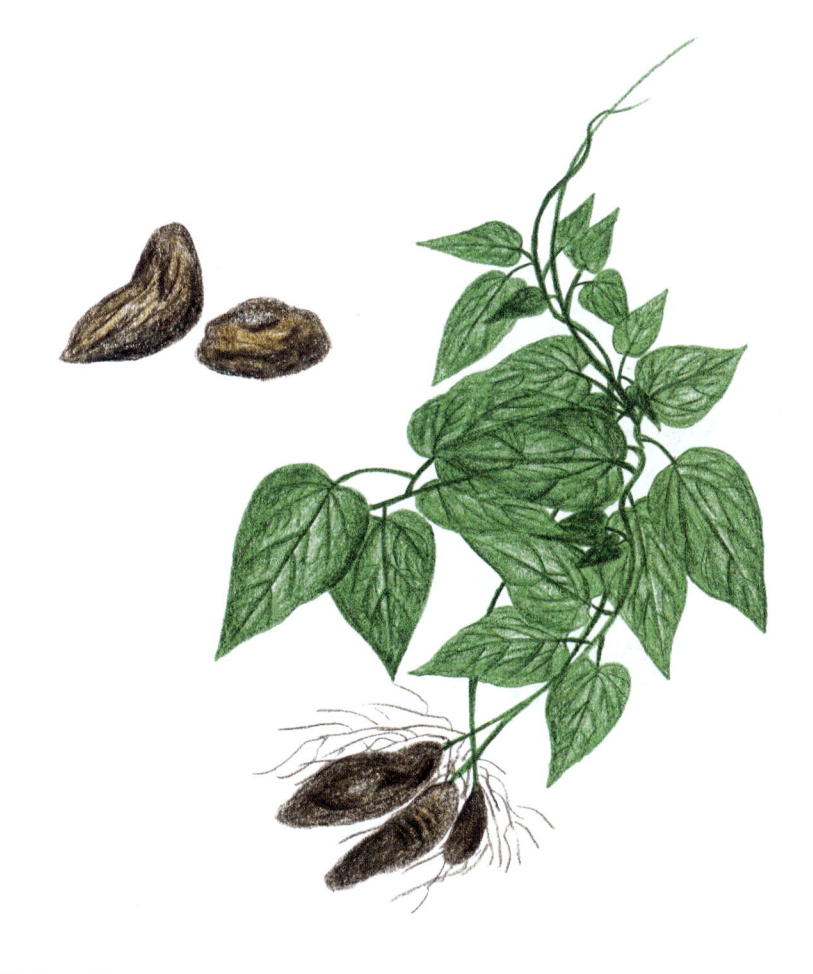

没药

一月九日

消肿生肌的树脂

贮藏	孕妇及胃弱者慎用。
制作	11月至次年2月采收。将树皮割破,使油胶树脂从伤口渗出,去净杂质,干燥。
贮藏	置通风干燥处。

癥瘕风湿跌打肿,乳香没药须相逢。
散瘀定痛胸痹缓,消肿生肌郁腐通。

　　没药也叫末药,是地丁树或哈地丁树的干燥树脂,分为天然没药和胶质没药。没药能散瘀定痛,消肿生肌,用于调理胸痹心痛、胃脘疼痛、痛经经闭、产后瘀阻、癥瘕腹痛、风湿痹痛、跌打损伤、痈肿疮疡。

木鳖子

一月十日

老鼠拉冬瓜

注意	孕妇慎用。
制作	冬季采收成熟果实,剖开,晒至半干,除去果肉,取出种子,干燥。
贮藏	置干燥处。

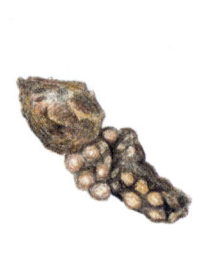

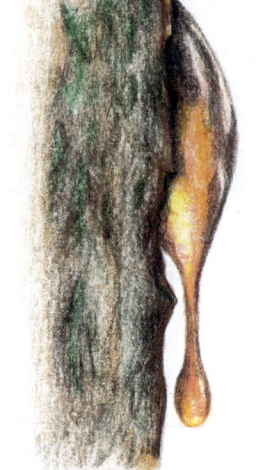

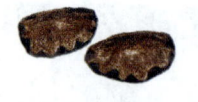

山坡熟实糯饭果,林缘绒种漏苓瓜。
藤生青皮五花叶,薯蓣熟红核似鳖。
祛风除湿解痹痛,舒筋安神镇拘挛。
消肿散结清瘰疬,化毒安邪止癣疮。

　　木鳖子也叫木鳖藤、番木鳖、老鼠拉冬瓜,以干燥成熟种子入药。木鳖子能散结消肿,攻毒疗疮,用于调理疮疡肿毒、乳痈、瘰疬、痔瘘、干癣、秃疮。小金丸(胶囊)、散结灵胶囊、小败毒膏中都有木鳖子的成分。

○ 每天懂一味中草药

1月 January

三棱

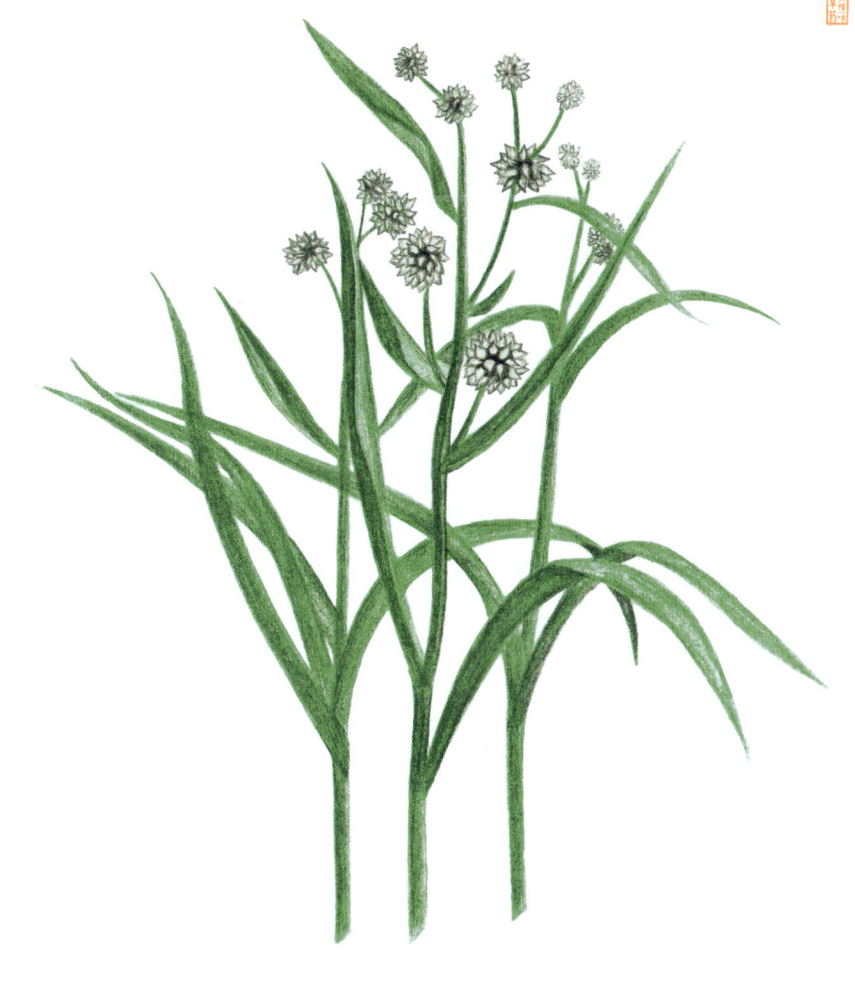

一月十一日

痛经宝颗粒的有效成分

注意	孕妇禁用；不宜与芒硝、玄明粉同用。
制作	冬季至次年春采挖，洗净，削去外皮，晒干。
贮藏	置通风干燥处，防蛀。

破血消结清癥瘕，辛苦性平入肝脾。
祛瘀通经除痛痹，行气消滞缓食积。

三棱也叫京三棱、红蒲根、光三棱，是黑三棱的干燥块茎。三棱能破血行气，消积止痛，用于调理癥瘕痞块、痛经、瘀血经闭、胸痹心痛、食积胀痛。软坚口服液、痛经宝颗粒中都含有三棱的成分。

莪术和三棱都具有破血行气、消积止痛的作用，但莪术偏于破气消积，三棱偏于破血祛瘀。

每天懂一味中草药

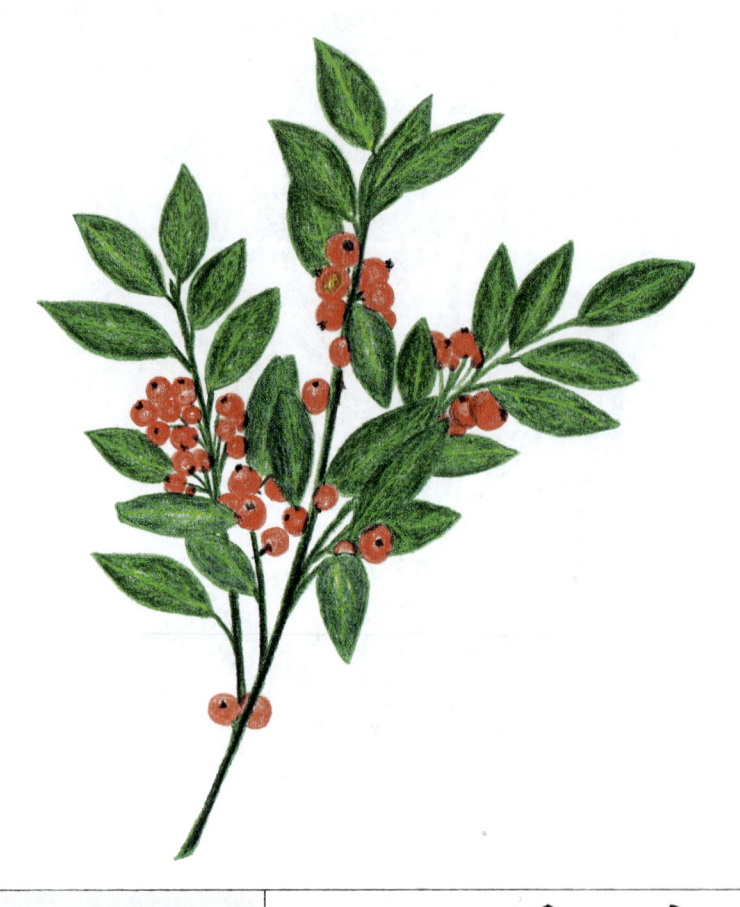

四季青

一月十二日

消肿祛瘀的冬青

赤子翠玉枝繁茂,
冬青丈许入云霄。
清咽镇咳清翳障,
止血敛疮祛风湿。
补虚悦色克痰火,
破溃抚伤御容颜。
宣肺利道缓痹痛,
味苦性凉安肿痈。

注意	脾胃虚寒、肠滑泄泻者慎用。
制作	秋、冬季采收,晒干。
贮藏	置干燥处。

　　四季青也叫冬青、油叶树、树顶子,以干燥叶入药。四季青能清热解毒,消肿祛瘀,用于调理肺热咳嗽、咽喉肿痛、痢疾、胁痛、热淋,外治烧烫伤、皮肤溃疡。

　　四季青为中国常见的庭园观赏树种,它的树皮和种子供药用,有较强的抑菌和杀菌作用。急支糖浆、四季青片、风寒感冒宁冲剂里都有四季青的成分。

1月 January

木香

一月十三日

可以做香精和化妆品的香

制作	秋、冬采挖，除去泥沙和须根，切段，大的再纵剖成瓣，干燥后撞去粗皮。
贮藏	置干燥处，防潮。

清上焦之气滞，导中焦之不运，通下焦之癃闭。
佐补则补，君泻则泻。
行气止痛合五脏，健脾消食化通行。

　　木香是云木香、川木香的统称。木香能行气止痛，健脾消食，多用于调理胸胁脘腹胀痛、泻痢后重、食积不消、不思饮食。煨木香实肠止泻，用于调理泄泻腹痛。麻仁润肠丸、木香分气丸、木香槟榔丸、香砂平胃丸、木香顺气丸、六味木香胶囊中都含有木香的成分。

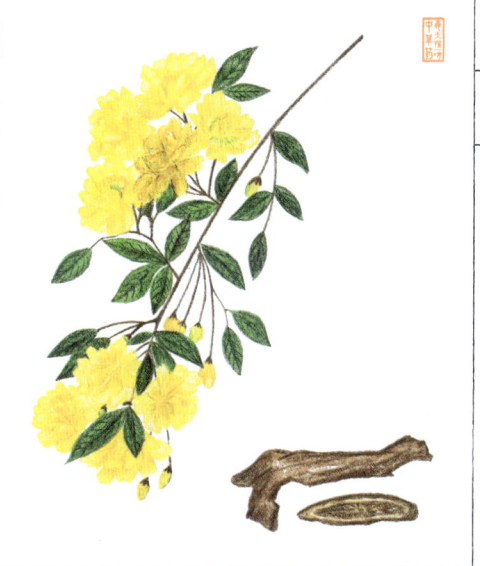

天冬

一月十四日

养阴润燥的天门冬

注意	虚寒泄泻及风寒咳嗽者禁用。
制作	秋、冬季采挖，洗净，除去茎基和须根，沸水煮或蒸至透心，趁热去外皮，洗净，干燥。
贮藏	置通风干燥处，防霉、防蛀。

春生藤蔓高丈余，夏露芳葩落缤纷。
秋结黑实根枝傍，利涩无滑皆妙方。
养肌悦颜润五脏，退热除寒镇心神。
化燥滋阴填精髓，清金降火补绝伤。

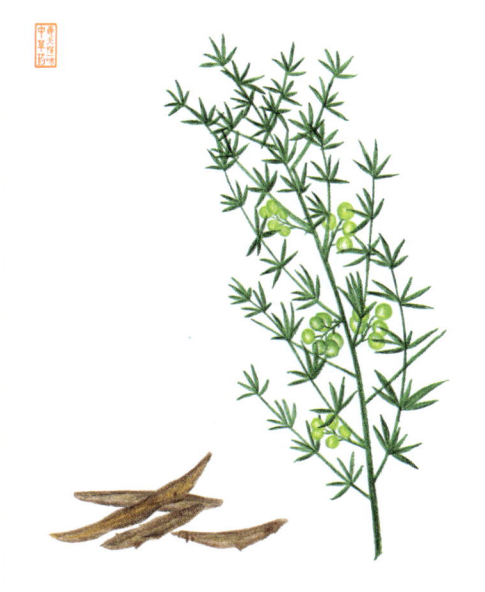

　　天冬也叫天门冬，以干燥块根入药。天冬能养阴润燥，清肺生津，用于调理肺燥干咳、顿咳痰黏、腰膝酸痛、内热消渴、热病津伤、咽干口渴、肠燥便秘等。润肺止咳丸、口炎清颗粒中都有天冬的成分。

每天懂一味中草药

商陆

逐水消肿的见肿消

一月十五日

苦降行逆折横流，辛通化滞停淤壅。
商陆沉降须下行，大戟甘遂使同功。
通利关节疏五脏，林缘路旁章柳根。
清邪散肿消水气，解毒理结祛疮痈。

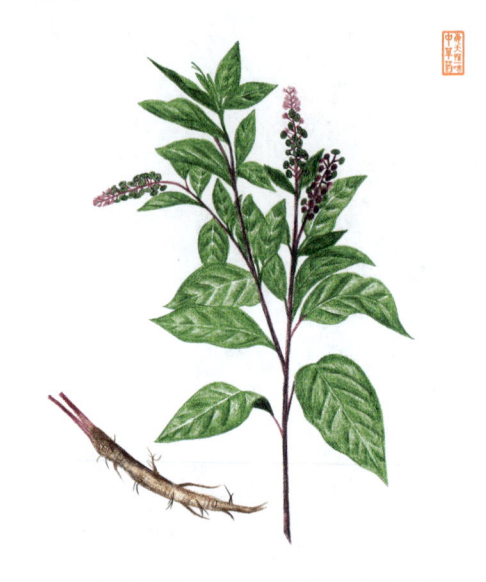

注意	体虚水肿者慎用，孕妇禁用。
制作	秋季至次春采挖，除去须根和泥沙，切成块或片，晒干或阴干。
贮藏	置干燥处，防霉，防蛀。

　　商陆也叫花商陆、见肿消、土冬瓜、抱母鸡、土母鸡、地萝卜、章柳、金七娘、莪羊菜、山萝卜，以干燥根入药。商陆能逐水消肿，通利二便，解毒散结，用于调理水肿胀满、二便不通。

莪术

黑心姜

一月十六日

入肝胆破血行气，疗妇人经闭结积。
疏阳气散通瘕聚，消疫疠痊忤无息。

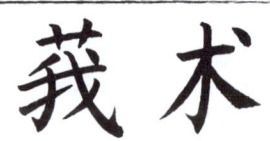

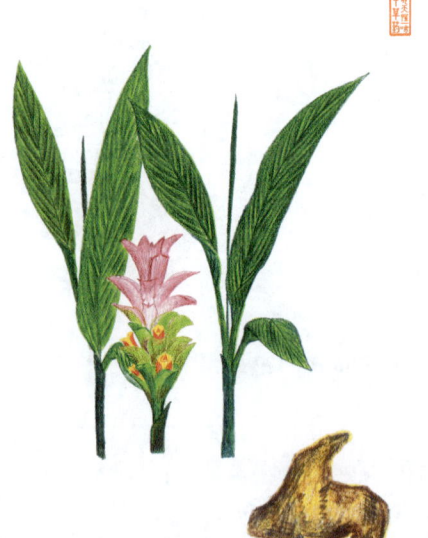

注意	孕妇禁用。
制作	冬季茎叶枯萎后采挖，洗净，蒸或煮至透心，晒干或低温干燥后除去须根和杂质。
贮藏	置干燥处，防蛀。

　　莪术也叫莪药、蓬莪茂、青姜、黑心姜、姜黄，是蓬莪术、广西莪术或温郁金的干燥根茎。莪术能行气破血，消积止痛，用于调理瘀血经闭、胸痹心痛、食积胀痛等。保妇康栓、莪术栓、莪术油软膏、蓬莪术散、莪术丸等都是常见的莪术制品。

玄参

清热凉血的黑参

一月十七日

北陆叶枯得根茎,
味甘苦咸遇玄参。
润且不腻补虚损,
寒而不峻凉血分。
祛风除热止咽痛,
泻肝潜阳亮瞳睛。
解毒散结祛肿痹,
滋阴降火消骨蒸。

注意	不宜与藜芦同用。脾胃有湿及脾虚便溏者忌用。
制作	冬季茎叶枯萎时采挖,除去根茎、幼芽、须根及泥沙,晒或烘至半干,堆放3~6天,反复数次至干燥。
贮藏	置干燥处,防霉、防蛀。

　　玄参也叫元参、浙玄参、黑参、重台、鬼藏、正马、鹿肠,以干燥根入药。玄参能清热凉血,滋阴降火,解毒散结,用于调理热入营血、温毒发斑、热病伤阴、舌绛烦渴、津伤便秘、骨蒸痨嗽、目赤、咽痛、白喉。

　　玄麦甘桔含片(颗粒)、养阴清肺膏(糖浆、口服液、丸)、清瘟解毒片(丸)、五福化毒丸中都含有玄参的成分。

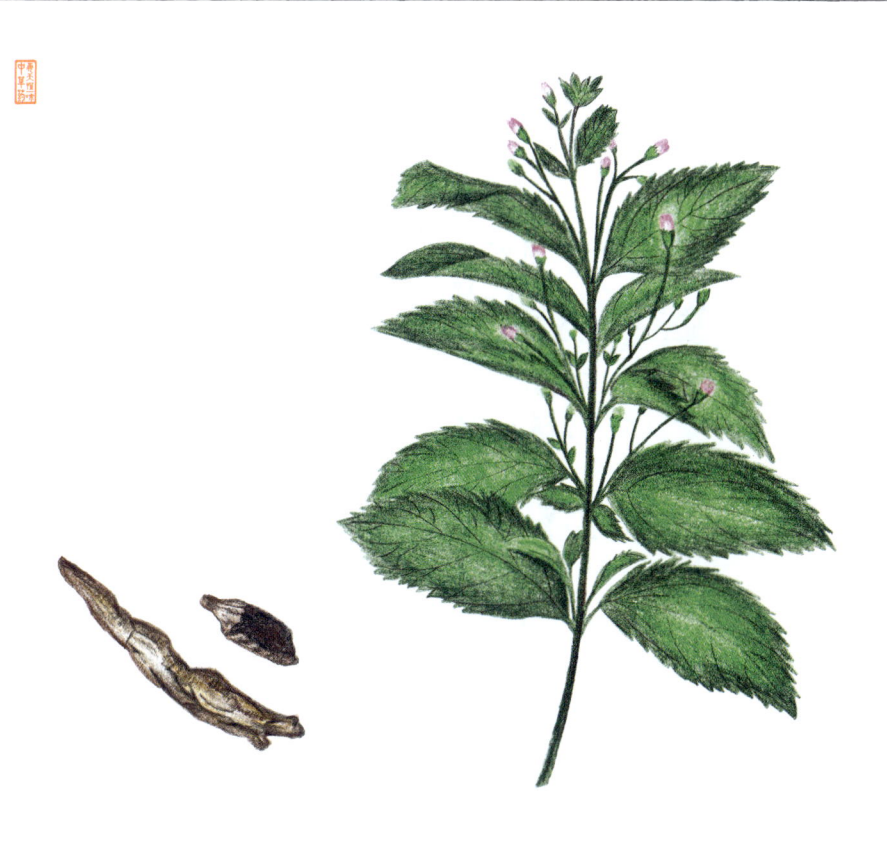

泽泻

一月十八日

利水渗湿的如意花

注意	肾虚滑精、无湿热者禁用。
制作	冬季茎叶开始枯萎时采挖，洗净，干燥，除去须根和粗皮。
贮藏	置干燥处，防蛀。

祛痞除满逐痰饮，止呕泻痢补虚劳。
利水渗湿水肿解，泻火化浊淋痹消。

泽泻也叫水泽、如意花、车苦菜、天鹅蛋、天秃、一枝花，以干燥块茎入药。泽泻能利水渗湿，泻热，化浊降脂，用于调理小便不利、水肿胀满、泄泻尿少、痰饮眩晕、热淋涩痛。

血脂灵片、眩晕宁颗粒、五苓散、胃苓汤、泽泻汤中都含有泽泻的成分。

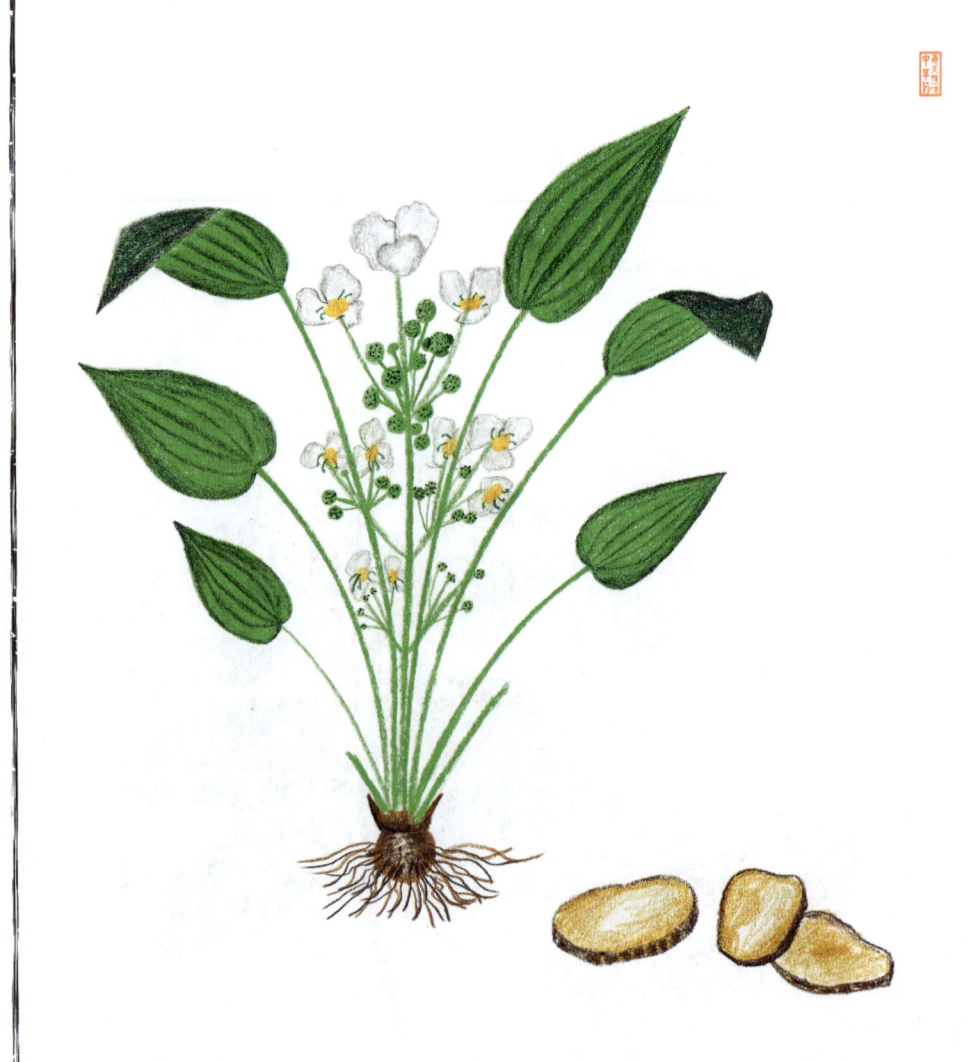

○ 每天懂一味中草药

1月 January

山柰

一月十九日

行气温中的调香原料

多年宿根草本木，穗花双叶缝间生。
碧绿芳清根坚实，沙姜易凋山柰殇。
味辛消食入脾胃，辟瘴除疠暖中堂。
温中化湿辟秽气，行气止痛缓痹伤。

注意	阴虚血亏及胃有郁火者禁服。
制作	冬季采挖，洗净，除去须根，切片，晒干。
贮藏	置阴凉干燥处。

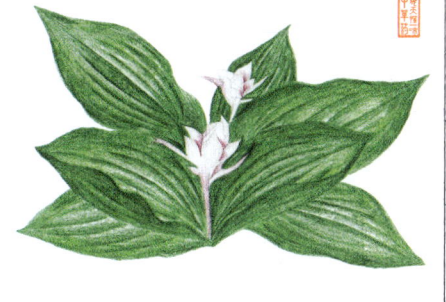

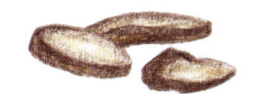

山柰也叫三柰、沙姜、山辣，以干燥根茎入药。山柰能行气温中，消食，止痛，用于调理胸膈胀满、腹部疼痛、消化不良。从山柰根茎里可以提取出芳香油，因其定香力强，是调香的原料。

三白草

一月二十日

利尿消肿的白水鸡

注意	脾胃虚寒者慎用。
制作	全年均可采收，洗净，晒干。
贮藏	置阴凉干燥处。

五路叶白塘边藕，素花木通照水莲。
形如水荭似蕺蒌，孟春生苗桐夏颠。
利尿消肿祛淋漓，味甘性寒入膀胱。
消痰破癖除积聚，清热解毒止疔疮。

三白草也叫水木通、五路白、白水鸡、白花照水莲、天性草、田三白等，能利尿消肿，清热解毒，用于调理水肿、小便不利、淋漓涩痛、带下，外治疮疡肿毒、湿疹。

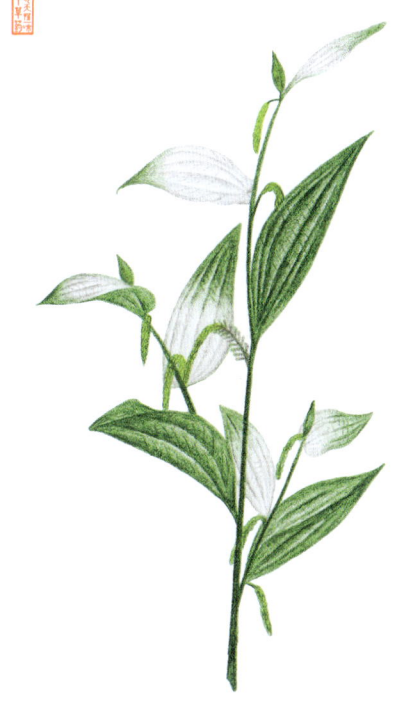

○ 每天懂一味中草药

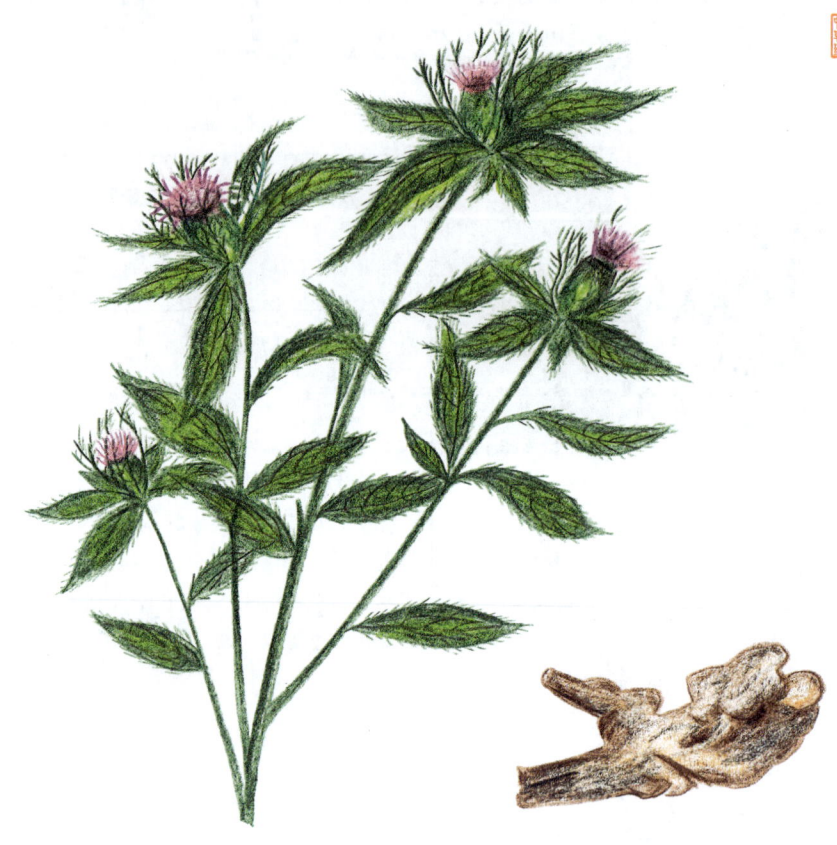

白 术

一月廿一日

补气健脾第一要药

注意	不宜与桃、李、菘菜、雀肉、青鱼同用。
制作	冬季下部叶枯黄、上部叶变脆时采挖，除去泥沙，烘干或晒干，再除去须根。
贮藏	置阴凉干燥处，防蛀。

苍白二术善培土，
实虚两证皆可医。
燥湿利水消肿胀，
健脾补气益中堂。
止汗安胎祛癥瘕，
破宿除痞理胃脘。
统血收阴生津液，
回阳敛汗救逆汤。

　　白术也叫于术、冬术、浙术、种术，被誉为"补气健脾第一要药"，能健脾益气，燥湿利水，止汗，安胎，用于调理脾虚食少、腹胀泄泻、自汗等。四君子汤、玉屏风散、健脾丸、和中理脾丸、香砂枳术丸、参苓白术散中都用到了白术。

16

山药

补脾养胃的蔬菜

一月廿二日

温补不骤香勿躁,
味甘性平补虚羸。
秋夜渐长饥作祟,
一杯山药定劳伤。

注意	湿盛中满或有实邪、积滞者禁服。
制作	冬季茎叶枯萎后采挖,切去根头,洗净,除去外皮和须根,干燥,称为"毛山药",或除去外皮,趁鲜切厚片,干燥,称为"山药片";也有选择肥大顺直的干燥山药,置清水中,浸至无干心,闷透,切齐两端,用木板搓成圆柱状,晒干,打光,称为"光山药"。
贮藏	置通风干燥处,防蛀。

1月 January

　　山药也叫薯蓣(yù)、土薯、山薯蓣等,以干燥根茎入药。山药能补脾养胃,生津益肺,补肾涩精,用于调理脾虚食少、久泻不止、肺虚喘咳、肾虚遗精、带下、尿频、虚热消渴。

　　山药富含淀粉,可以作为蔬菜,也可以入药。小儿胃宝丸、薯蓣丸、糖尿乐胶囊中都含有山药的成分。

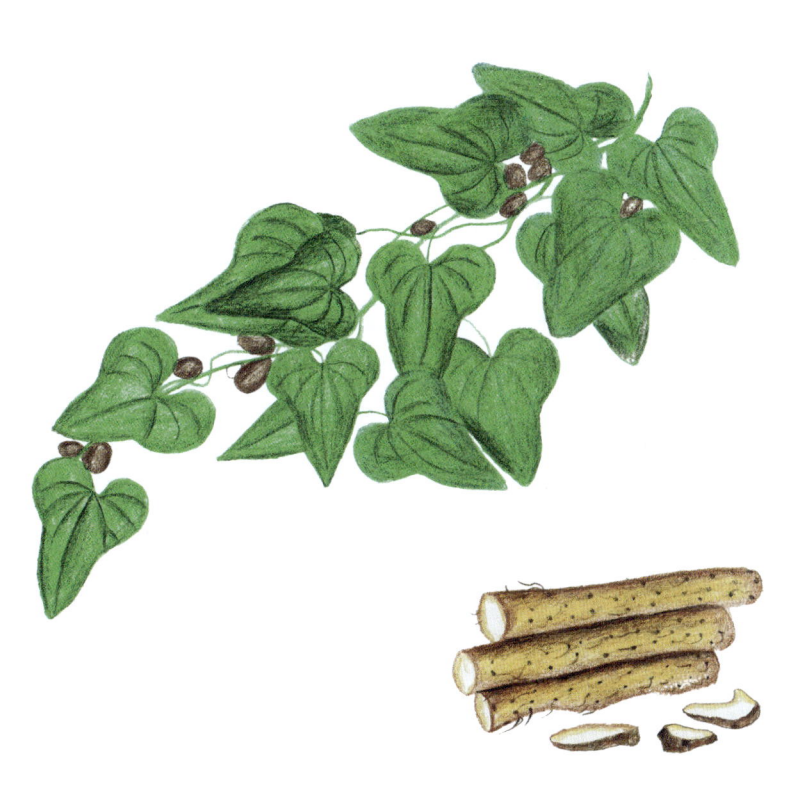

○ 每天懂一味中草药

肉豆蔻

一月廿三日

温中行气的调味料

行气消食肉蔻果，温中涩肠止虚泻。
袅娜姿似十三余，含胎花开二月初。

注意	湿热泻痢及胃热疼痛者忌用。
制作	采摘成熟果实，除去果皮、假种皮，低温烤干。
贮藏	置阴凉干燥处，防蛀。

　　肉豆蔻也叫肉果、玉果，以干燥种仁入药。肉豆蔻能温中行气，涩肠止泻，用于调理脾胃虚寒、久泻不止、脘腹胀痛、食少呕吐。小儿止泻灵颗粒中就有肉豆蔻的成分。肉豆蔻含固体油，可供工业用油；也可将假种皮捣碎加入凉菜或其他腌制品中作为调味品食用。

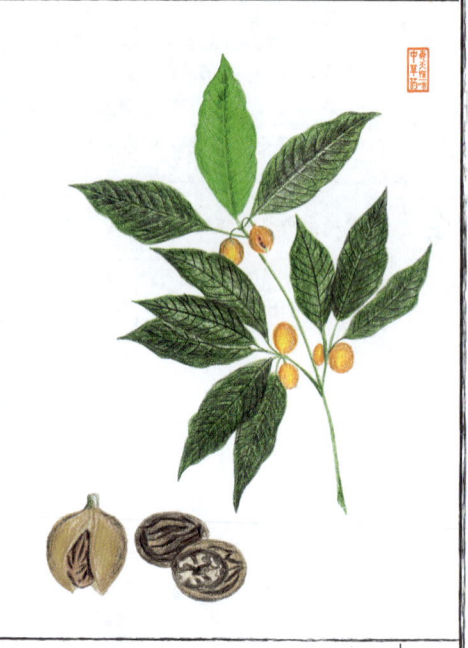

栗子

一月廿四日

肾之果

注意	食积停滞、脘腹胀满痞闷者禁服。
制作	剥出种子，晒干。
贮藏	置通风干燥处，防蛀。

　　栗子也叫毛栗、板栗，能益气健脾，补肾强筋，活血止血，用于调理脾虚泄泻、反胃呕吐、脚膝酸软、跌打肿痛等。栗子能补脾健胃、补肾壮腰，又被称为"肾之果"，是中国特产，有"千果之王"的美誉。

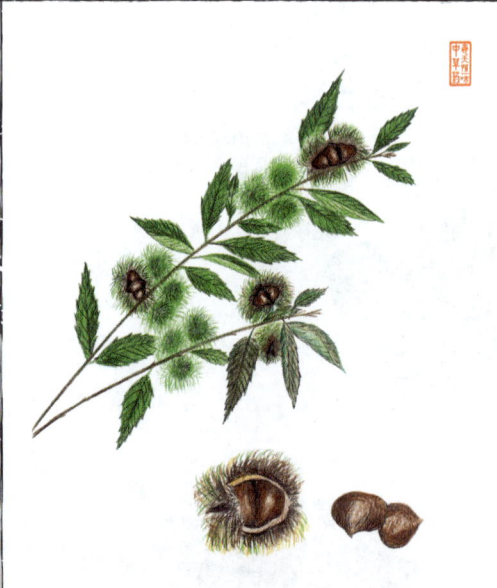

生食化冷破痃癖，熟啖蜜甘充腹饥。
芳苞散结缓泄泻，繁叶攻毒解喉疗。
味咸性平除烦渴，养胃健脾益中焦。
强筋壮骨滋肾气，活血止衄消肿瘀。

巴戟天

一月廿五日 · 1月 January

南国人参

益精助阳强筋骨，补中增智安五脏。
甘辛微温鸡眼藤，五劳七伤祛病汤。

注意	孕妇不宜大量长期服用。
制作	全年均可采挖，洗净，除去须根，晒至六七成干，轻轻捶扁，晒干。
贮藏	置通风干燥处，防霉，防蛀。

巴戟天也叫鸡肠风、鸡眼藤、黑藤钻、兔仔肠、三角藤、糠藤，能补肾阳，强筋骨，祛风湿，用于调理阳痿遗精、宫冷不孕、月经不调、少腹冷痛、风湿痹痛、筋骨痿软。

巴戟天还有提高人体免疫力、降血压和调节类皮质激素的作用，有"南国人参"之称。巴戟口服液、添精补肾膏、固本统血颗粒、温肾助阳药酒、滋肾育胎丸中都含有巴戟天的成分。

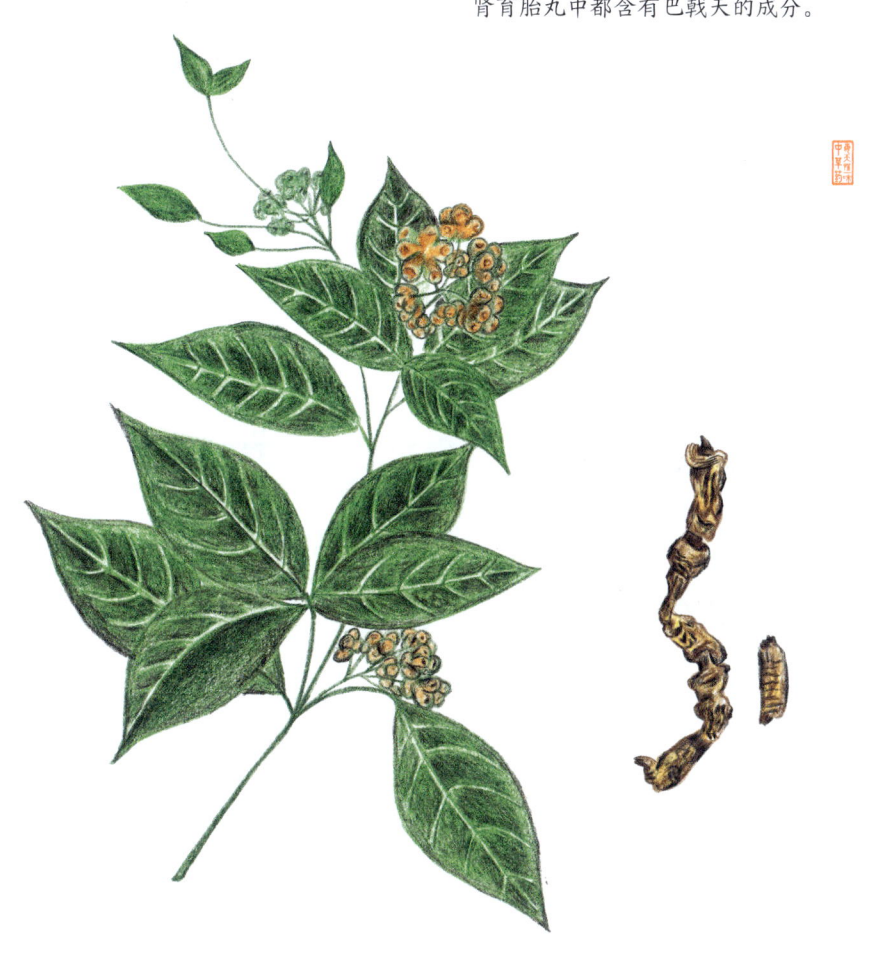

○ 每天懂一味中草药

络石藤

祛风通络的云花

一月廿六日

万字金银沿壁藤,石鲮明石过墙风。
常绿攀援硬灌木,茎赤多枝叶对生。
祛风通络解湿痹,凉血化肿壮腰膝。
舒筋通脉缓拘挛,润喉消喘疗跌伤。

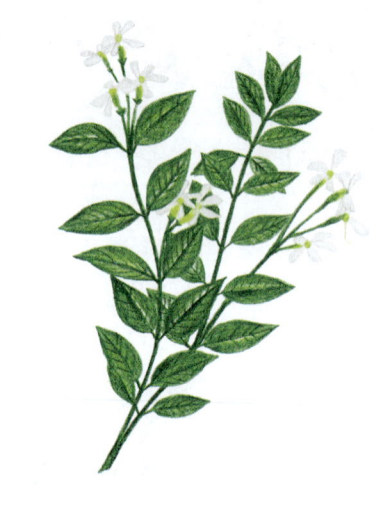

注意	阳虚畏寒、大便溏薄者禁服。
制作	冬季至次春采割,除去杂质,晒干。
贮藏	置干燥处。

　　络石藤也叫络石、明石、悬石、云花、云珠、云英、云丹等,以干燥带叶藤茎入药。络石藤能祛风通络,凉血消肿,用于调理风湿热痹、筋脉拘挛、腰膝酸痛、喉痹、痈肿、跌打损伤。

　　舒筋活血片、中风回春胶囊(片、丸)、盘龙七片、七味葱白汤中都含有络石藤的成分。主产于江苏、湖北、浙江等地。

西洋参

补气养阴的花旗参

一月廿七日

补气养阴退虚火,清热生津解烦劳。
甘苦性凉归心肾,健脾安胃益中焦。

注意	不宜与藜芦同用。
制作	均系栽培品,秋季采挖,洗净,晒干或低温干燥。
贮藏	置阴凉干燥处,密闭,防蛀。

　　西洋参也叫花旗参、洋参、西洋人参,以干燥根入药。西洋参能补气养阴,清热生津,用于调理气虚阴亏、虚热烦倦、咳喘痰血、内热消渴、口燥咽干。

　　洋参保肺丸、健延龄胶囊、肾炎康复片、通便消痤胶囊中都含有西洋参的成分。

1月 January

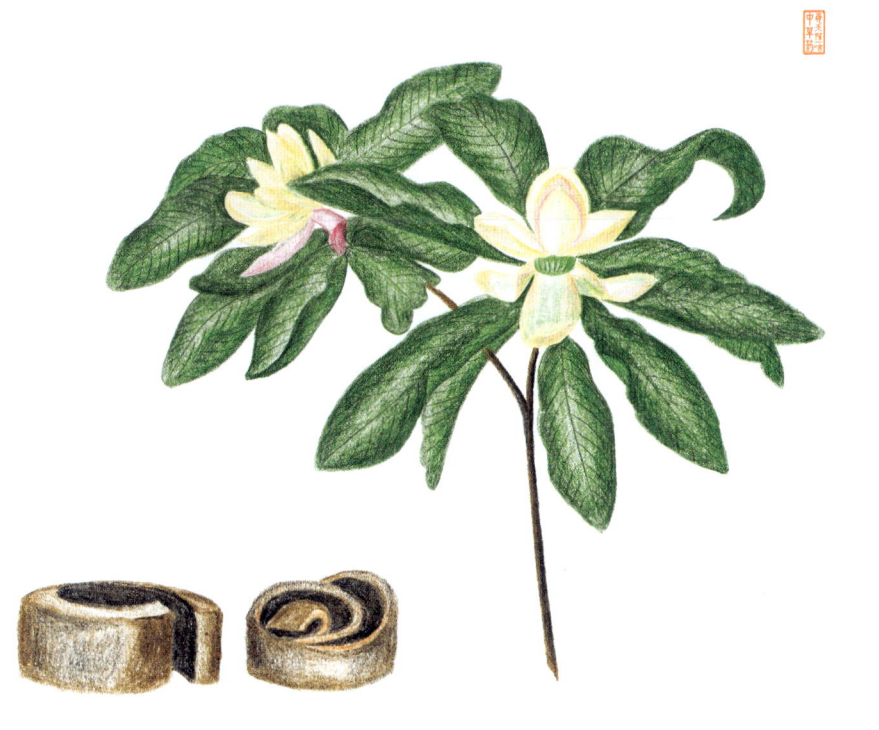

厚朴

一月廿八日

燥湿消痰的著名中药

注意	气虚津亏者、孕妇慎用。
制作	刮去粗皮，洗净，润透，切丝，晒干。
贮藏	置通风干燥处。

枝附盘蕉叶，空宇芙蓉花。
肝木横恣平，胸胁掀疼安。
下气除痞满，燥湿消宿痰。
归土入肺胃，苦辛性温汤。
坚筋调关节，通淋泄膀胱。
主伤祛三虫，健脾益中通。

　　厚朴也叫川朴、紫油厚朴，树皮、根皮、花、种子及芽皆可入药，以树皮为主，为著名中药。厚朴能燥湿消痰，下气除痞满，用于调理湿滞伤中、脘痞吐泻、食积气滞、腹胀便秘、痰饮喘咳。中满分消丸、苏子降气丸、开胸顺气丸中都含有厚朴的成分。

　　厚朴的子可以榨油或做肥皂。它的叶子浓密，花也很美丽，可以作为绿化观赏树种。厚朴出自《神农本草经》野生厚朴已临危，现为国家二级重点保护野生植物。

乳香

活血定痛的熏陆香

活血行气舒经络，消肿生肌解疮疡。
散血排脓通积滞，辛苦性温入心肝。

注意	孕妇及胃弱者慎用。
贮藏	置阴凉干燥处。

一月廿九日

○ 每天懂一味中草药

乳香也叫滴乳香、熏陆香，是乳香树及同属植物树皮渗出的树脂，分为索马里乳香和埃塞俄比亚乳香，每种乳香又分为乳香珠和原乳香。

乳香能活血定痛，消肿生肌，用于调理胃脘疼痛、痛经经闭、风湿痹痛、筋脉拘挛、跌打损伤、痈肿疮疡等。瘀血痹颗粒（胶囊）、活血解毒丸、飞龙夺命丹、活络效灵丹、乳香饼子、乳香散中都含有乳香的成分。

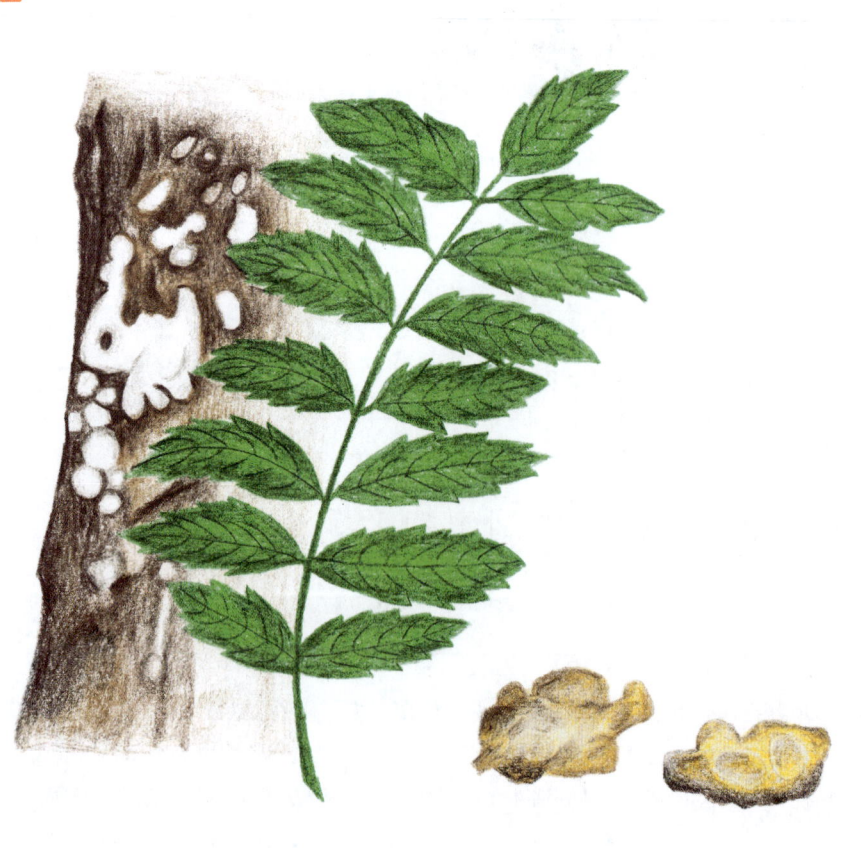

22

1月 January

生 姜

一月三十日

解表散寒的百辣云

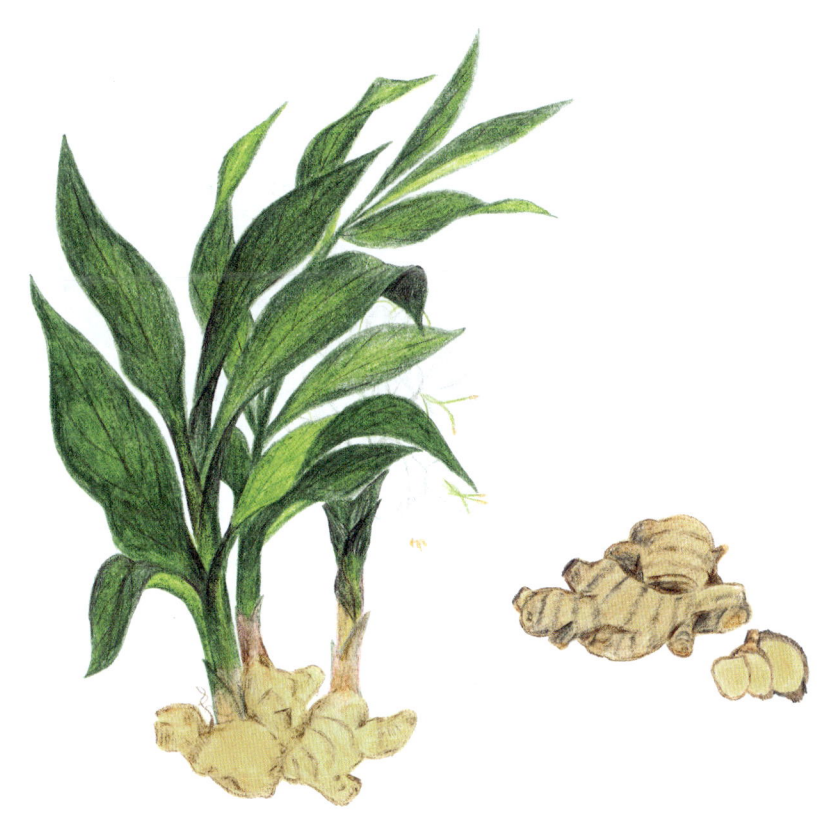

芬芳如雪花似蝶，清灵幽撷谪仙家。
雾露润湿莫春顾，山岚之邪勿恋暇。
冬补莱菔夏啖姜，早用百病一扫光。
散寒发热消痰咳，温胃止呕和中焦。

注意	阴虚内热者忌用。
制作	秋、冬季采挖，除去须根和泥沙。
贮藏	置阴凉潮湿处，或埋入湿沙内，防冻。

　　生姜也叫姜、姜根、百辣云，以新鲜根茎入药。生姜能解表散寒，温中止呕，化痰止咳，解鱼蟹毒，用于调理风寒感冒、胃寒呕吐、寒痰咳嗽、鱼蟹中毒。

　　生姜和干姜都能温中散寒，但生姜药力较缓，能解表能温中，而干姜药力较强，温中散寒的功效更强。生姜和大枣搭配能养脾胃，和竹沥搭配能祛痰通络，和竹茹搭配能降逆止呕，和萝卜汁搭配可以降气和胃。

　　桂枝合剂、代温灸膏、苓桂咳喘宁胶囊、胃疡灵颗粒、生发酊中都含有姜的成分。

鸭脚木

可以作盆栽的鸭脚板

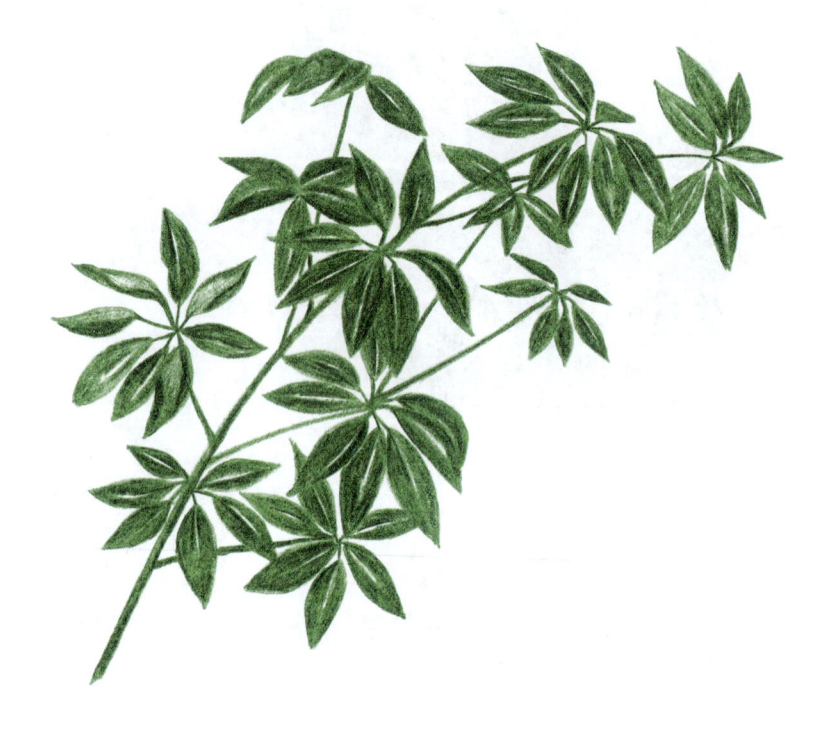

翠衣化表邪,根茎缓跌扑。
蔓叶清湿热,山谷疏林中。
止痒抚皮疹,清热散瘀伤。
苦凉鸭脚板,妙方入肺金。
消肿除疮痈,祛风逐水阴。
五加鹅掌柴,解毒五指通。

一月卅一日

注意	孕妇忌用。高血压、心脏病患者慎用。
制作	全年可采,根、根皮洗净,切片晒干备用;叶鲜用。
贮藏	置阴凉干燥处。

　　鸭脚木也叫鸭脚板、鸭脚皮、鹅掌柴、五指通、伞托树,以根皮、根和叶入药。

　　鸭脚木能清热解毒,止痒,消肿散瘀。根皮:用于调理感冒发热、咽喉肿痛、风湿骨痛、跌打损伤;叶:外用治过敏性皮炎、湿疹。

　　鸭脚木可以消炎、抑菌,经常作为盆栽放于室内,也可作为庭院植物,是南方冬季的主要蜜源植物。

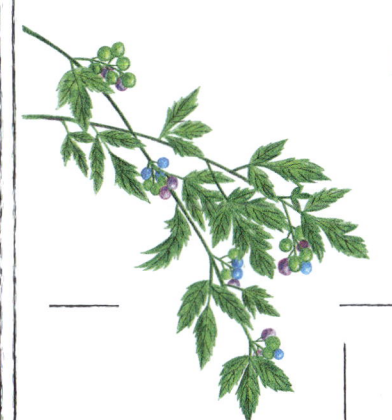

February

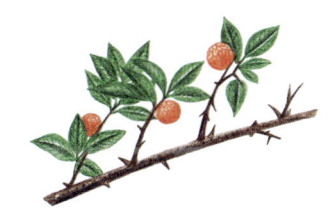

二月四日前后
交立春节气

二月十九日前后
交雨水节气

二月

大寒 / 立春 / 雨水

本篇精选28味在二月采收的中药材。
春天来了，万事万物，
包括各种病毒开始苏醒，
这个月我们的养生重点是疏肝理气、抗病毒。

辛夷

● 二月一日

驰名中外的庭院观赏树种

注意	辛夷花具有促进子宫收缩的作用，孕妇忌用。阴虚火旺者忌用。
制作	冬末春初花未开放时采收，除去枝梗，阴干。
贮藏	置阴凉干燥处。

清阳上行通面目，醒窍于脑解鼻渊。
芳香走窜祛风邪，辛温助气入肺阴。

○ 每天懂一味中草药

　　辛夷也叫望春花、木兰、二月花，是玉兰的干燥花蕾，它能散风寒，通鼻窍，用于调理风寒头痛、鼻塞流涕等。鼻炎片、辛芳鼻炎胶囊、辛夷鼻炎丸中都含有辛夷的成分。

　　辛夷花含有芳香油，可以用来配制香精，还可以食用或熏茶。

　　辛夷和苍耳子都能发散风寒，通鼻窍，都是调理鼻渊的良药，但辛夷的药效更容易上行到头面部，善通鼻窍。

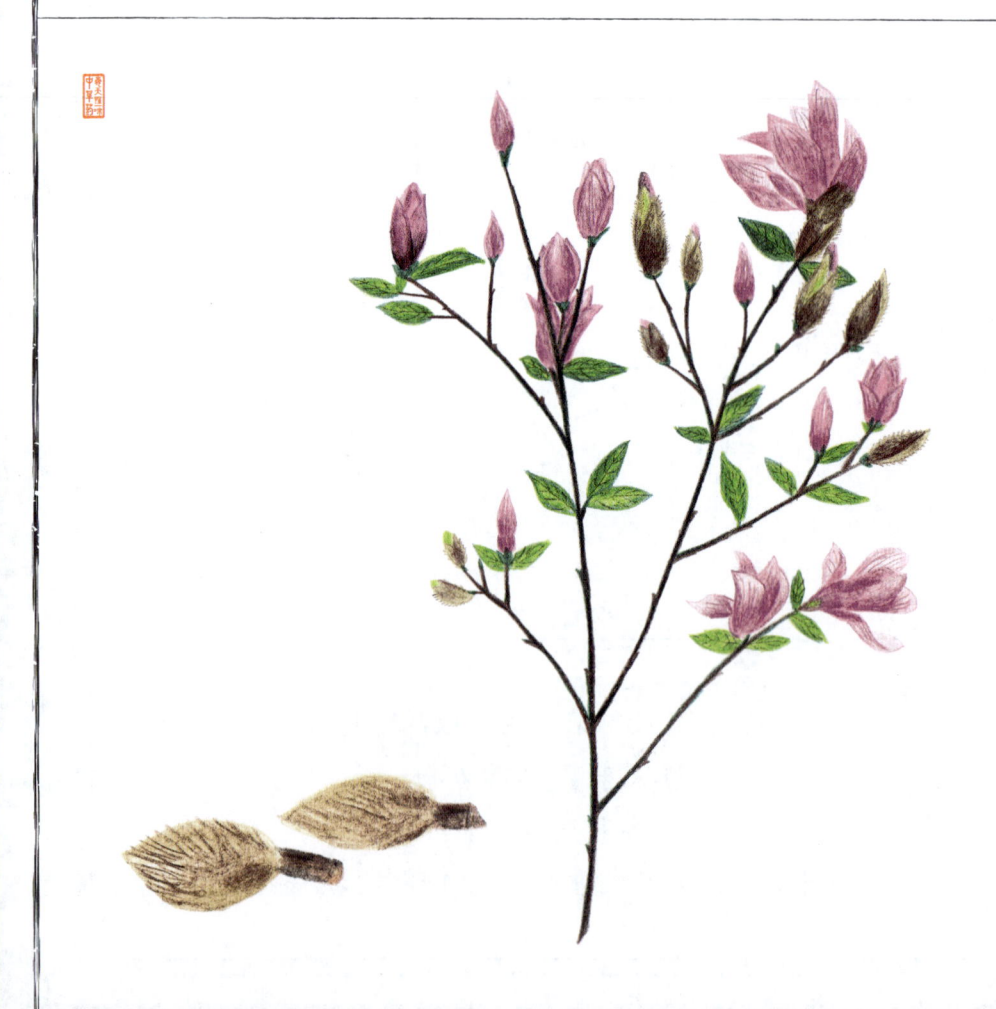

26

二月 February

火棘

二月二日

可药用可观赏的救军粮

蔷薇火棘赤阳子,火把吉祥救军粮。
果实消积止痢疾,活血止蚵祛疳积。
翠叶解毒祛邪气,外敷消肿安疮疡。
根茎清热滋肾水,退潮熄火消骨蒸。

制作	秋季采果;冬末春初挖根,晒干或鲜用;叶随用随采。
贮藏	置通风干燥处。

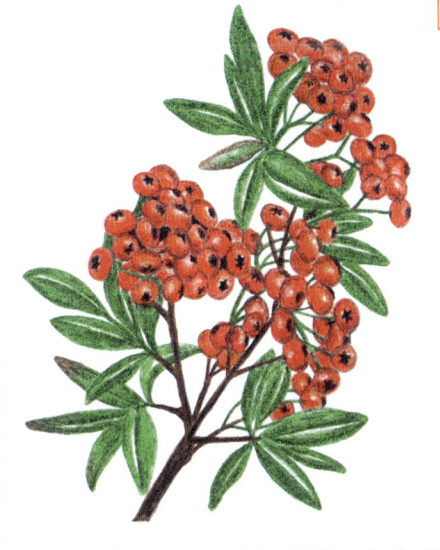

　　火棘也叫火把果、救军粮、红子刺,以果实、根及叶入药。火棘果能消积止痢,活血止血,用于调理消化不良、肠炎、痢疾等;火棘根能清热凉血,用于调理肝炎、跌打损伤、筋骨疼痛、月经不调等;火棘叶能清热解毒,外敷治疮疡肿毒。

荜茇

二月三日

可以抗菌、抗病毒的调料

注意	阴虚火旺者忌用。
制作	果穗由绿变黑时采收,除去杂质,晒干。
贮藏	置阴凉干燥处,防蛀。

茎细如箸三尺余,叶似蕺片卵互生。
子若桑葚仲商采,果穗入药遇良方。
清退浮热除痰喘,味辛性热入阳明。
暖中散寒破积滞,下气止痛开郁殇。

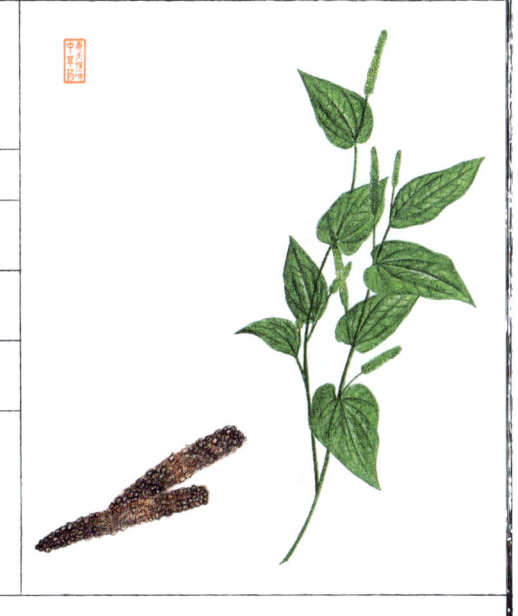

　　荜茇也叫荜拨、鼠尾,能温中散寒,下气止痛,用于调理脘腹冷痛、呕吐、泄泻、寒凝气滞、胸痹心痛、头痛、牙痛。通窍镇痛散、苏合香丸、牙痛药水、三层茴香丸中都含有荜茇的成分。

○ 每天懂一味中草药

鱼腥草

● 二月四日

清热解毒的蔬菜

行水攻坚祛瘰疬，山谷蔓生叶如乔。
芳华似穗鱼腥气，茎叶若暮紫霞衣。
利水除湿治五淋，清热解毒溃痈疽。
健中消食益脾胃，味辛性寒入太阴。

制作	鲜品全年均可采割；干品夏季茎叶茂盛花穗多时采割，除去杂质，晒干。
贮藏	干品置干燥处，鲜品置通风潮湿处。

  鱼腥草也叫岑（cén）草、蕺（jí）菜、菹（zū）菜，以新鲜全草或干燥地上部分入药。鱼腥草能清热解毒，消痈排脓，利尿通淋，用于调理肺痈吐脓、痰热喘咳、热痢、热淋、痈肿疮毒。

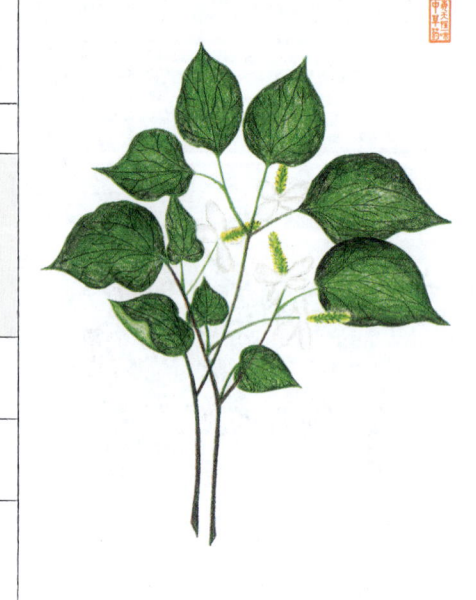

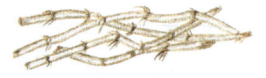

柴胡

● 二月五日

能疏散退热的柴草

注意	大叶柴胡的干燥根茎，表面密生环节，有毒，不可当柴胡用。
制作	春、秋季采挖，除去茎叶和泥沙，干燥。
贮藏	置通风干燥处，防蛀。

  柴胡也叫地熏、茈胡、柴草，能疏散退热，疏肝解郁，升举阳气，经常用于调理感冒发热、寒热往来、胸胁胀痛、月经不调、子宫脱垂、脱肛等。正柴胡饮颗粒、柴胡注射液、少阳感冒颗粒、气滞胃痛颗粒、得生丸中都含有柴胡的成分。

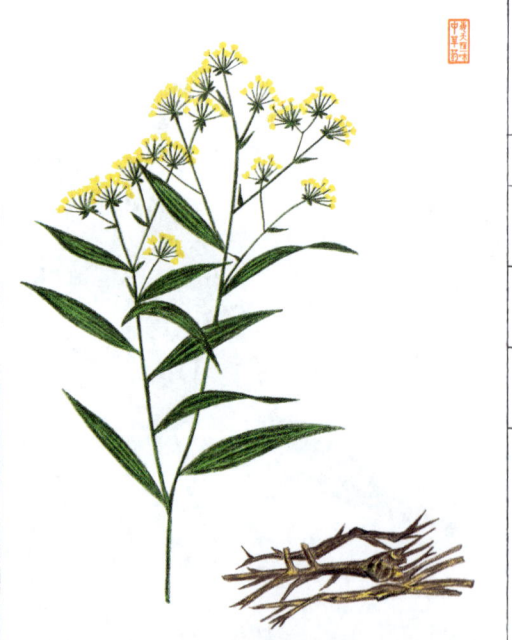

和表解里升阳气，散火利胆止肝风。
疏木解郁消胀满，明目益精寻地熏。

28

北豆根

二月 February · 二月六日

北豆山根蝙蝠藤，小枝缠绕叶互生。
山地灌丛攀缘上，岩石寄缝黄条香。
味苦性寒有小毒，宣肺止痢入大肠。
祛风止痛清湿痹，清热解毒消痔疮。

可以保护心脏的蝙蝠藤

注意	脾虚便溏者忌用，孕妇及肝病患者慎用。
制作	春、秋季采挖，除去须根和泥沙，干燥。
贮藏	置干燥处。

北豆根也叫山豆根、黄条香、野豆根、蝙蝠藤，为蝙蝠葛的干燥根茎，能清热解毒，祛风止痛，用于调理咽喉肿痛、热毒泄痢、风湿痹痛。

北豆根中含有山豆根碱，有抗心律失常作用，还能稳定细胞的膜性结构，维持细胞的代谢功能，具有一定的心肌保护作用。

在《图经本草》中，山豆根别称北大豆根，但其实是两种不同的植物，而且山豆根毒性较北豆根毒性大。

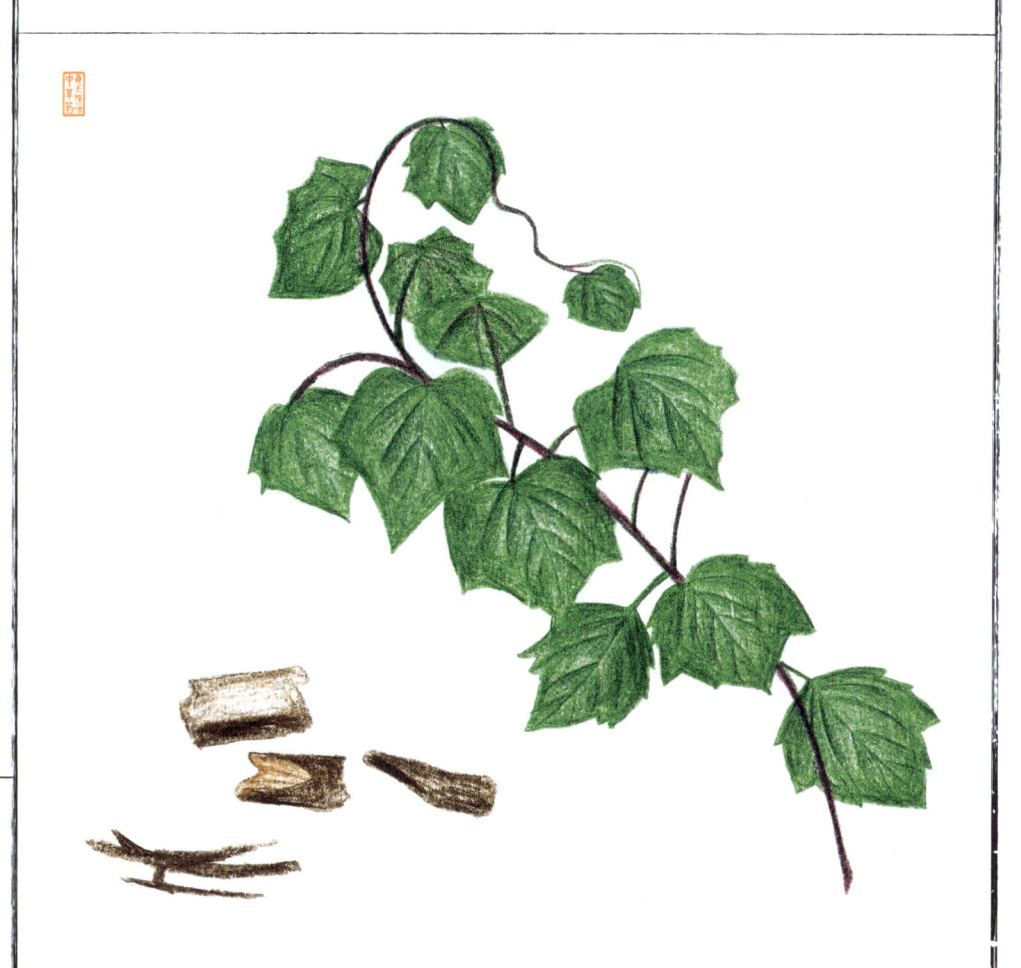

○ 每天懂一味中草药

穿山龙

● 二月七日

舒筋通络壮筋骨，祛风除湿解痹痛。
活血化瘀疗跌扑，止咳平喘消痈疮。

调理风湿痹痛的鸡骨头

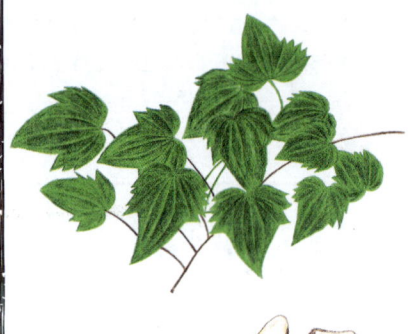

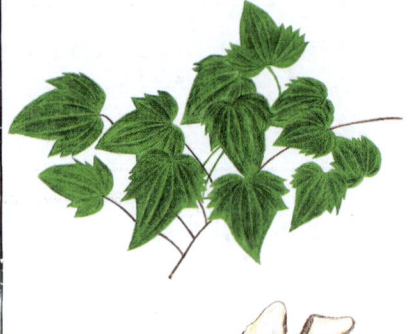

注意	粉碎加工时，注意防护，以免发生过敏反应。
制作	播种培育4~5年，根茎繁殖的第3年春进行采挖，去掉外皮及须根，切断，晒干或烘干。
贮藏	置通风干燥处。

穿山龙也叫穿地龙、地龙骨、金刚骨、鸡骨头、野山药，是穿龙薯蓣和柴黄姜的根茎。穿山龙可以祛风除湿，活血，止咳，用于调理风湿痹痛、肢体麻木、风湿热、胸痹心痛、腹痛、慢性气管炎、跌打损伤、劳损、疟疾、痈肿、冻疮。

鲤鱼

● 二月八日

中国人餐桌上的美食

注意	风热者慎用。
制作	鲤鱼可用网捕、钓钩捕等。
贮藏	置干燥处。

明勤智之理，立鸿鹄之志。
跃众鲤之门，博蛟龙之才。
悟精诚之道，现鳌山之巅。
金丝鲤鳞三十六，阴极之气得阳初。
利水下气消肿满，除邪益肝明目睛。
健脾和胃止泄泻，通乳安胎馈甘泉。

鲤鱼也叫大鲤鱼、鲤，中国人餐桌上的美食，多以鲜鱼入药。鲤鱼能健脾和胃，下气利水，通乳，安胎，用于调理胃痛、泄泻、水湿肿满、小便不利、脚气、黄疸等。冬天，鲤鱼进入冬眠，经过一个冬季，体内脂肪消耗殆尽，是鲤鱼味道最为鲜美的时候。除了鲤鱼肉，它的鳞、脑、血、目、皮都可以入药。鳞可以散血、止血，脑可以调理耳聋，血可以外用调理口眼歪斜，目可以止痛排脓，皮可以调理瘾疹。

大黄

南大黄可入药，食用大黄可做馅

攻积滞，安燥炽。
祛湿热，凉血分。
煎根消实火，
熟蒸缓下泻。
炭炒止迫血，
酒炙理上焦。
逐瘀疏经清堵纽，
味苦性寒归肝脾。
利水通淋止下痢，
化痈退黄疗疔疮。

注意	孕妇及月经期、哺乳期慎用。
制作	秋末茎叶枯萎或次春发芽前采挖，除去细根，刮去外皮，切瓣或段，绳穿成串后干燥，或直接干燥。
贮藏	置通风干燥处，防蛀。

　　大黄也叫黄良、火参、肤如、川军，以干燥根或根茎入药。大黄分为药用大黄和食用大黄。药用大黄也叫南大黄，能泻下攻积，清热泻火，凉血解毒，逐瘀通经，利湿退黄，用于调理实热积滞便秘、目赤咽肿、痈肿疔疮、水肿等，外治烧烫伤。

　　食用大黄则常和草莓一起做馅，或者用在水果羹或蜜饯中，也用来做甜酒。大黄有生大黄和熟大黄，都可以调理急性上消化道出血，生大黄的作用更明显，但熟大黄对肠胃的刺激小。

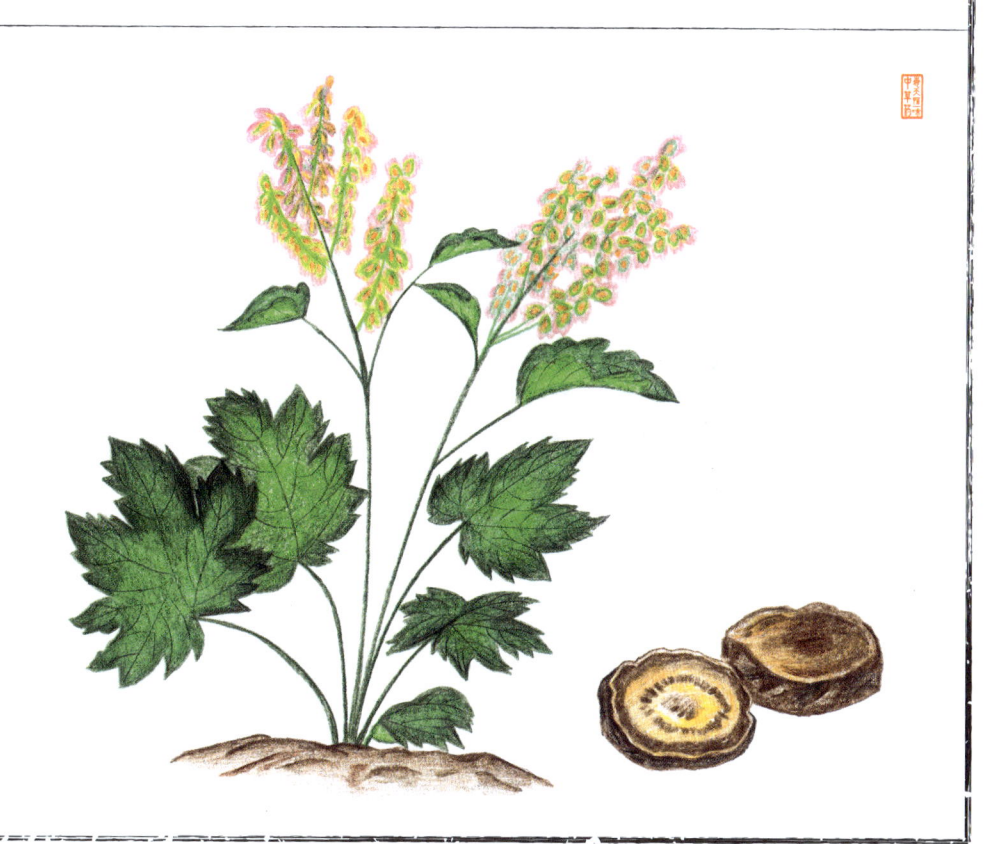

二月 February

二月九日

川贝母

二月十日

止咳作用很好的中药

注意	不宜与川乌、制川乌、草乌、制草乌、附子同用。脾胃虚寒及寒痰、湿痰者慎用。
制作	夏、秋季或积雪融化后采挖，除去须根、粗皮及泥沙，晒干或低温干燥。
贮藏	置通风干燥处，防蛀。

叶如栝楼茎细小，
根似芋果色素白。
独善理金缤纷饮，
锦簇婀娜贝母心。
清热润肺化郁结，
化痰止咳缓阴虚。
怀中抱月雪山被，
味苦微寒痈瘰消。

○ 每天懂一味中草药

川贝母也叫贝母、川贝，按性状不同分别习称"松贝""青贝""炉贝"。川贝母能清热润肺，化痰止咳，散结消痈，用于调理肺热燥咳、干咳少痰、阴虚劳嗽、痰中带血、瘰疬、乳痈、肺痈。

川贝母镇咳作用比较强，市面上的川贝枇杷糖浆、川贝梨糖浆、复方川贝精片、复方川贝母片、川贝银耳糖浆，都是民众熟知的止咳药。

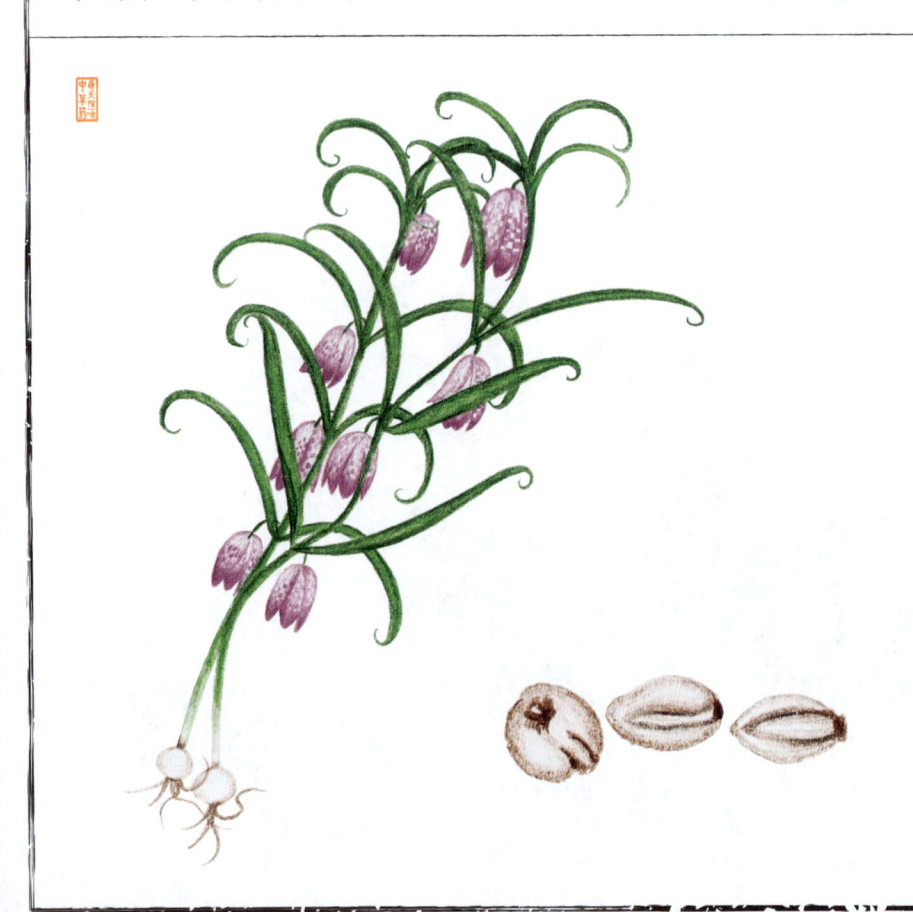

二月 February

独活

二月十一日

羌中独活自为妙，疏风解毒瘀自消。
不为风摇茎直上，临水照花轻曳芳。

祛风除湿的肉独活

注意	内服量不宜过大，阴虚血燥者慎服。独活与阿托品不宜同用。
制作	春初苗刚发芽或秋末茎叶枯萎时采挖，除去须根和泥沙，烘至半干，堆置2~3天，发软后再烘至全干。
贮藏	贮干燥容器内，置阴凉干燥处，防霉、防蛀。

　　独活也叫香独活、肉独活、川独活、资丘独活，以干燥根入药。独活能祛风除湿，通痹止痛，用于调理风寒湿痹、腰膝疼痛、少阴伏风头痛、风寒挟湿头痛。

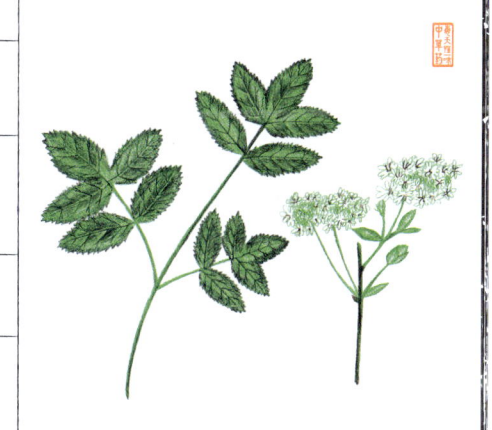

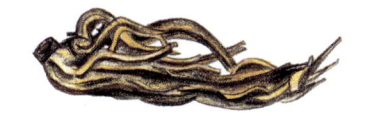

盖内有豕为之家，家中有豚谓之福。
看似憨钝实奢智，气定神闲自醇恬。
通利脏腑益元气，和柔筋骨添阴髓。
渗达津液养血道，润燥止渴乐逍遥。

猪肉

二月十二日

滋阴润燥的肉类

注意	湿热、痰滞内蕴者慎用。
制作	宰杀后，刮除猪毛，剖腹去内脏，取肉鲜用或冷藏备用。
贮藏	置通风干燥处。

　　猪肉能补虚，滋阴，润燥，用于调理体虚羸瘦、热病伤津、燥咳、消渴、便秘。

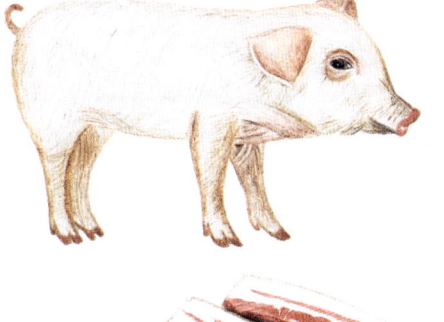

　　猪肉是我国动物性食品之一，每年消耗量巨大，海带炖猪肉、猪肉炖粉条、红烧肉、红烧排骨等都是常见的猪肉食谱。

椿皮

香椿的亲戚

二月十三日		
注意	椿皮苦寒,脾胃虚寒者慎用。	
制作	全年均可剥取,晒干,或刮去粗皮晒干。	
贮藏	置通风干燥处,防蛀。	

落叶乔木椿根皮,
咸惯遗浊始相宜。
生用通利滑肠道,
醋炙固涩止漏崩。
味苦性寒泄肺逆,
停泻止血安痔疾。
收敛止带主府痢,
清热燥湿行气分。

○ 每天懂一味中草药

　　椿皮也叫臭椿、椿根皮、樗(chū)白皮、樗根皮,是臭椿的干燥根皮。椿皮能清热燥湿,收湿止带,止泻,止血,用于调理赤白带下、湿热泻痢、久泻久痢、便血、崩漏。

　　臭椿因为会散发臭味而得名,而香椿则散发着香气,其实它们的外部形态比较相似,生长环境也相同。甚至有些地方的人们认为香椿是臭椿的栽培品种——千头椿,也叫鸡爪椿。

　　山东、辽宁、河南、安徽等地是椿皮的道地产区。白带丸、千金止带丸、固经丸中都含有椿皮的成分。

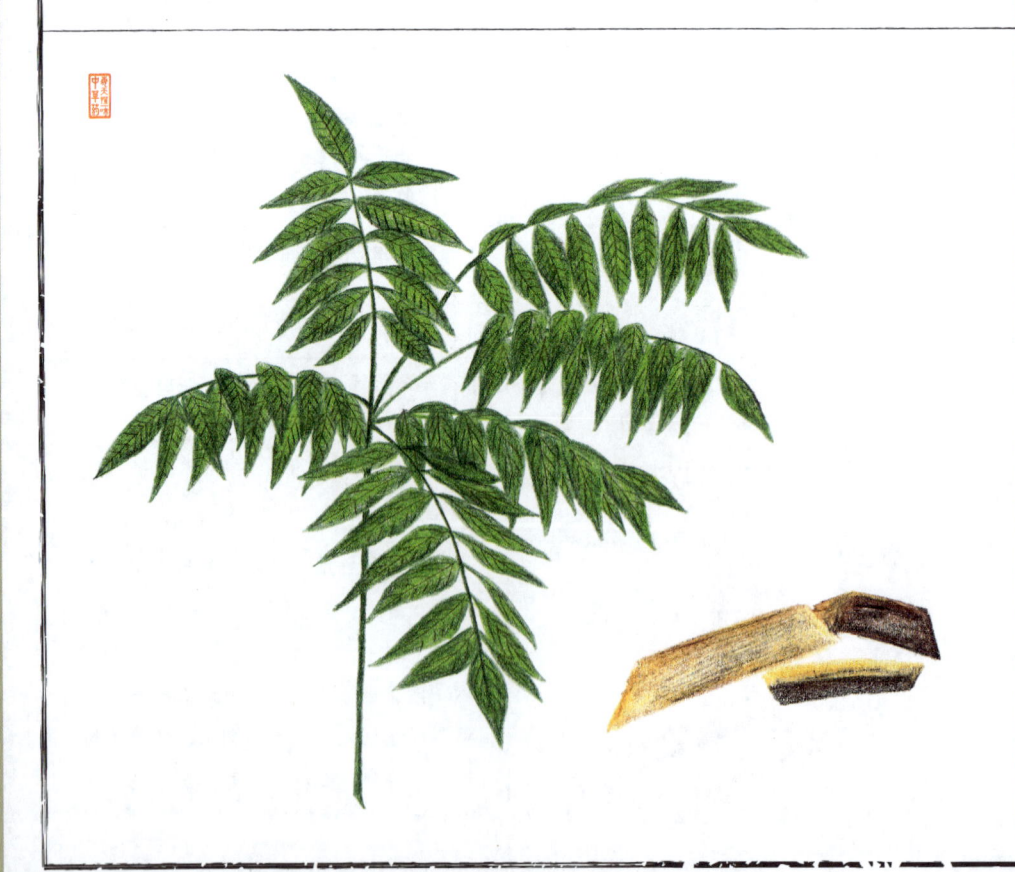

		# 穿破石	黄龙蜕壳金腰带，牵牛入石山荔枝。
二月 February	二月十四日	金蝉蜕壳	酒煎理服疗跌打，十蒸九晒解风湿。 止咳化痰健脾胃，通经利水安淋浊。 舒筋活络祛瘀血，散聚止痛安痹伤。
	制作	全年均可采，根晒干，或趁鲜切片，晒干，亦可鲜用。	
	贮藏	置干燥处。	

穿破石也叫葳（wēi）芝、金蝉蜕壳、黄龙退壳、牵牛入石、金腰带、黄蛇根、山荔枝、千重皮，是构棘或柘树的根。穿破石能祛风湿，清热，消肿，用于调理风湿痹痛、腰痛、跌打损伤、黄疸、胃脘痛、淋浊、闭经、鹅口疮等。用穿破石泡的酒，可以祛风湿。

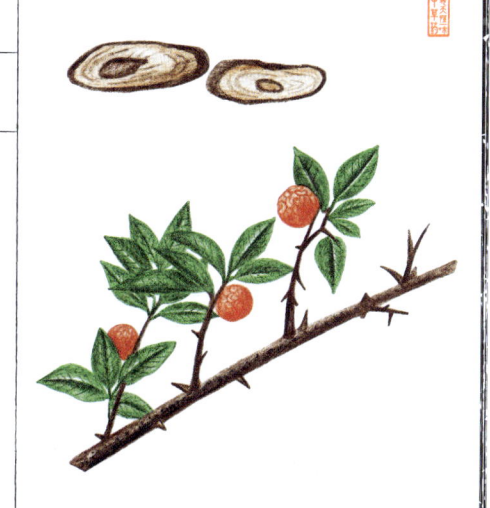

温润山野还魂草，柔弱轻蔓紫云仙。 顺调经络扶正义，滋阴补虚遇良方。 温肺下气消宿痰，止咳平喘缓虚烦。 辛而不燥味甘苦，润亦非寒合血分。	# 紫菀	二月十五日
	荒地里的小野花，治病的良药	

注意	阴虚干咳者慎用。
制作	春、秋季采挖，除去有节的根茎（习称"母根"）和泥沙，编成辫状晒干，或直接晒干。
贮藏	置阴凉干燥处，防潮。

紫菀也叫紫苑、小辫儿、夹板菜、驴耳朵菜、软紫菀，生长在路边、荒地。它可以润肺下气，消痰止咳，用于调理痰多喘咳、新久咳嗽、劳嗽咳血。

止咳宝片、止嗽丸、润肺膏都含有紫菀的成分。《圣济总录》《妇人良方》《叶氏女科》中还记载了紫菀汤，是中医里一个很常用的以紫菀为君药的方子。

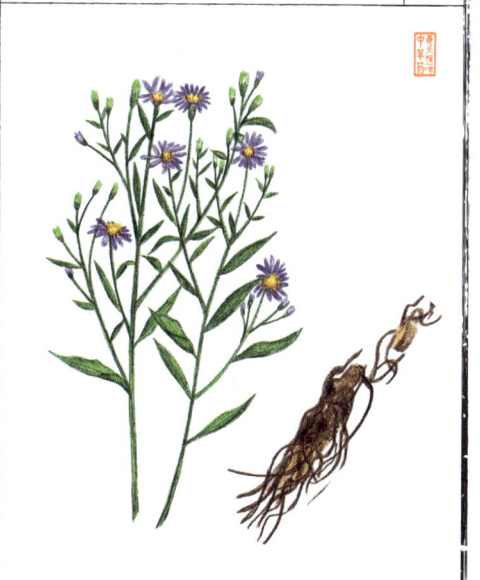

芫花

二月十六日

十分稀少又好看的花儿

阳春撷蕾逐痰饮,仲夏取叶祛水湿。
暮商得根消肿毒,绀香复现闹鱼花。

制作	春季花未开放前采摘花蕾,晒干或烘干。
贮藏	置通风干燥处。

芫花也叫药鱼草、老鼠花、闹鱼花、头痛花、闷头花等,它可以泻水逐饮,祛痰止咳,解毒杀虫,用于调理水肿、鼓胀、痰饮胸水、喘咳、痈疖疮癣。

野生的芫花很稀少,就算去山区也不容易遇见。它先开花后长叶,花朵是紫色或者淡蓝紫色,非常好看。

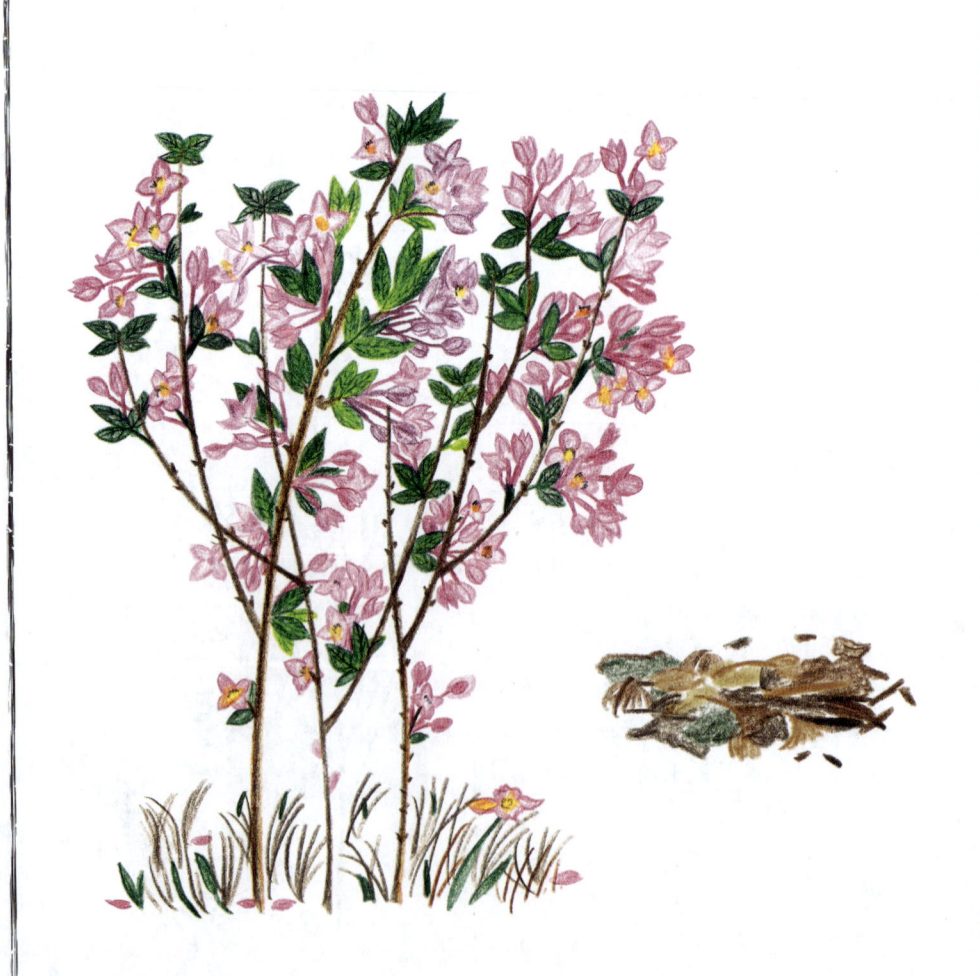

○ 每天懂一味中草药

二月 February

白蔹

二月十七日

落叶攀援木质本，掌状复叶纺锤根。
味苦性寒归心胃，敛溃生肌五爪藤。
抗惊止痛除温疟，清热化湿通带壅。
化痈散结除瘰疬，消肿解毒祛疔疮。

枝蔓可作插花材料

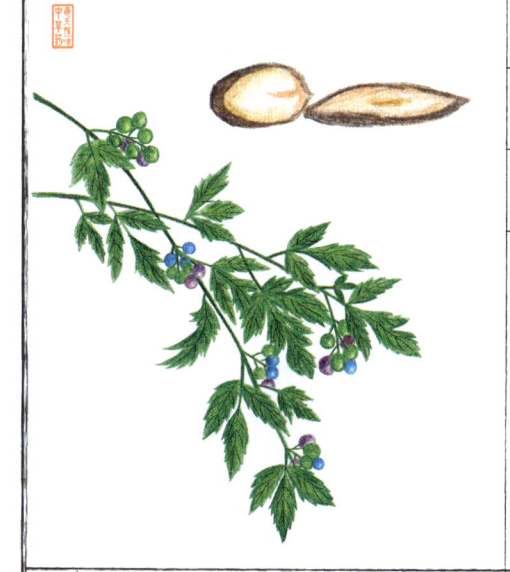

注意	脾胃虚寒及无实火者禁服。孕妇慎服。不宜与川乌、制川乌、草乌、制草乌、附子同用。
制作	春、秋季采挖，除去泥沙和细根，切成纵瓣或斜片，晒干。
贮藏	置通风干燥处，防蛀。

　　白蔹也叫山地瓜、野红薯、山葡萄秧、白根、五爪藤、菟核，有清热解毒、消痈散结、敛疮生肌的功效，用于调理痈疽发背、疔疮、瘰疬、烧烫伤。白蔹经常被用作假山的配植，它的枝蔓也会作为插花的材料。

鳜鱼

二月十八日

四大淡水名鱼之一

鳜生江湖阔腹将，翘嘴美羹慰刘凭。
鱼中上品宴中肴，凤髓龙肝时令鲜。
填虚缓劳止羸瘦，杀虫消恶运水谷。
补气养血安中堂，味甘性平入脾仓。

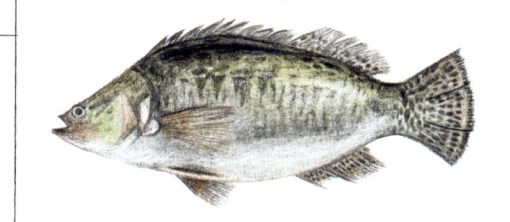

注意	患寒湿病者慎食。
制作	春、秋季捕捞。捕后，除去鳞片及内脏，洗净，鲜用或晒干。
贮藏	置干燥处。

　　鳜鱼也叫鳌花、济花鱼、翘嘴鳜鱼，是我国四大淡水名鱼之一，能补气血，益脾胃，用于调理虚劳羸瘦、脾胃虚弱、肠风便血。

　　鳜鱼含有蛋白质、脂肪、维生素和矿物质，肉质细嫩，刺少肉多，味道鲜美，极易消化，非常适合儿童、老人食用。

○ 每天懂一味中草药

● 二月十九日

锁 阳

补肾壮阳的地毛球

上丰下俭鳞栉比，发起如笋脉连聚。
寄与白刺共根存，沙漠戈壁锁严基。
养筋荣气添珍血，润肠通便解燥秘。
健腰壮膝补肾阳，强阴益髓固元精。

注意	阴虚火旺、脾虚泄泻、实热便秘者忌用。不适合跟阿司匹林、水杨酸钠、肾上腺皮质激素药合用。
制作	春季采挖，除去花序，切段，晒干。
贮藏	置通风干燥处。

　　锁阳也叫锈铁锤、地毛球、锁燕，以干燥肉质茎入药。锁阳能补肾阳，益精血，润肠通便，用于调理肾阳不足、精血亏虚、腰膝痿软、阳痿滑精、肠燥便秘。

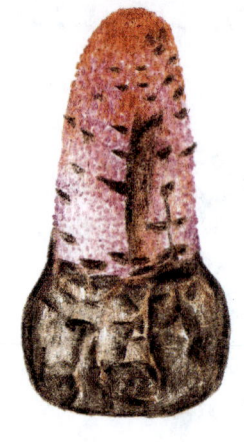

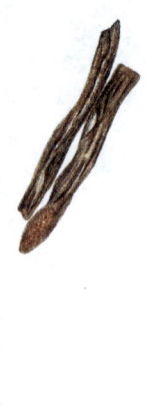

软坚散结清痞满，宣肺化痰祛喘咳。
利水消肿除烦渴，敛疮缓痹止崩中。

蛤 壳

诸蛤皆入药

● 二月二十日

制作	春、秋季捕捞，去肉，晒干。
贮藏	置通风干燥处。

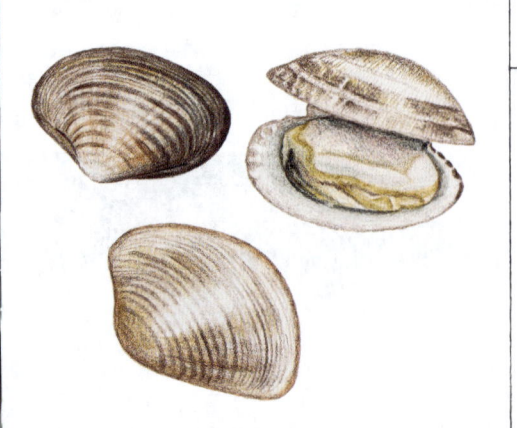

　　蛤壳也叫海蛤壳，能清肺，化痰，软坚，利水，制酸，敛疮，用于调理痰热咳嗽、瘿瘤、痰核、胁痛、湿热水肿、淋浊带下、胃痛泛酸、臁疮湿疹。

　　蛤是一种海产软体动物，栖息于浅海的泥沙中，分为文蛤、青蛤，我国沿海地区都有分布。李时珍曰："海蛤者，海中诸蛤烂壳之总称，不专指一蛤也。"可见，在古代，诸蛤皆入药。

38

紫草

清热凉血的紫草

二月廿一日

紫草也叫硬紫草、软紫草，是新疆紫草或内蒙古紫草的干燥根。紫草能清热凉血，活血解毒，透疹消斑，用于调理血热毒盛、麻疹不透、疮疡、湿疹、水火烫伤。肝宁片、解毒生肌膏、紫花烧伤膏、复方青黛胶囊中都含有紫草的成分。

紫草和赤芍都有凉血、活血的作用，赤芍还能轻泻肝火、散瘀止痛，紫草还能解毒、透疹。

佐蝉衣牛蒡抚斑疹，解毒透疮紫草根。
伍丹皮赤芍化热邪，活络凉血散瘀伤。

注意	胃肠虚弱、大便滑泄者慎用。
制作	春、秋季采挖，除去泥沙，干燥。
贮藏	置干燥处。

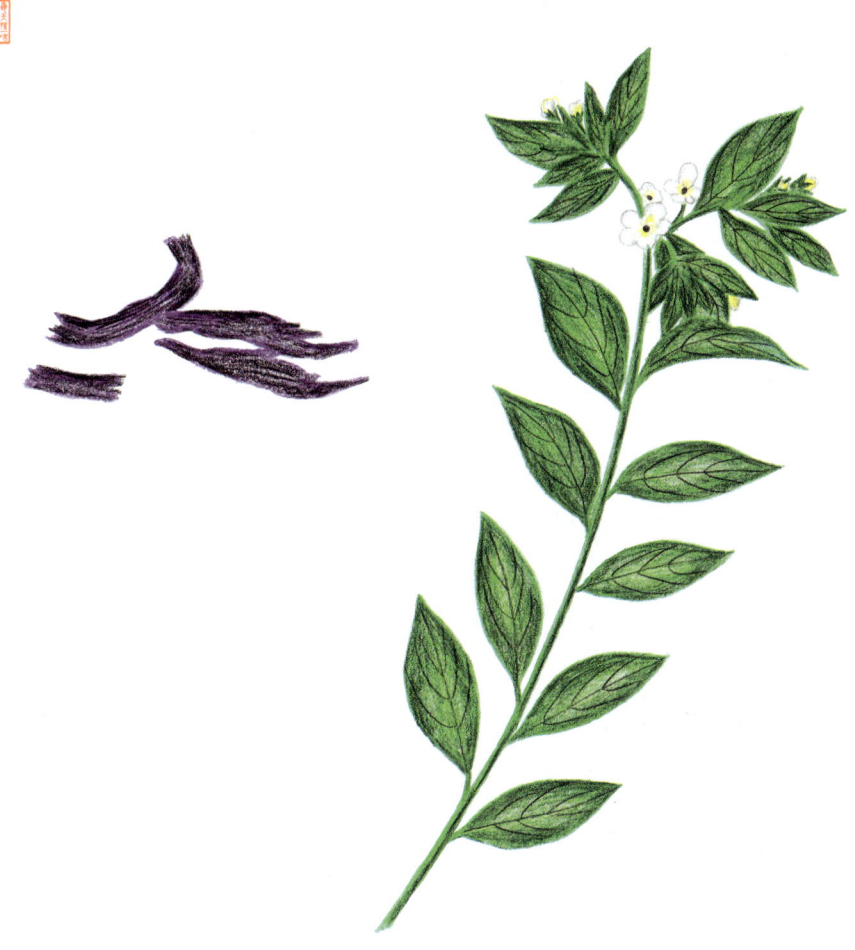

二月 February

紫花地丁

二月廿二日

春天最常见的野花

凉血消肿兔儿草，辛苦性寒入心经。
疏肝利湿祛黄疸，清热解毒消痈疮。

制作	春、秋季采收，除去杂质，晒干。
贮藏	置干燥处。

紫花地丁也叫铧（huá）头草、光瓣堇菜，是春天田野间常见的一种野花。它可以清热解毒，凉血消肿，用于调理疔疮肿毒、痈疽发背、丹毒、毒蛇咬伤。紫花地丁软膏、抗骨髓炎片、二丁冲剂中都含有紫花地丁的成分。

紫花地丁的繁殖能力很强，种子成熟后不用采摘，任其随风洒落，就能自然繁殖。

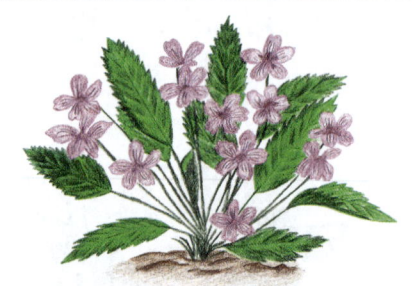

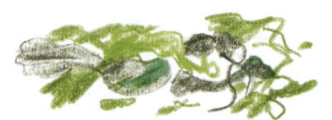

每天懂一味中草药

素伤叶枯冬未死，阳春旧苗复新添。
香美芬芳沁心神，采蒿举炊入人珍。
伍栀配柏治阳黄，配附同姜溃阴金。
抚胆退伤消淋溺，清热利湿解毒积。

茵陈

二月廿三日

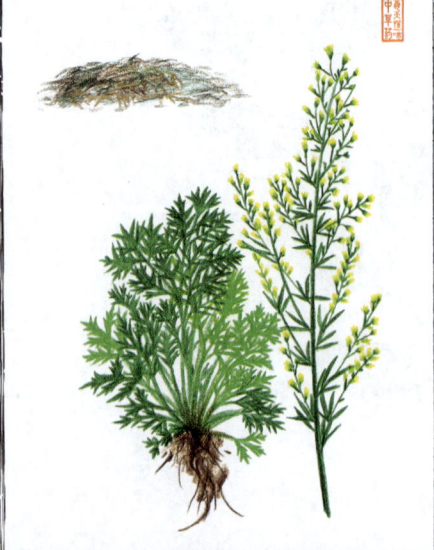

清利湿热的白蒿

注意	血虚萎黄者慎用。
制作	春季幼苗高6~10厘米时采收或秋季花蕾长至花初开时采割，除去杂质和老茎，晒干。
贮藏	置阴凉干燥处，防潮。

茵陈也叫绵茵陈、白蒿、绒蒿、松毛艾，能清利湿热，利胆退黄，用于调理黄疸尿少、湿温暑湿、湿疮瘙痒。茵莲清肝合剂、黄疸肝炎丸、苦黄注射液、茵陈五苓丸、茵栀黄口服液，以及中药方剂中的茵陈蒿汤、茵陈五苓散、茵陈四逆汤中都有茵陈的成分。

40

淡豆豉

二月 February | 二月廿四日

注意	胃虚易泛恶者慎服。
制作	干燥成熟种子（黑豆）发酵加工。
贮藏	置通风干燥处，防蛀。

小儿豉翘清热颗粒的原料

溽暑黑豆性本寒，蒸晒蒿覆气得温。遇葱升散盐清吐，酒醋疗风蕹缓疾。
解表宣郁除烦躁，化壅除胀止停结。苦辛性凉归肺胃，下气调中化毒伤。

淡豆豉也叫豆豉、杜豆豉，是一种黑大豆发酵制品，能解表，除烦，宣发郁热，用于调理感冒、寒热头痛、烦躁胸闷、虚烦不眠。

一般豆豉分为咸豆豉和淡豆豉，只有淡豆豉能治病，咸豆豉则用来做菜。淡豆豉用来制作银翘散、小儿豉翘清热颗粒等。淡豆豉虽然是一味良药，但长期吃有一定的致癌性。

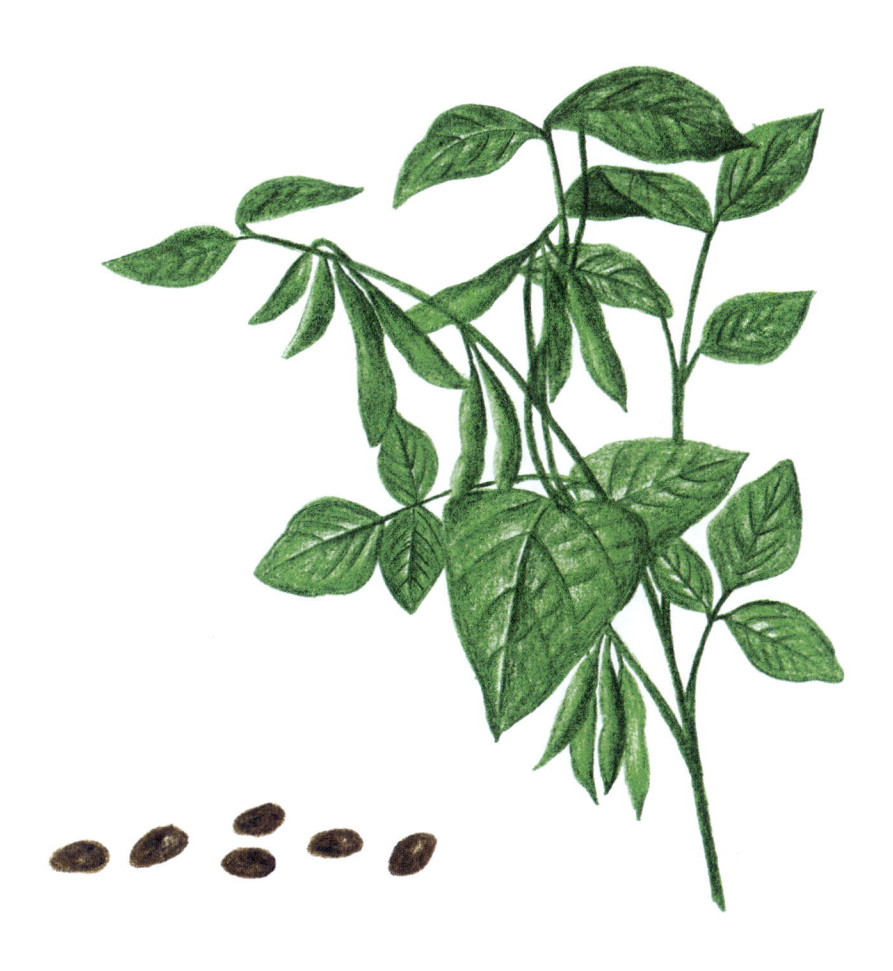

知母

清热泻火的地参

二月廿五日	
注意	脾胃虚寒、便溏者忌用。
制作	春、秋季采挖，除去须根和泥沙，晒干，习称"毛知母"，或除去外皮，晒干。
贮藏	置通风干燥处，防潮。

知母也叫蚳(chí)母、连母、野蓼(liǎo)、地参，以干燥根茎入药。知母能清热泻火，滋阴润燥，用于调理外感热病、高热烦渴、肺热燥咳、骨蒸潮热、内热消渴、肠燥便秘。大补阴丸、清肺抑火丸、养阴降糖片、清胃黄连丸中都含有知母的成分。

○每天懂一味中草药

> 上可清肺泻火热，下则润肾固本原。清胃补中救津液，铄灼精气添元髓。
> 滋阴化燥除烦渴，降火祛实消骨蒸。镇咳祛痰缓虚劳，甘苦性寒惜肺金。

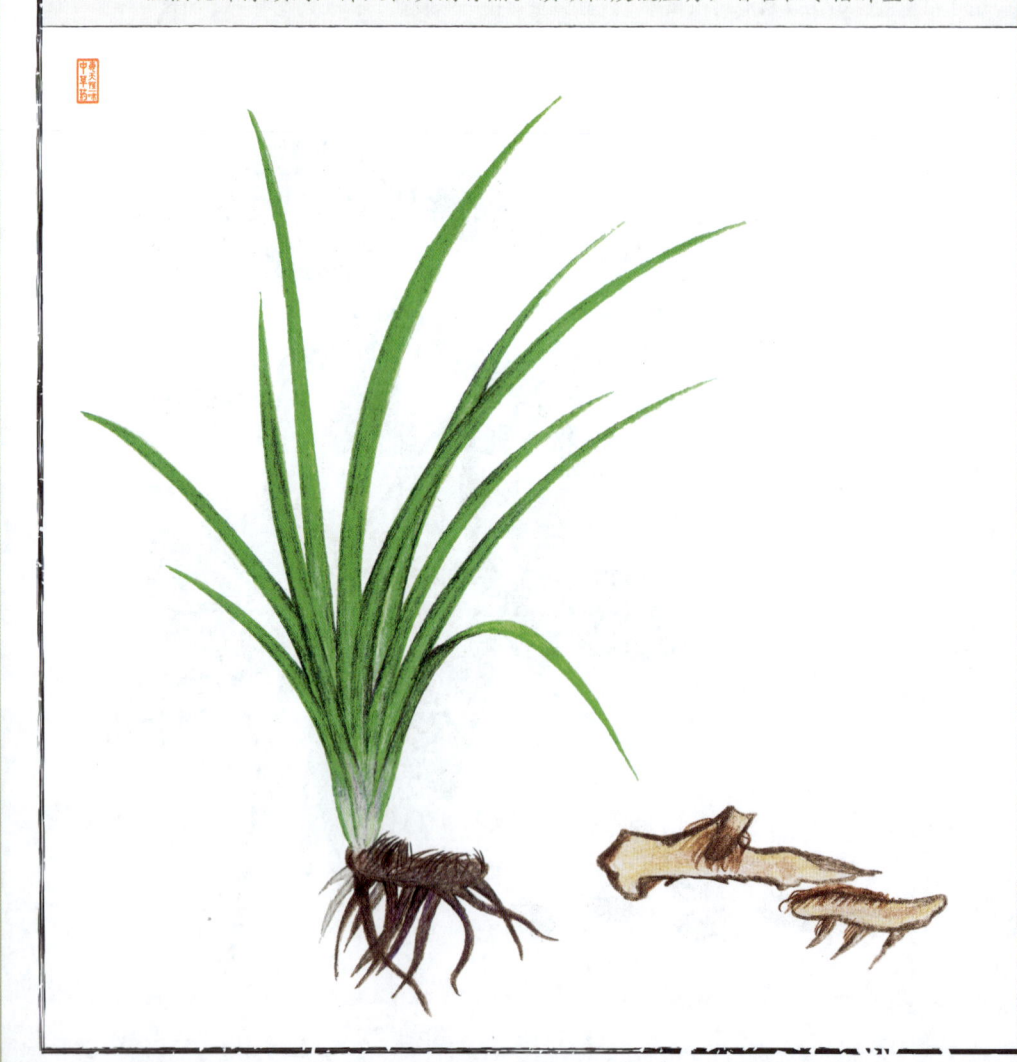

水仙花

凌波仙子

谪仙入楚思美政，
奈何江畔忆灵均。
芳心尘洁独韵道，
金盏银台凌波仙。
活血调经入肝木，
怡志悦神瑶台居。
解毒辟秽消疮肿，
理气祛风归肺金。

二月 *February*

二月廿六日

制作	花期采摘花，鲜用或晒干。
贮藏	置通风干燥处。

　　水仙花也叫凌波仙子、金盏银台、落神香妃、玉玲珑、金银台。水仙花能清心悦神，理气调经，解毒辟秽，用于调理神疲头昏、月经不调、痫疾、疮肿。

　　水仙在唐代被引入我国，至今已经有一千多年的栽培历史，是传统的观赏花卉。因为它的根茎长得像洋葱、大蒜，所以曾被称为雅蒜、天葱。在家里种植水仙，能让人感到宁静、优雅、恬静，但水仙的鲜茎有毒，一定要注意。

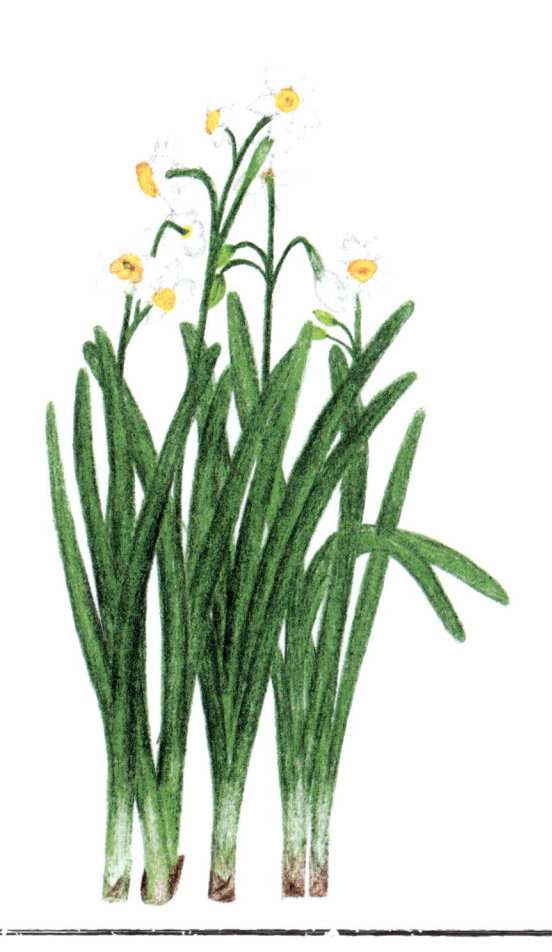

千年健
一包针

根茎匍匐千年健，丝棱线草一包针。
磨服浸酒安胃脘，杀虫败毒入血分。
苦辛性温入肝肾，消肿排脓愈痈疮。
舒筋通络健筋骨，活血止痛祛风湿。

二月廿七日

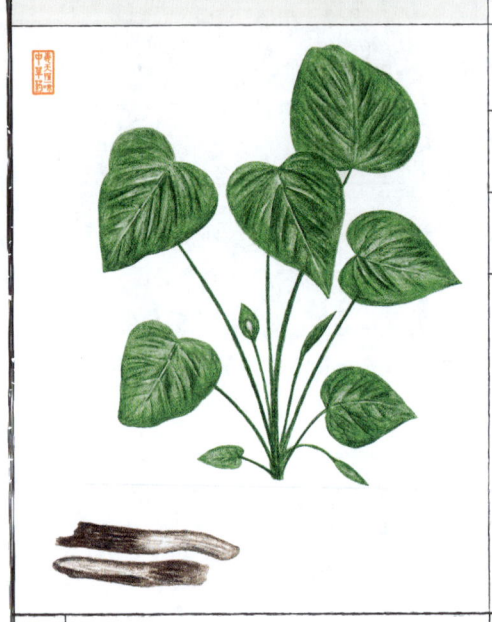

注意	阴虚内热者慎用。
制作	春、秋季采挖，洗净，除去外皮，晒干。
贮藏	置阴凉干燥处。

　　千年健也叫一包针、千颗针、千年见、丝棱线，以干燥根茎入药。千年健能祛风湿，壮筋骨，用于调理风寒湿痹、腰膝冷痛、拘挛麻木、筋骨痿软。舒筋丸、活血舒筋酊、疏风定痛丸、风湿关节炎片、玄七通痹胶囊中都含有千年健的成分。

阿胶
久服轻身益气的滋补品

二月廿八日

沐猴而冠徒现表，寒驴碌碌终橐劳。
衣草血情畏大黄，得火烊化遇良方。
除风润燥止下痢，味甘性平入三阴。
添精固肾补元气，化痰清肺益上焦。

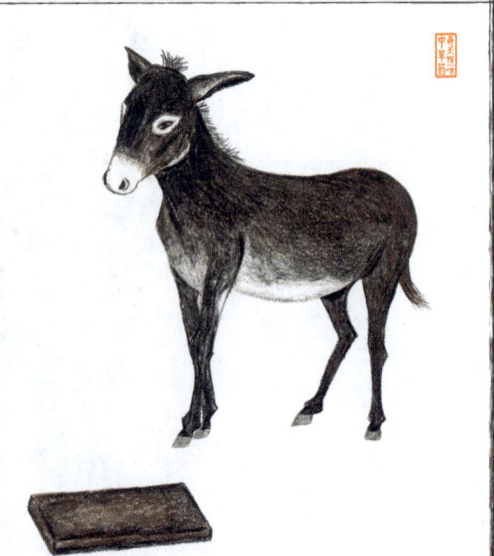

制作	驴的干燥皮或鲜皮经煎煮、浓缩制成固体胶。
贮藏	密闭。

　　阿胶也叫驴皮胶、傅致胶、盆覆胶、药料胶，能补血滋阴，润燥，止血，用于调理血虚萎黄、眩晕心悸、肌痿无力、心烦不眠、虚风内动、肺燥咳嗽等。阿胶是传统的滋补、补血上品，以山东东阿阿胶最为出名。阿胶药食两用，适合长期服用，《神农本草经》就有阿胶"久服轻身益气"的说法。

○ 每天懂一味中草药

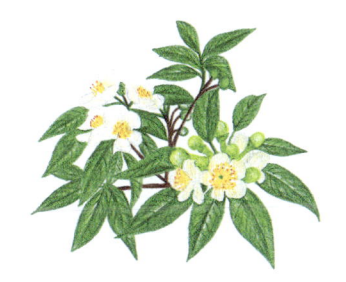

March

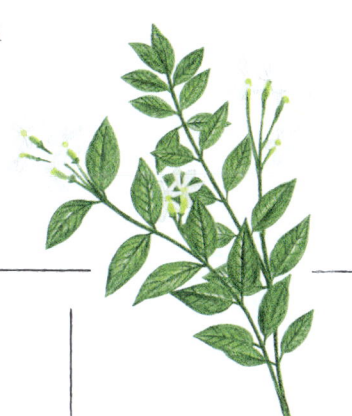

三月五日前后
交惊蛰节气

三月二十一日前后
交春分节气

三月

雨水 / 惊蛰 / 春分

本篇精选31味在三月采收的中药材。
从惊蛰开始，蛰伏的动物和虫子活跃起来，
病毒也比较容易传播，
这个月可以多吃些此时成熟的食物来增强抵抗力。

僵蚕

三月一日

天虫

注意	血虚而有风寒客邪者忌用。
制作	多于春、秋季生产,将感染白僵菌病死的蚕干燥。
贮藏	置干燥处,防蛀。

辛可散结,
咸能软坚。
通络定魄助睡眠,
祛痛镇邪安肺金。
化痰散结消风热,
息风止痉解惊痫。
皮疹瘙痒寻僵虫,
味咸性平归肝经。

　　僵蚕也叫白僵蚕、僵虫、天虫,是家蚕4～5龄的幼虫感染(或人工接种)白僵菌而致死的干燥体。僵蚕能息风止痉,祛风止痛,化痰散结,用于调理肝风夹痰、惊痫抽搐、小儿急惊风、破伤风等。

　　复方牵正膏、小儿咳喘颗粒、定搐化风丸和中药方僵蚕散、僵蚕丸、普济消毒饮中都含有僵蚕的成分。

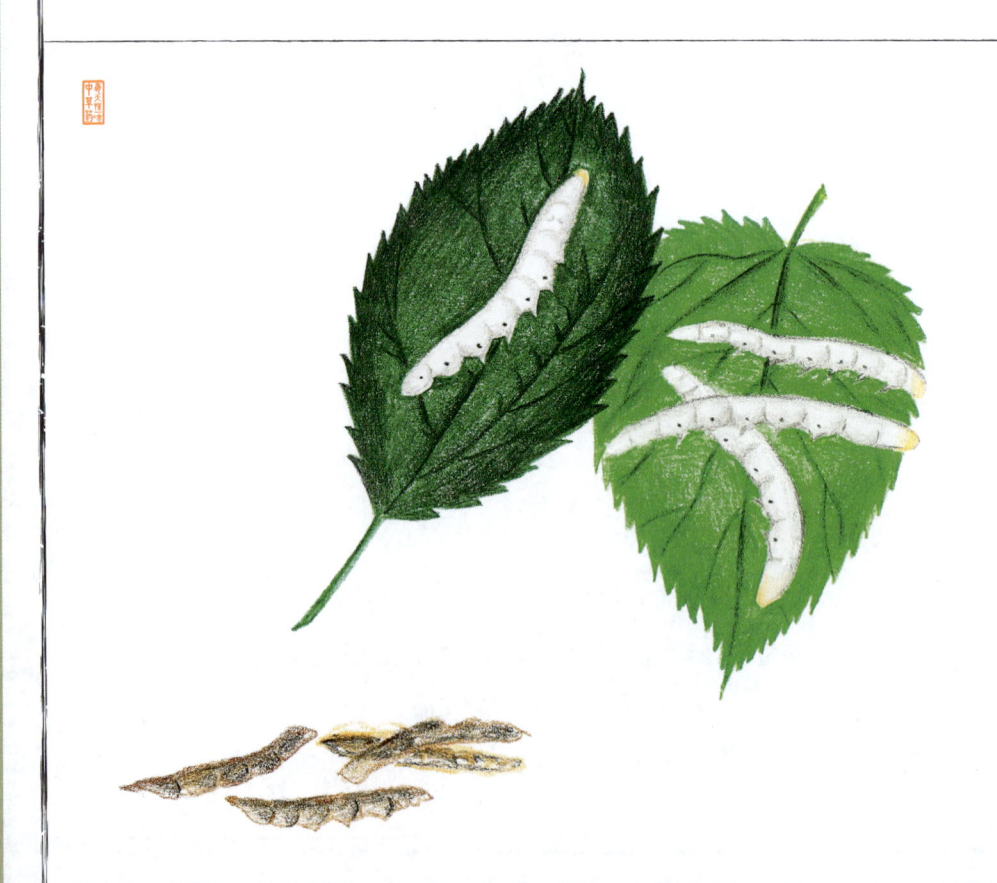

三月 March

三月二日

地 榆

可食用、可药用的绿植

佐补则收敛，
遇寒方凝滞。
得暖善阴扬，
胜湿祛金疮。
用下段生而行血，
取上部炒以止衄。
苦寒清浮疏肝气，
清热解毒补绝伤。

制作	春季发芽时或秋季植株枯萎后采挖，除去须根，洗净，干燥，或趁鲜切片，干燥。
贮藏	置通风干燥处，防蛀。

  地榆也叫黄爪香、山地瓜、猪人参、血箭草，能凉血止血，解毒敛疮，用于调理便血、痔血、血痢、崩漏、水火烫伤、痈肿疮毒。止血灵胶囊、消痔软膏、创灼膏、烫伤油、皮肤康洗液都含有地榆的成分。

  春、夏季时，把它的嫩苗、嫩茎或者花穗焯水去掉苦味，可以用来炒菜、做汤、腌菜等，还可以把它泡在啤酒、饮料里增加风味。地榆叶形美观，还可以作为绿植观赏。

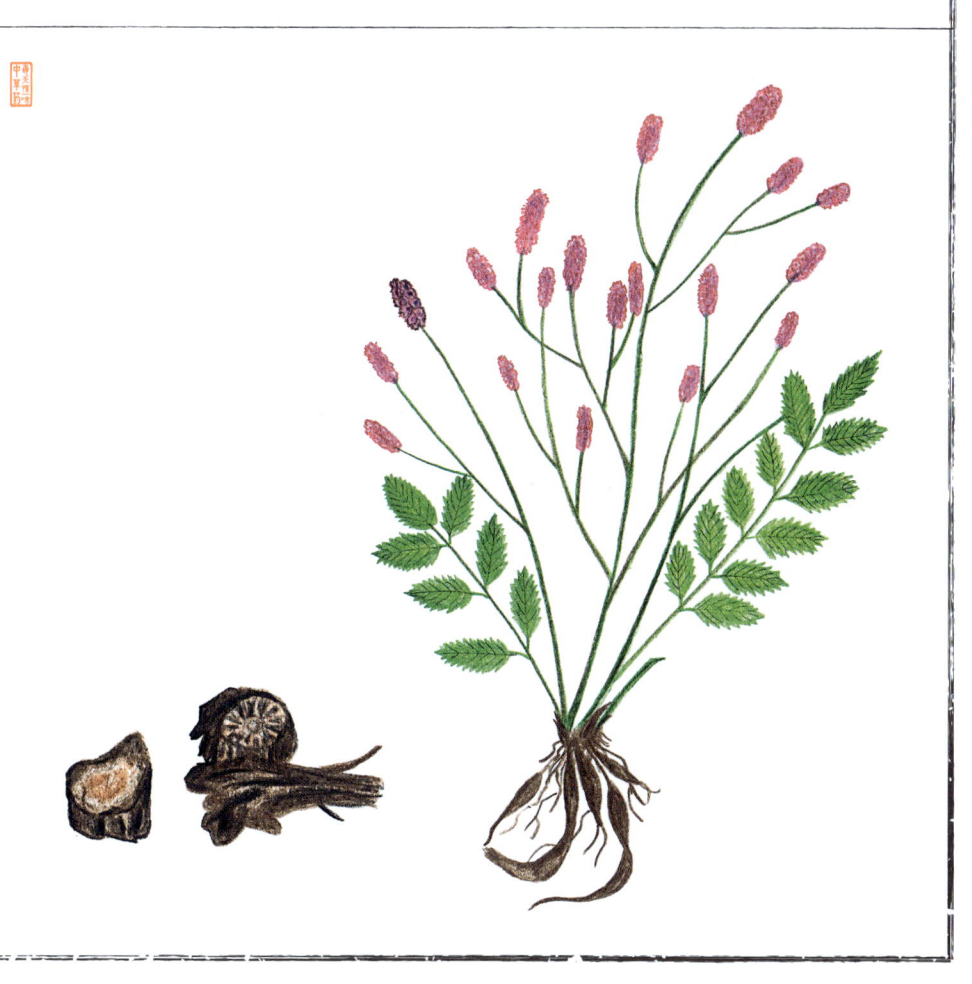

○ 每天懂一味中草药

远志

三月三日

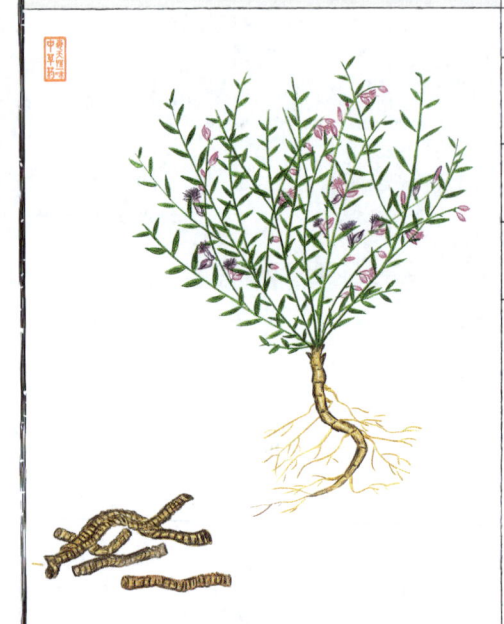

远志多将小草充，谁知出处不相同。
祛痰消肿养心血，安神益智耳目芳。

安神益智的小草根

注意	有胃溃疡或胃炎者慎用。
制作	春、秋季采挖，除去须根和泥沙，晒干或抽取木芯晒干。
贮藏	置通风干燥处。

远志也叫葽绕（yāo rào）、蕀蒬（jí yuān）、棘菀、小草、细草、线儿茶、小草根、神砂草，以干燥根入药。远志能安神益智，交通心肾，祛痰，消肿，用于调理失眠多梦、健忘惊悸、神志恍惚、咳痰不爽、疮疡肿毒、乳房肿痛。

鹅肉

三月四日

高蛋白、低脂肪、低胆固醇的营养健康食品

羲之观鹅悦精神，求以易市道德经。
孤影伶仃苦孑立，集结可赋重担依。
白鹅解热安情志，苍禽冷寒发脓疮。
玉盘珍馐高粱脂，亦获玉羹锦凉方。
和中消渴利五脏，益气补虚缓元汤。
味甘性平入脾肺，暖胃生津解毒殇。

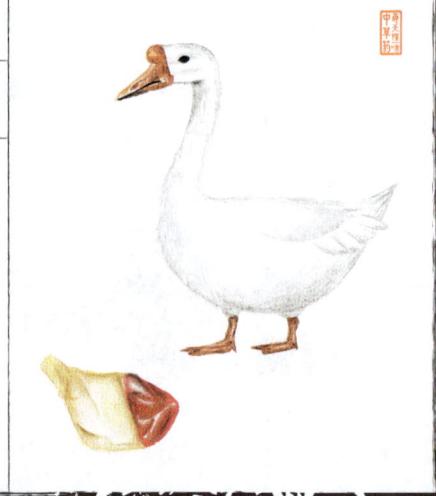

注意	湿热内蕴者禁食。
制作	四季均可宰杀，冬季最好，取肉鲜用。
贮藏	置通风干燥处。

鹅肉能益气补虚，和胃止渴，用于调理虚羸、消渴。鹅肉含有人体所必需的各种氨基酸、优质蛋白质、不饱和脂肪酸等，对人体的健康非常有利，而且易被人体消化吸收。鹅肉炖萝卜、鹅肉炖冬瓜等，都是"秋冬养阴"的佳肴。

48

蒲公英

三月 March

三月五日

药食兼用的婆婆丁

杏月落英金簪草,
暮春采根絮飞扬。
味甘性平祛疔肿,
子随风往万物生。
消积散滞化热毒,
茎叶花絮若苦苣。
内饮外涂煎酒服,
乌须壮骨入少阴。

注意	用量过大可致缓泻。
制作	春至秋季花初开时采挖,除去杂质,洗净,晒干。
贮藏	置通风干燥处,防潮,防蛀。

蒲公英也叫黄花地丁、婆婆丁,可生吃,炒食,做汤,是药食兼用的植物。它的主要功效是清热解毒,消肿散结,利尿通淋,用于调理目赤、咽痛、湿热黄疸、热淋、涩痛等。

热炎宁颗粒(片)、复方蒲公英注射液、众生丸、复方公英片、复方蒲芩片、抗炎退热片、蒲地蓝消炎片中都含有蒲公英的成分。

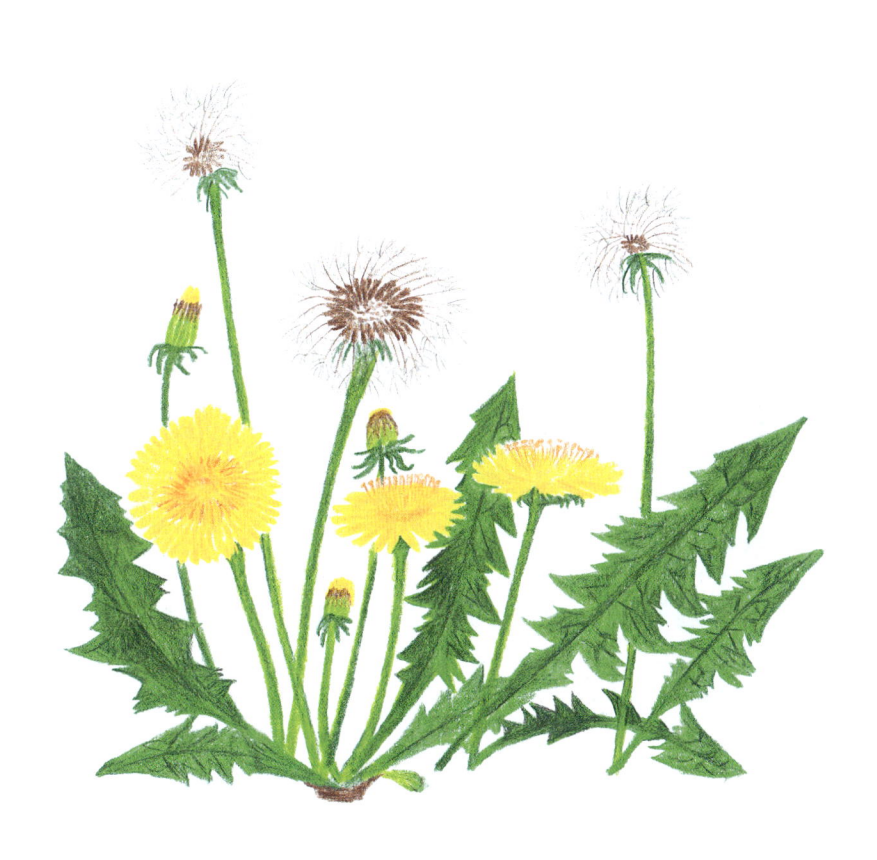

● 三月六日

韭子

韭菜的种子

丰本阳春谢鲜叶，抽支细梗挑芳苞。
清素雅致韭菁子，随风轻曳袅婷仙。
味甘性温归肝肾，壮阳固精养命门。
通淋利道治筋骨，滋水涵木壮腰膝。

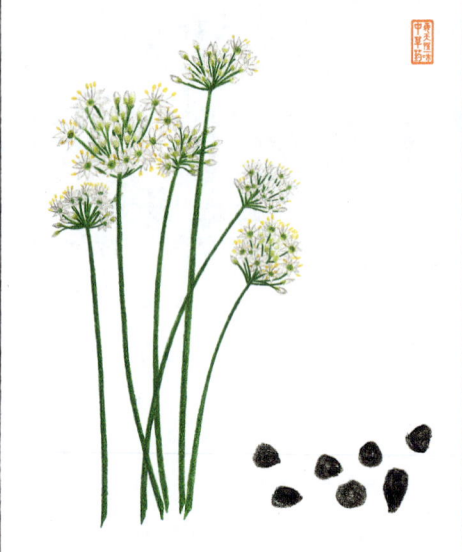

○ 每天懂一味中草药

注意	阴虚火旺者禁服。
制作	韭抽薹开花后，约经30天种子陆续成熟，种壳变黑，种子变硬时，用剪刀剪下花茎，扎成小把，挂在通风处，或放在席上晾晒，脱粒，晒干。
贮藏	置通风干燥处。

韭子也叫韭菜子、韭菜仁，是韭菜的种子。韭子能补益肝肾，壮阳固精，用于调理肾虚阳痿、腰膝酸软、遗精、尿频等。

苦寒理肺肾，消肿散结痈。
逐饮入太阳，泻水祛寒湿。

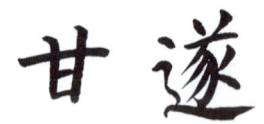

甘遂

调理胸腹积水的好药

● 三月七日

注意	孕妇忌用；不宜与甘草同用。
制作	春季开花前或秋末茎叶枯萎后采挖，撞去外皮，晒干。
贮藏	置通风干燥处，防蛀。

甘遂可以泻水逐饮，消肿散结，用于调理水肿胀满、胸腹积水、痰饮积聚、气逆咳喘、二便不利等。舟车丸、控涎丸中都含有甘遂的成分。

《济生方》中的遂心丹，就是用甘遂末入猪心内煨过，与辰砂末为丸服。此外，对于痈肿疮毒，以甘遂末水调外敷，有消肿散结作用。

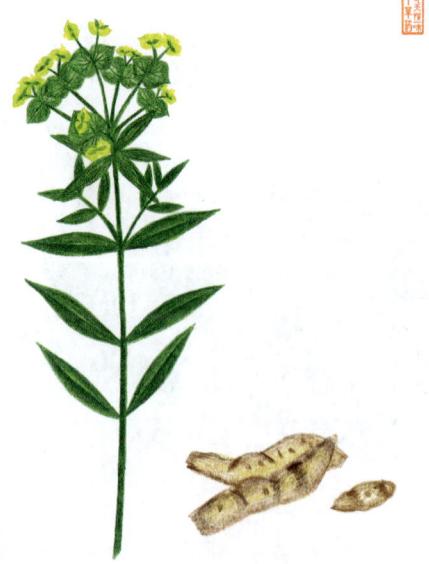

50

三月 March

木棉花

三月八日

像英雄的鲜血染红了树梢

彩云烂漫英雄语，正气凛然临危去。
赤霞暮色映山红，坚贞不屈锦簇生。
树衣祛风消痹痛，根实散瘀化结积。
缤纷除暑疗痢疾，周身皆宝红棉衣。
清热利湿缓泄泻，解毒消疮止血崩。
味甘性凉入肝脾，琼枝古贝良养机。

制作	春季花盛开时采收，除去杂质，晒干。
贮藏	置通风干燥处。

　　木棉花是南方的特产，它有壮硕的躯干，花朵红艳而不媚俗，就像英雄的鲜血染红了树梢。此外，还因民间流传着关于木棉花的传说，所以木棉花也叫英雄花、斑芝树、吉贝、烽火。木棉花能清热利湿，解毒，止血，用于调理泄泻、痢疾、痔疮。

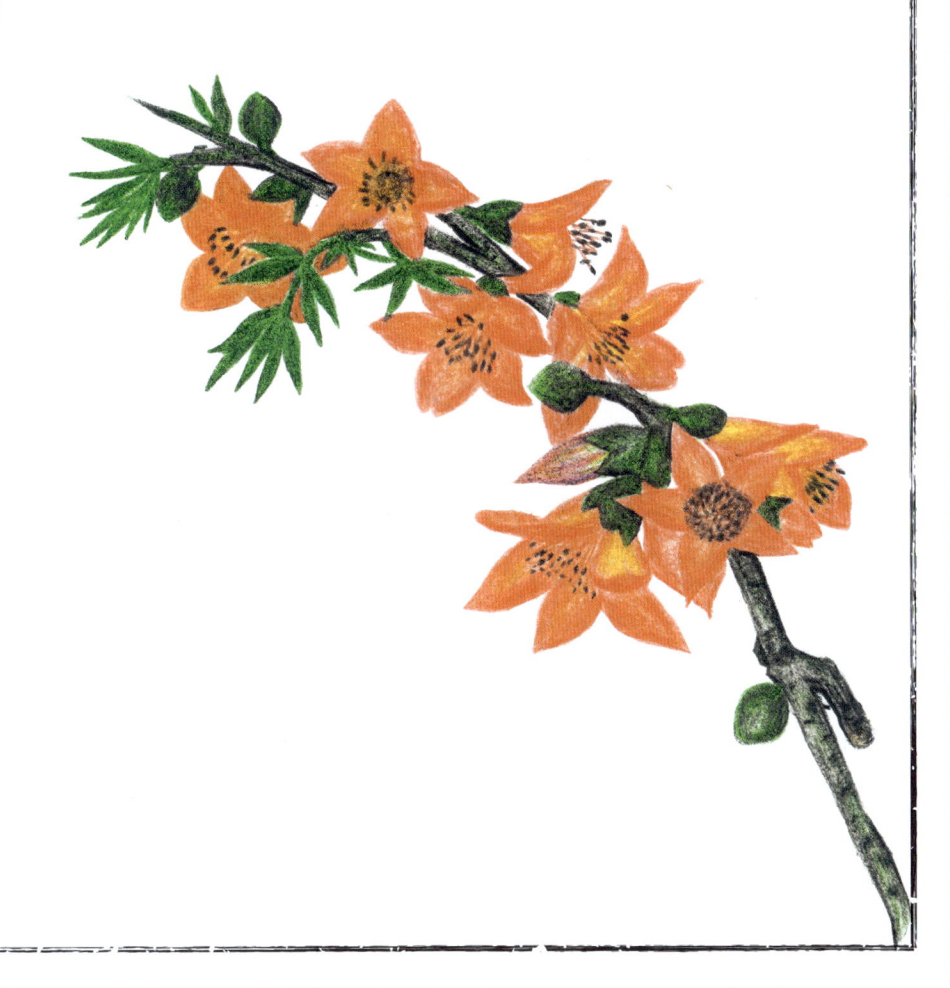

51

○ 每天懂一味中草药

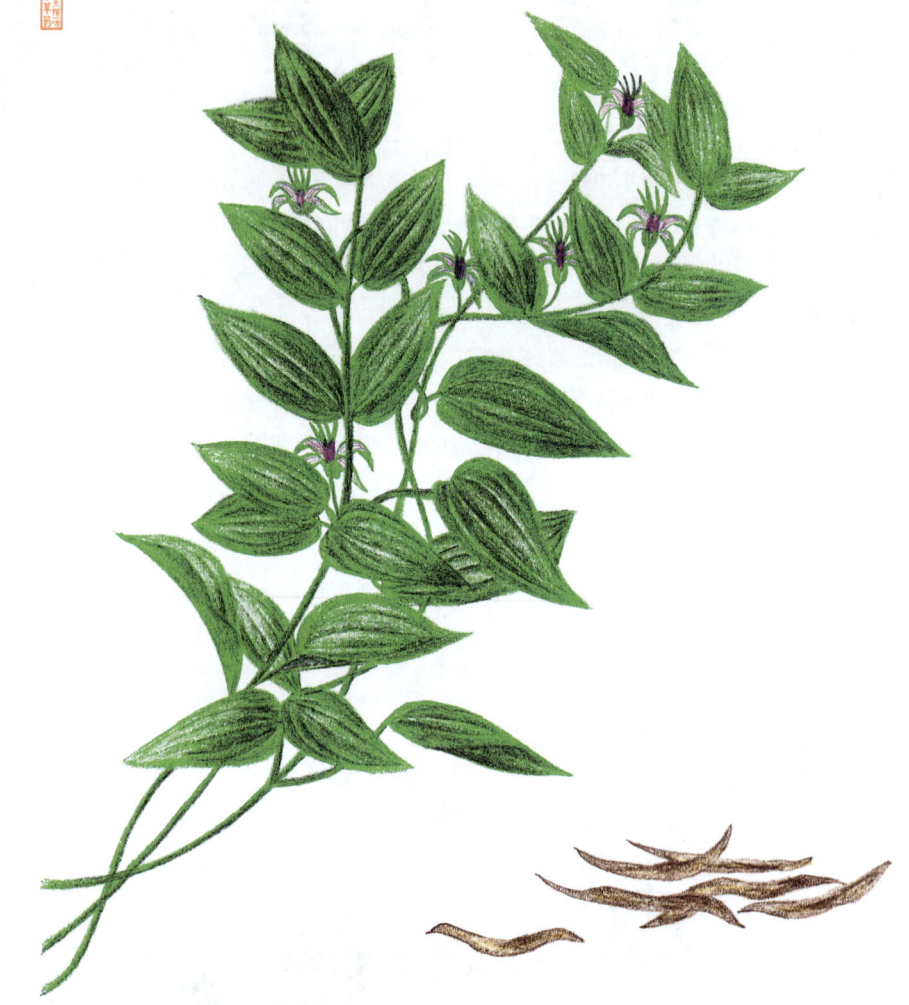

百部

● 三月九日

常见咳嗽药

润肺止咳蜜百部，火炙浸酒去虫积。
祛风除湿婆妇草，甘苦微温理肺金。

制作	春、秋季采挖，除去须根，洗净，置沸水中略烫或蒸至无白心，取出，晒干。
贮藏	置通风干燥处，防潮。

百部也叫婆妇草、药虱药，可以润肺下气止咳，杀虫灭虱，用于调理新久咳嗽、顿咳，外治头虱、体虱、蛲虫病、阴痒。百部可用来制成复方百部止咳冲剂、宁嗽露、止咳宁嗽胶囊、复方百部止咳糖浆、天一止咳糖浆等。

三月 *March*

三月十日

丹参

治疗心血管疾病的天然中药

味苦清上盖心火,
性寒凉血归肝木。
利脉化瘀宜酒炙,
久服红根益延年。
通经止痛祛癥瘕,
解郁除烦安脏燥。
退热消痈止疮疡,
脘腹胁痹遇血参。

制作	不宜与藜芦同用。
制作	春、秋季采挖,除去泥沙,干燥。
贮藏	置干燥处。

　　丹参也叫紫丹参、红根、血参根、大红袍,以干燥根和根茎入药。丹参含有丹参酮,能活血祛瘀,通经止痛,清心除烦,凉血消痈,用于调理胸痹心痛、脘腹胁痛、心烦不眠、月经不调、痛经经闭、疮疡肿痛。

　　近代医学实验证明,丹参可以降低血液黏度,调节内外凝血系统功能,是一种安全又可靠的治疗心血管疾病的天然中药。由丹参制成的复方丹参片、保心片、通脉颗粒等都是调理心血管疾病的常用药。

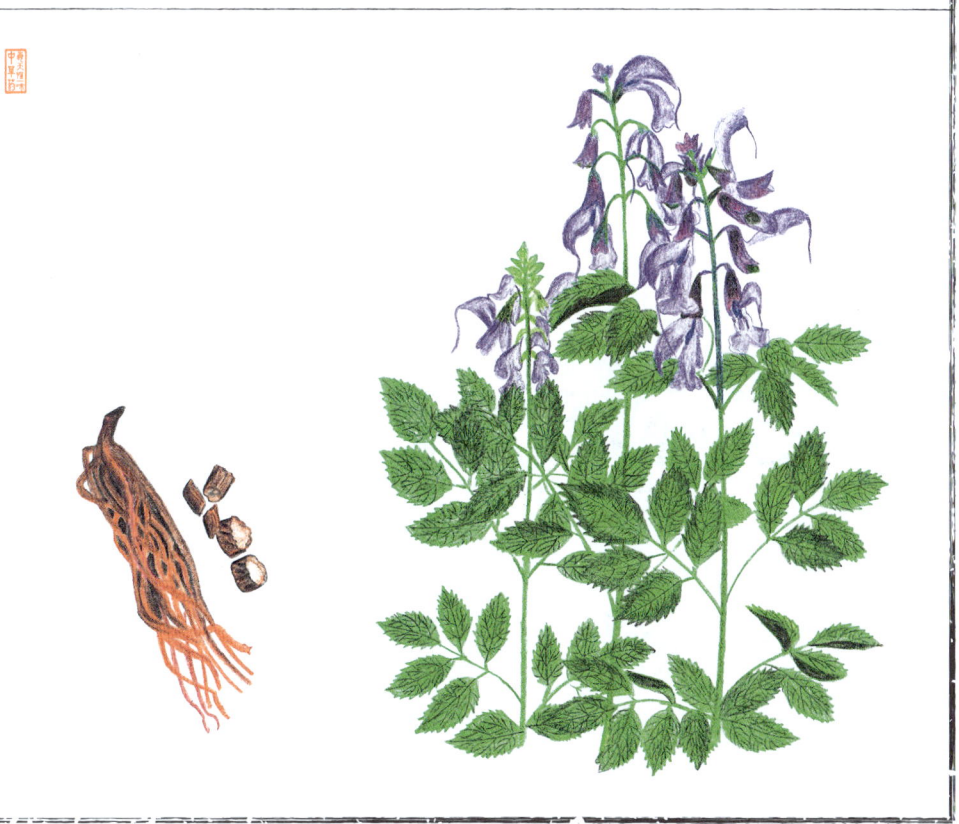

肉苁蓉

三月十一日

补肾阳的寸芸

丹元虚冷沉阳道,补肾益阳填精髓。
从容平补肉苁蓉,冲任乏调破阴伤。
温而不热补失峻,暖且非燥匮滑邪。
利溺通淋解余沥,益髓固元壮腰膝。

注意	阴虚火旺及便溏泄泻者、热结便秘者忌用。
制作	春季苗刚出土时或秋季冻土之前采挖,除去茎尖,切段,晒干。
贮藏	置通风干燥处,防蛀。

　　肉苁蓉也叫疆芸、寸芸、苁蓉,是肉苁蓉的干燥带鳞叶的肉质茎。肉苁蓉能补肾阳,益精血,润肠通便,用于调理肾阳不足、精血亏虚、阳痿不孕、腰膝酸软、筋骨无力、肠燥便秘。

甘草

三月十二日

能解千毒的药

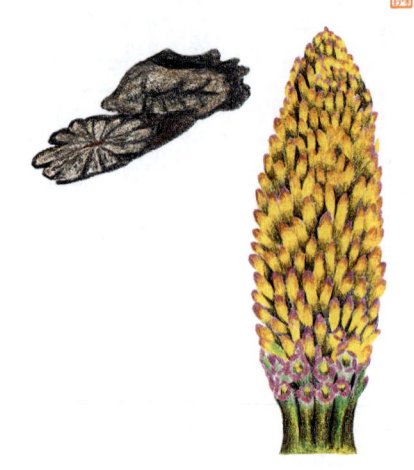

国老蜜甘调诸方,倾城美草解千毒。
强筋健骨定魂魄,生泻炙补消痈疮。

注意	不宜与海藻、京大戟、红大戟、甘遂、芫花同用。
制作	春、秋季采挖,除去须根,晒干。
贮藏	置通风干燥处,防蛀。

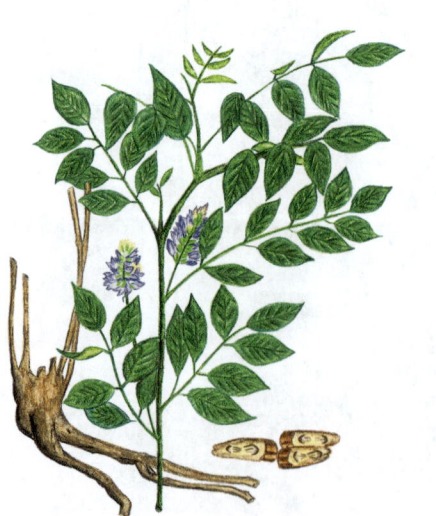

　　甘草也叫国老、甜草、乌拉尔甘草、甜根子,它可以补脾益气,清热解毒,祛痰止咳,缓急止痛,调和诸药。经常用于调理脾胃虚弱、倦怠乏力、心悸气短、咳嗽痰多、脘腹及四肢挛急疼痛、痈肿疮毒,以及缓解药物毒性、烈性。

○ 每天懂一味中草药

54

黄精

可以当菜吃的中药

仙人余粮就穷草，天地纯精戊己芝。
滋肾润脾填精髓，补中益气祛风湿。

制作	春、秋季采挖，除去须根，洗净，置沸水中略烫或蒸至透心，干燥。
贮藏	置通风干燥处，防霉，防蛀。

黄精也叫老虎姜，以干燥根茎入药。按形状不同，习称"大黄精""鸡头黄精""姜形黄精"。黄精能补气养阴，健脾，润肺，益肾，用于调理脾胃气虚、体倦乏力、胃阴不足、口干食少、肺虚燥咳、腰膝酸软、须发早白、内热消渴。参精止渴丸、养胃舒胶囊、精乌胶囊、降脂灵颗粒中都含有黄精的成分。

黄精的样子像山芋，人们经常把它当作蔬菜食用。它的味道甘甜，食用爽口，含有大量淀粉、糖类、脂肪、蛋白质等多种营养成分，生吃、炖汤既能充饥又可健身，让人气力倍增，对身体十分有益。

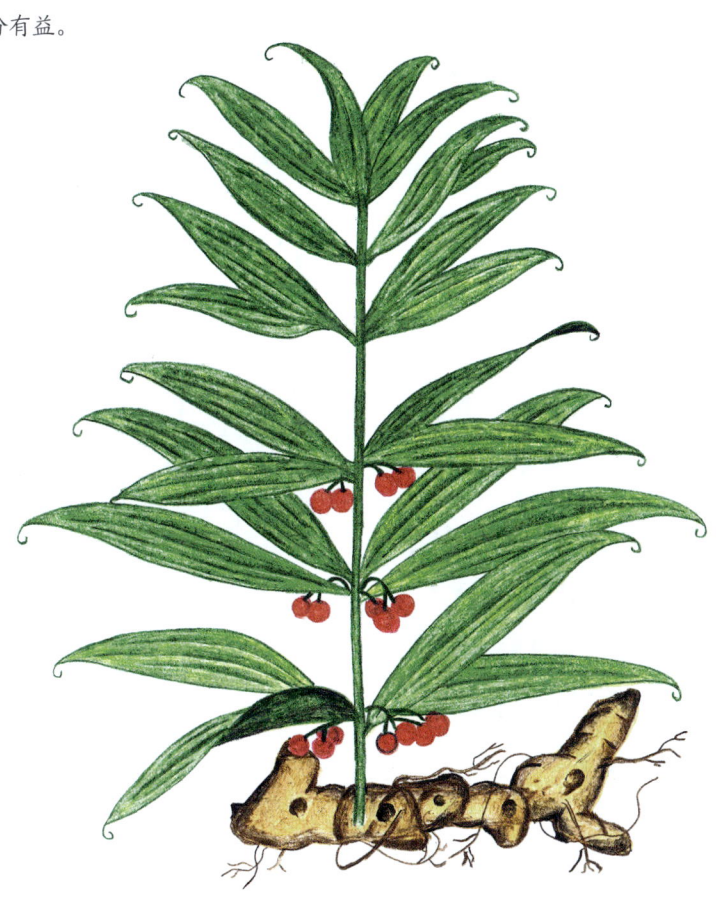

飞龙掌血

三月十四日

祛风除湿大救驾

注意	孕妇忌用。
制作	全年均可挖根,鲜用或切段晒干。
贮藏	置阴凉干燥处,防蛀。

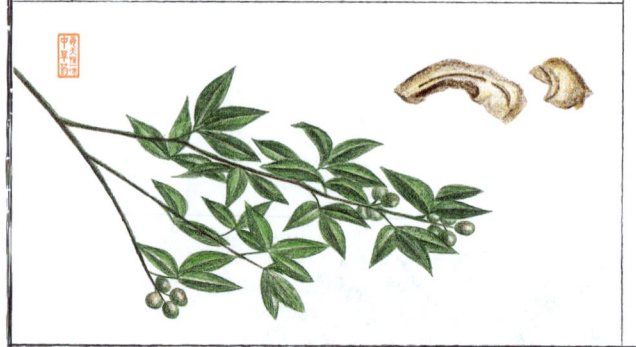

牛麻簕藤质坚硬,
飞龙掌血黄金根。
小枝复叶三结义,
遇于山谷丛林中。
祛风除湿消痹痛,
散瘀止血缓跌扑。
味辛性温解表邪,
消肿祛毒疗疖痈。

飞龙掌血也叫见血飞、大救驾、三百棒、下山虎、簕钩、黄大金根,以根或叶入药。飞龙掌血能散瘀,止血,定痛,用于调理风寒湿痹、腰痛、胃痛、痛经闭经、跌打损伤等。

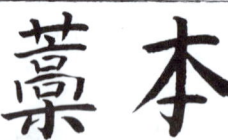

藁本

三月十五日

祛风散寒的香藁本

除湿止痛疏经络,祛风散寒解表邪。
鸣蜩落雪掩山谷,根紫秋实见鬼卿。
辛香雄烈消淋带,升阳发散通巅顶。
清上利下祛疫障,疏达厥阴化郁结。

注意	阴血亏虚、肝阳上亢、火热内盛之头痛者忌用。
制作	秋季茎叶枯萎或次春出苗时采挖,除去泥沙,晒干或烘干。
贮藏	置阴凉干燥处,防潮,防蛀。

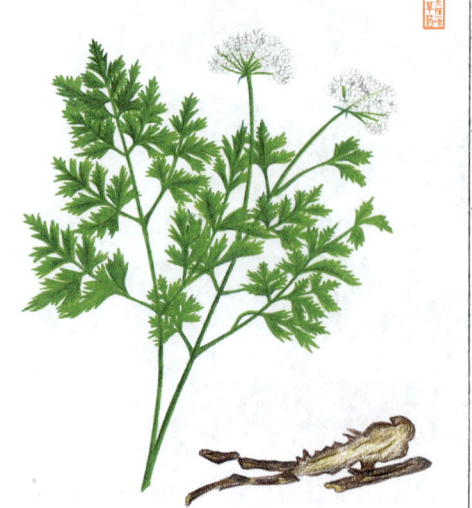

藁本也叫香藁本,以干燥根茎和根入药。藁本能祛风,散寒,除湿,止痛,用于调理风寒感冒、巅顶疼痛、风湿痹痛。芎菊上清丸、镇脑宁胶囊、强力天麻杜仲胶囊中都含有藁本的成分。

○每天懂一味中草药

益母草

活血调经的茺蔚

注意	孕妇忌用。
制作	鲜品春季幼苗期至初夏花前期采割；干品夏季茎叶茂盛、花未开或初开时采割，晒干，或切段晒干。
贮藏	干益母草置干燥处，鲜益母草置阴凉潮湿处。

明目益精寻茺蔚，行中有补入血分。
清热解毒痈俱散，活血调经清露沾。

　　益母草也叫茺蔚、坤草，能活血调经，利尿消肿，清热解毒，用于调理月经不调、痛经经闭、恶露不尽、水肿尿少、疮疡肿毒。

　　益母草是益母丸、益母草颗粒（膏、胶囊、口服液）、得生丸、复方益母草膏、八珍益母丸中的主要原料。

　　益母草和红花都有活血调经的功效，益母草微寒，主要用于调理热证，而红花性温，主要用于祛瘀止痛。

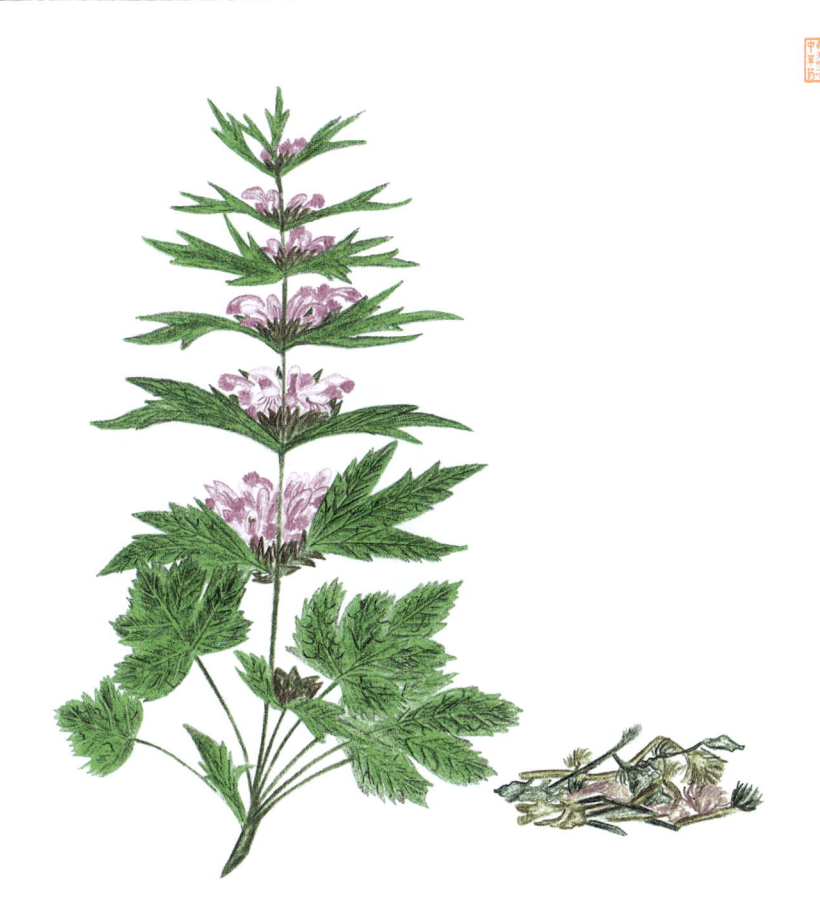

赤芍

清热凉血的木芍药

三月十七日	
注意	不宜与藜芦同用。血虚者慎用。
制作	春、秋季采挖，除去根茎、须根及泥沙，晒干。
贮藏	置通风干燥处。

行血疗斑调营卫，
破散通利入肝家。
炒用缓和瘀滞散，
酒炙活络痹痛消。
伍归芎延胡祛癥瘕，
配双花乳香退痈疮。
与地黄茅根清血热，
祛邪毒积堵川谷花。

○ 每天懂一味中草药

　　赤芍也叫木芍药、草芍药、红芍药、毛果赤芍，以干燥根入药。赤芍可以清热凉血，散瘀止痛，用于调理温毒发斑、目赤肿痛、肝郁胁痛、经闭痛经等。清瘟解毒片、乐脉颗粒、调经活血片、加味生化颗粒、小儿化毒胶囊中都含有赤芍的成分。

　　赤芍以野生为优，但野生量少，有的药厂会用带皮白芍代替赤芍。赤芍的外表呈黑褐色，断面红中透着褐色，而白芍洁白光滑，要注意鉴别。

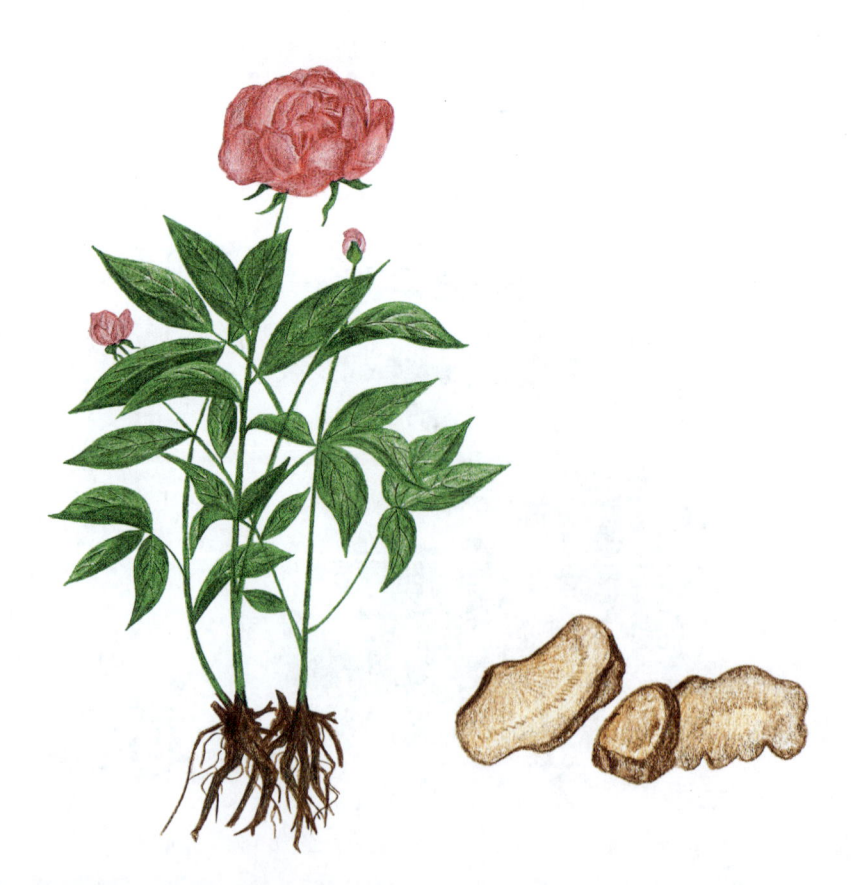

三月 March

三月十八日

枇杷叶

清肺止咳的叶子

枇杷蕉扇芦桔梗，青翠小乔倒披针。
繁茂葱葱挂苍穹，细雨绵绵拂晚钟。
和胃利尿通淋溺，肃肺化痰定喘咳。
清热消暑除烦渴，解毒祛邪克痿痹。

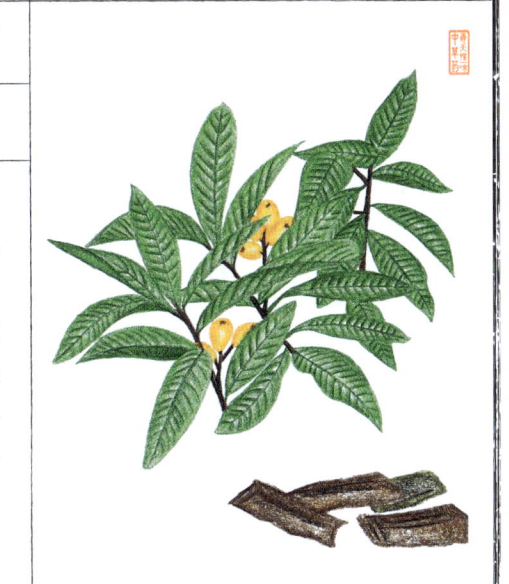

制作	全年均可采收，晒至七八成干时，扎成小把，再晒干。
贮藏	置干燥处。

　　枇杷叶也叫芦橘叶，能清肺止咳，降逆止呕，用于调理肺热咳嗽、气逆喘急、胃热呕逆、烦热口渴。复方枇杷止咳冲剂、蜜炼川贝枇杷膏、良园枇杷叶膏、强力枇杷露（胶囊）、息咳糖浆中都含有枇杷叶。枇杷叶和竹茹都能清热化痰，降逆止呕，但枇杷叶善于清胃热，而竹茹更善于清肺化痰。

老骥伏枥志千里，金龟静养寿万年。
终得甲壳入方药，咸甘微寒益先煎。
滋阴潜阳降阴火，强筋填髓消骨蒸。
养血补火安心神，固经止崩添肾精。

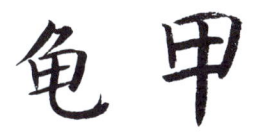

三月十九日

龟甲

滋阴潜阳的乌龟壳

制作	全年均可捕捉，秋、冬季最佳，剥取背甲及腹甲，晒干。
贮藏	置干燥处，防蛀。

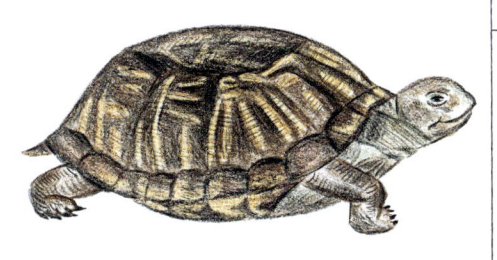

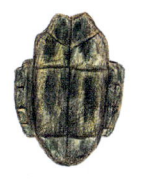

　　龟甲也叫乌龟壳、乌龟板、龟板，能滋阴潜阳，益肾强骨，养血补心，固经止崩，用于调理阴虚潮热、骨蒸盗汗、头晕目眩、心虚健忘、崩漏经多等。龟甲质地坚实，入药时需要长时间煎煮才能提取部分龟甲的有效成分。因此，药用龟甲多经炮制后应用。现代通常采用砂烫醋淬法。

黄柏

清热燥湿的檗木

三月二十日

制作	剥取树皮后，除去粗皮，晒干。
贮藏	置通风干燥处，防潮。

芸香厚壁味微苦，
落叶乔木黄柏衣。
阴以阳生反需化，
补肾强坤捍下焦。
性寒润降伏龙焰，
解毒祛邪安疮疡。
清热燥湿解淋溺，
滋阴降火消骨蒸。

○ 每天懂一味中草药

  黄柏又叫檗木、檗皮，以干燥树皮入药。黄柏能清热燥湿，泻火除蒸，解毒疗疮，用于调理湿热泻痢、黄疸尿赤、带下阴痒、盗汗、遗精等。盐黄柏滋阴降火，用于调理阴虚火旺、盗汗骨蒸。白带丸、泌尿宁颗粒、湿热痹颗粒中都含有黄柏的成分。

  关黄柏与川黄柏的主要区别为：川黄柏树具有加厚的木栓层，木栓层是制造软木塞的材料。黄柏的果实可以做驱虫剂和染料。

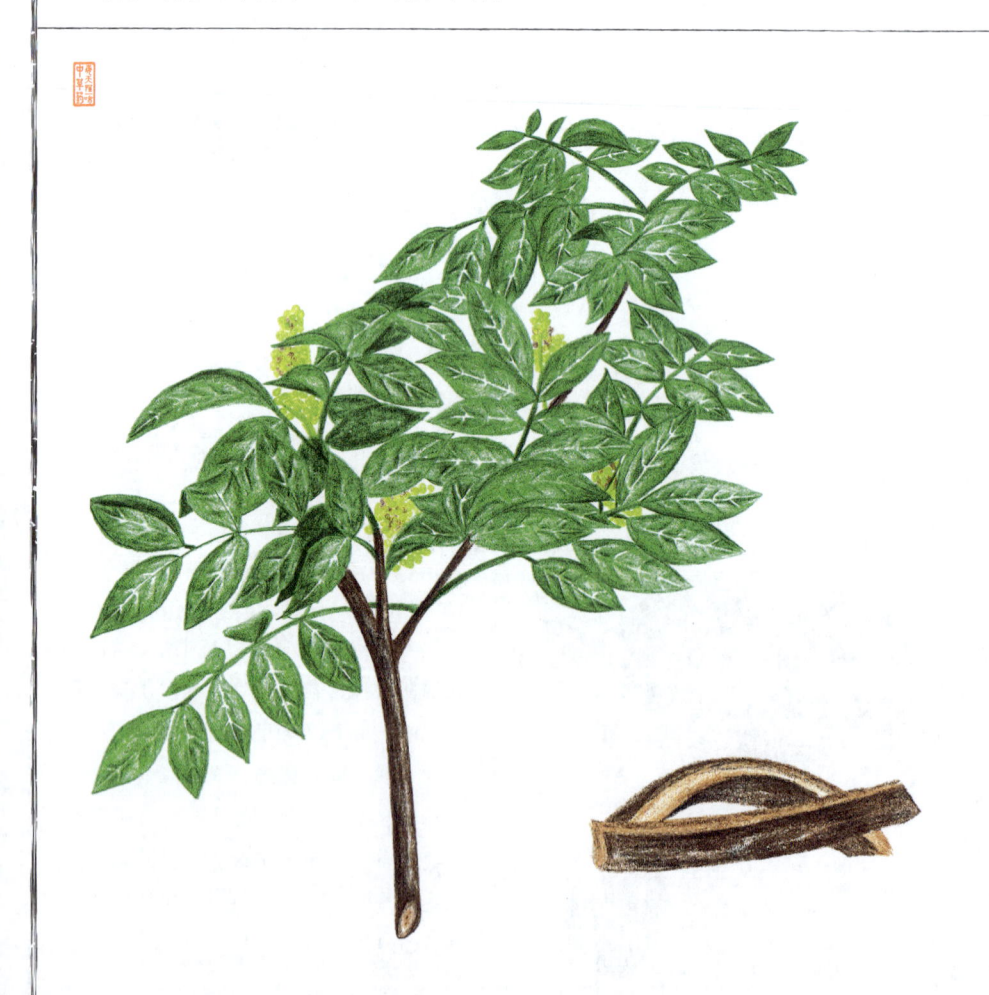

三月 *March*

三月廿一日

鸡内金

鸡的干燥砂囊内壁

涩精止遗固肾气，健胃消食祛痞积。
性平味甘益引饮，通淋化石安膀胱。

注意	脾虚无积滞者慎用。
制作	杀鸡后，取出鸡肫，立即剥下内壁，洗净，干燥。
贮藏	置干燥处，防蛀。

　　鸡内金也叫鸡肫皮、鸡黄皮，是鸡的干燥砂囊内壁。鸡内金能健胃消食，涩精止遗，通淋化石，用于调理食积不消、呕吐泻痢、胆胀胁痛等。

　　痞积散、儿童清热导滞丸、化积散、小儿复方鸡内金散、尿路通片、胆石清片中都含有鸡内金的成分。

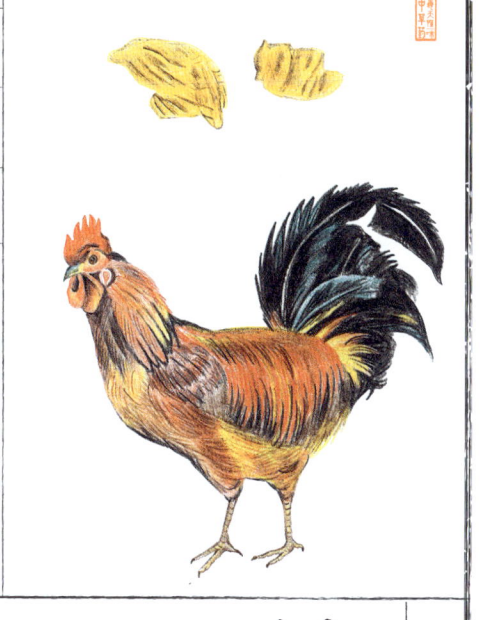

遇黄连和胃降逆，伍牛膝行气入血。
佐浮萍宣肺扬汗，配麻黄解表散寒。
入地金牛双面刺，活血化瘀跌扑息。
祛风通络除湿痹，解毒消肿归肝脾。

两面针

两面带刺的植物

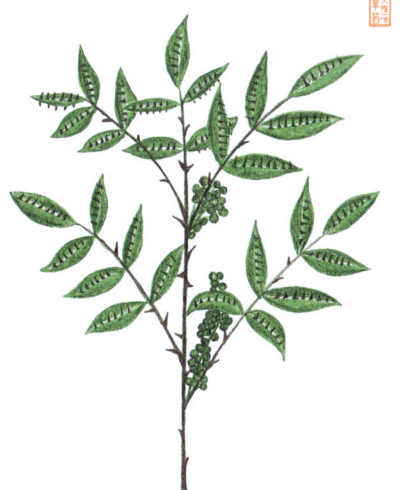

三月廿二日

注意	不能过量服用，忌与酸味食物同服。
制作	全年均可采挖，洗净，切片或段，晒干。
贮藏	置干燥处，防潮，防蛀。

　　两面针的两面中脉常有锐刺，因此得名，也叫入地金牛、红心刺刁根、红倒钩簕、两背针、双面针、双面刺等，一般以干燥根入药，它的茎、叶、果皮都可药用。

○ 每天懂一味中草药

● 三月廿三日

龙齿

牙齿化石

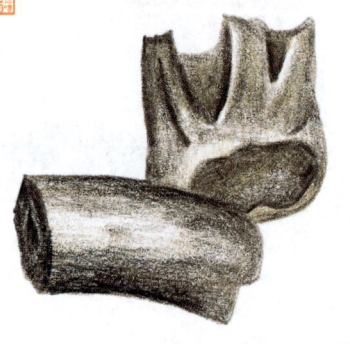

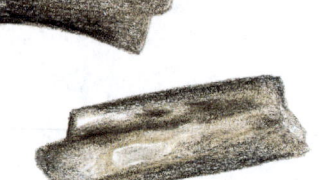

形似笔架重数两，光泽如瓷碎若石。
煅色翠翡苍龙齿，丛生贯众海马牙。
镇惊宁神安魂魄，味甘性凉归肝心。
抚癫止痫消怔忡，清热除愁解烦忧。

制作	挖出后，除去泥土，敲去牙床。
贮藏	置干燥处，密闭，防潮。

龙齿也叫青龙齿、白龙齿，是象类、犀类、三趾马等的牙齿化石。龙齿能镇惊安神，清热除烦，用于调理惊痫、癫狂、心悸怔忡、失眠多梦、身热心烦。《圣济总录》里的龙齿丸、龙齿汤，《小儿卫生总微论方》中的龙齿散等都是用龙齿来调理各种疾病的古方。

● 三月廿四日

龙骨

骨骼化石

阴不守阳现惊悸，乾难固坤淋溺频。
镇心安神白龙骨，五色神骼畏石膏。
益肾镇惊止阴疟，收湿生肌敛疮疡。
健脾涩肠缓泻痢，平肝潜阳固涩精。

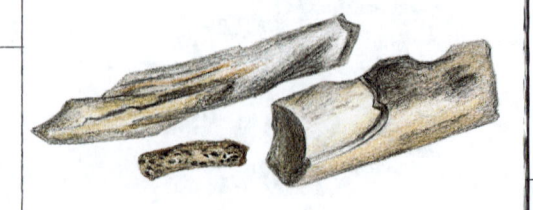

注意	有湿热、实邪者忌用。
制作	挖出后，除去泥土及杂质。
贮藏	置干燥处，密闭，防潮。

龙骨也叫陆虎遗生、那伽骨、生龙骨、煅龙骨等，是象类、犀类、三趾马、牛类、鹿类等的骨骼化石。龙骨能镇心安神，平肝潜阳，收敛固涩，用于调理心悸、怔忡、失眠、健忘等。

桔梗

铃铛花

三月廿五日

桔梗也叫包袱花、铃铛花，以干燥根入药。桔梗能宣肺，利咽，祛痰，排脓，用于调理咳嗽痰多、胸闷不畅、咽痛暗哑、肺痈吐脓。

苓桂咳喘宁胶囊、止嗽化痰颗粒（丸）、桔梗冬花片、痰咳净片（散）、喘咳宁片中都含有桔梗的成分。

桔梗和牛蒡子都有利咽的作用，但牛蒡子偏解表，善于疏散风热，还能解毒消肿，桔梗是化痰药，善于宣肺化痰。

寒热风痹寻桔梗，气血神和利五脏。
破血行气积聚散，祛痰利咽肺热消。

注意	呕吐、呛咳、眩晕、阴虚火旺、咯血等不宜用。
制作	春、秋季采挖，洗净，除去须根，趁鲜剥去外皮或不去外皮，干燥。
贮藏	置通风干燥处，防蛀。

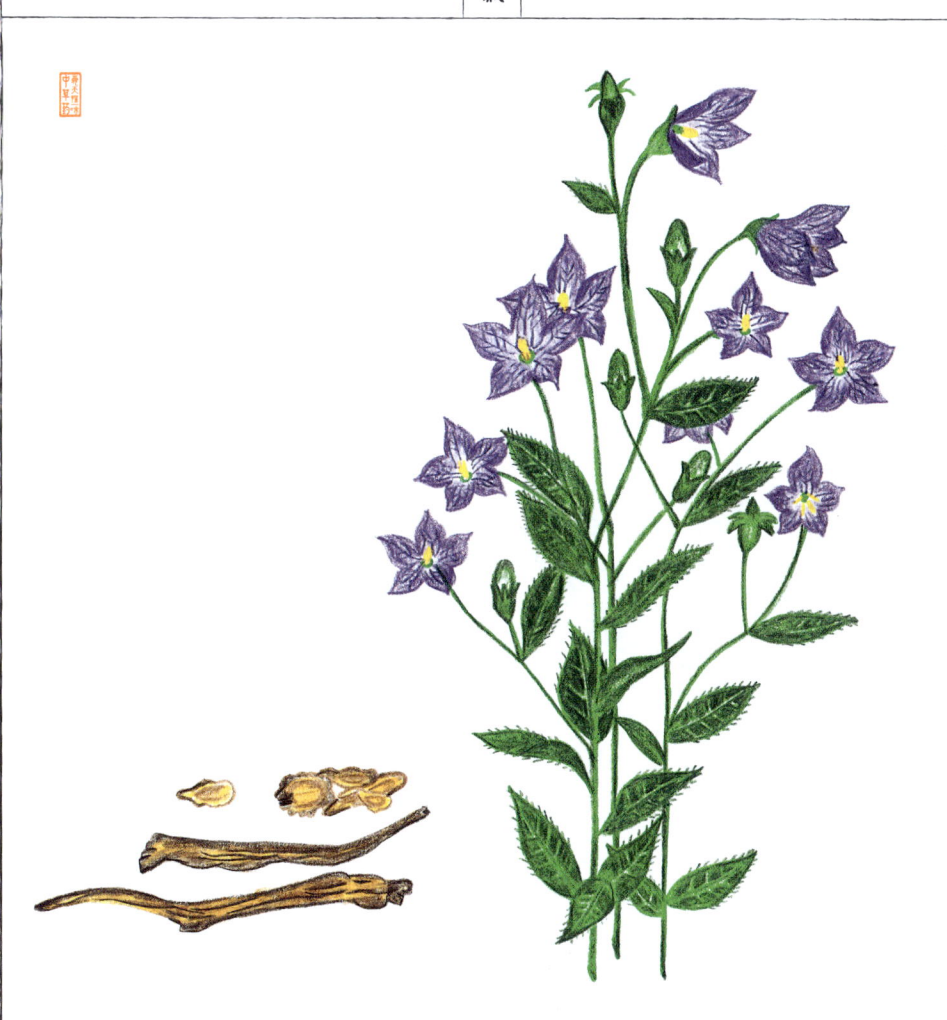

三月 March

芦根

三月廿六日

芦苇的根

生下湿地，茎叶似竹。
荻花芳曳，芦根日干。
滋阴生津除烦渴，止呕利尿消热淋。
味甘性寒泻实火，清透肺胃解愁忧。

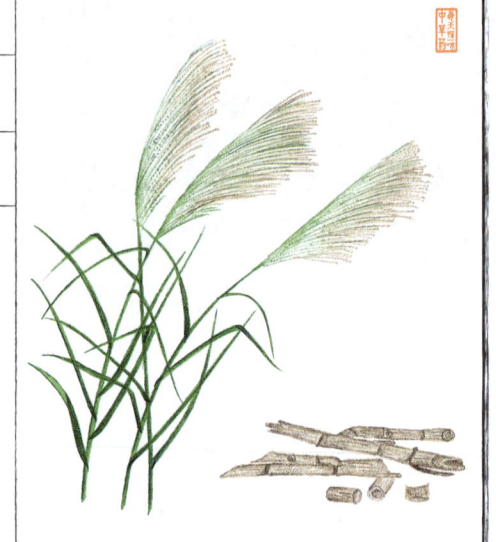

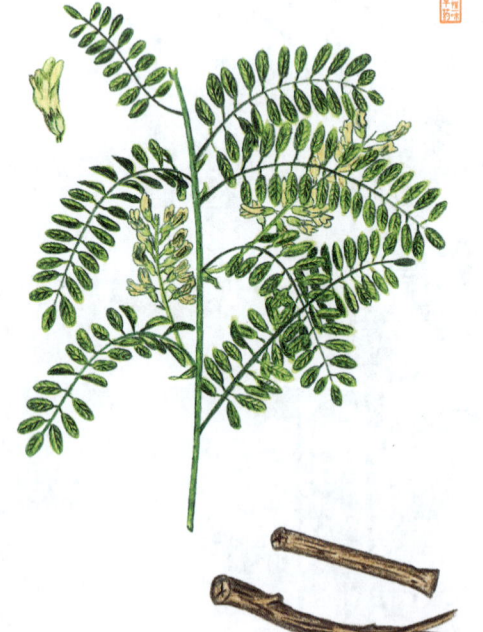

注意	脾胃虚寒者慎用。
制作	全年均可采挖，除去芽、须根及膜状叶，鲜用或晒干。
贮藏	干芦根置干燥处，鲜芦根埋于湿沙中。

芦根也叫芦茅根、苇根、芦头、芦柴根，是芦苇的根。芦根能清热泻火，生津止渴，除烦，止呕，利尿，用于调理热病烦渴、肺热咳嗽、肺痈吐脓、胃热呕哕、热淋涩痛。银翘伤风胶囊、清暑解毒颗粒、良园枇杷叶膏中都含有芦根的成分。

黄芪

三月廿七日

补气固表第一药

益气升阳卫固表，气薄味厚性温平。
生肌补血缓虚劳，利水消肿托痈疮。

制作	春、秋季采挖，除去须根和根头，晒干。
贮藏	置通风干燥处，防潮，防蛀。

黄芪也叫绵芪、绵黄芪，是蒙古黄芪或膜荚黄芪的干燥根。黄芪能补气升阳，固表止汗，利水消肿，生津养血，行滞通痹，托毒排脓，敛疮生肌，用于调理气虚乏力、食少便溏、中气下陷、久泻脱肛等。

注意	妇女哺乳期禁服，孕妇、无积滞者慎用。
制作	取净大麦，用清水浸泡3~4小时，捞出，置能排水的容器内，盖好，每日2~3次，保持湿润，至芽长至5毫米时，取出，晒干或低温干燥。
贮藏	置通风干燥处，防潮，防蛀。

麦芽

回乳的麦芽

咸行导滞上焦血，营养和卫益畅达。
化湿运土腐水谷，消痰破癥入太阴。
行气消食清积滞，健脾开胃理中堂。
回乳消胀解肝郁，扶土涵木补脏虚。

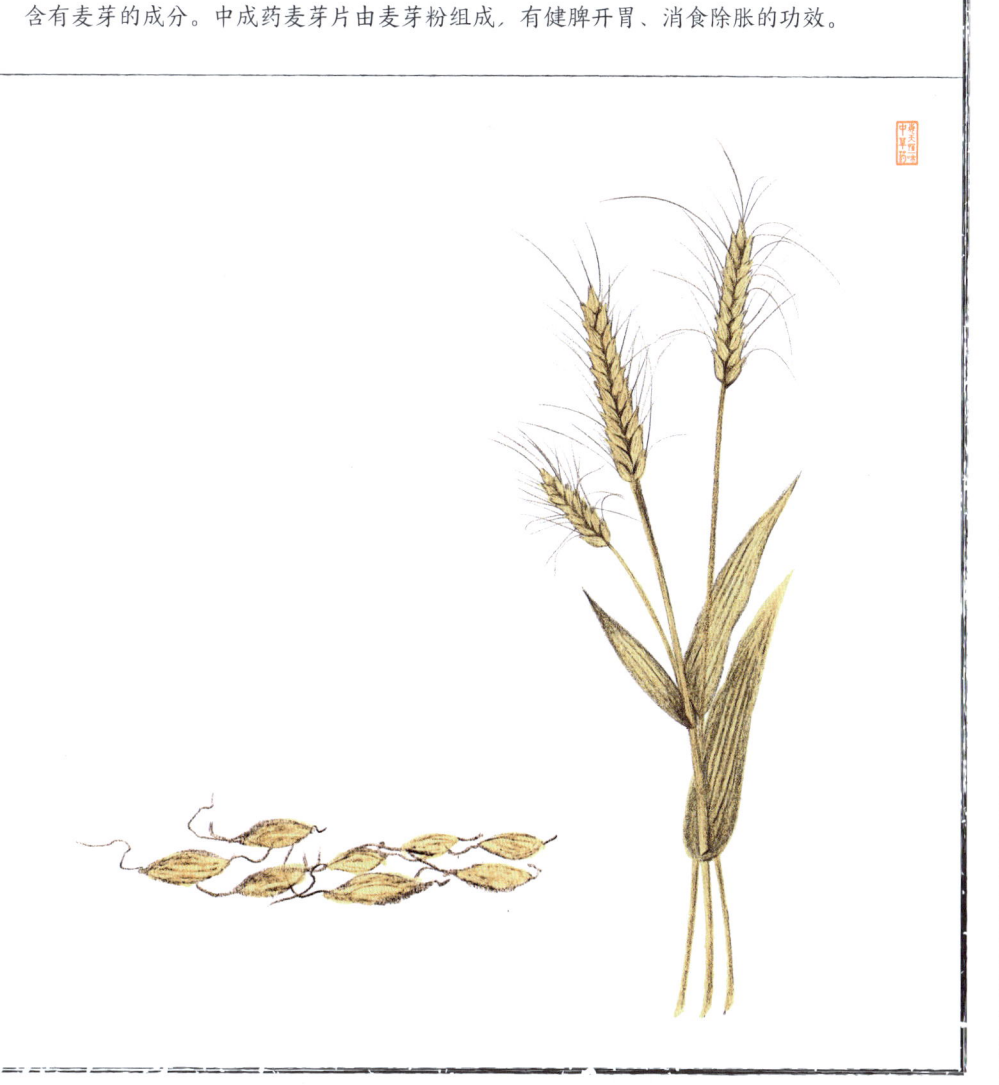

三月廿八日

麦芽也叫大麦芽、大麦蘖（niè）、麦蘖，是大麦的发芽颖果。麦芽能消食化积，回乳，用于调理食积、腹满泄泻、恶心呕吐、食欲不振、乳汁郁积、乳房胀痛。

　　健脾丸（糖浆、颗粒）、健胃消食片、小儿化滞散、胃复宁胶囊、健脾增力丸中都含有麦芽的成分。中成药麦芽片由麦芽粉组成，有健脾开胃、消食除胀的功效。

○ 每天懂一味中草药

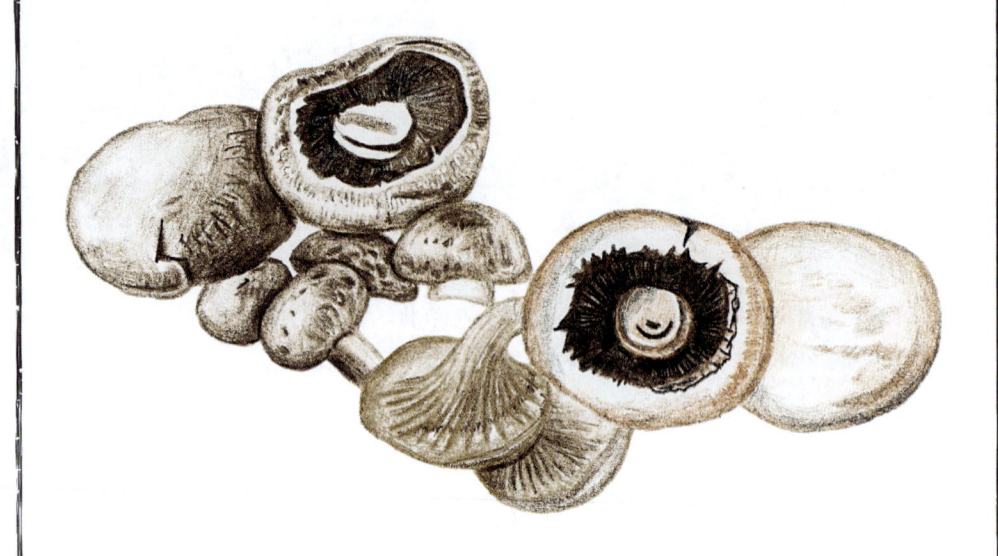

	蘑菇	注意	气滞者慎用。
三月廿九日		制作	蘑菇在现蕾后5~7天采收，天气较凉时可在8~10天采收。以子实体菌膜尚未破裂时采收质量最佳。
	谨防毒蘑菇	贮藏	置干燥处。

状如玉簪嵌珠盘，培土楮木伺米汁。
色白柔嫩内梁弱，待菌轮生采洋蕈。
润肺化痰祛咳喘，健脾开胃止纳呆。
味甘性平神仙子，清肝明目益精神。

　　蘑菇也叫双孢蘑菇、洋蘑菇、洋蕈（xùn）、洋菌、洋草、西洋草菇，能健脾开胃，平肝提神，用于调理饮食不消、纳呆、乳汁不足、高血压病、神倦欲眠。

　　蘑菇清洗比较困难，它的植株比较低，果实细嫩，很容易受到微生物的侵袭，在种植过程中，经常要使用农药，所以不能简单用水冲冲，而是要用自来水不断冲洗。

　　大部分蘑菇可以作为食品和药品，但毒蘑菇会对人造成危害，要注意鉴别。

三月三十日	# 牡蛎	制作	全年均可捕捞,去肉,洗净,晒干。
	胃痛片的原料之一	贮藏	置干燥处。

生消肿,煅固涩。强骨节,治温疟。
敛阴潜阳断惊痫,益元收隐藏肾精。软坚散结祛瘰疬,通淋化浊除痞积。

　　牡蛎也叫左牡蛎、海蛎子壳、左壳,能重镇安神,潜阳补阴,软坚散结,用于调理惊悸失眠、眩晕耳鸣、瘰疬痰核、癥瘕痞块。煅牡蛎收敛固涩,制酸止痛,用于调理自汗盗汗、崩漏带下、胃痛吞酸。

　　牡蛎中的牡蛎多糖具有抗血脂、抗血栓、抗凝血的作用,牛磺酸有降压、抗心律失常等作用,对患心脑血管疾病的人非常有好处。泻肝安神丸、金锁固精丸、龙牡壮骨颗粒、胃痛片中都含有牡蛎的成分。

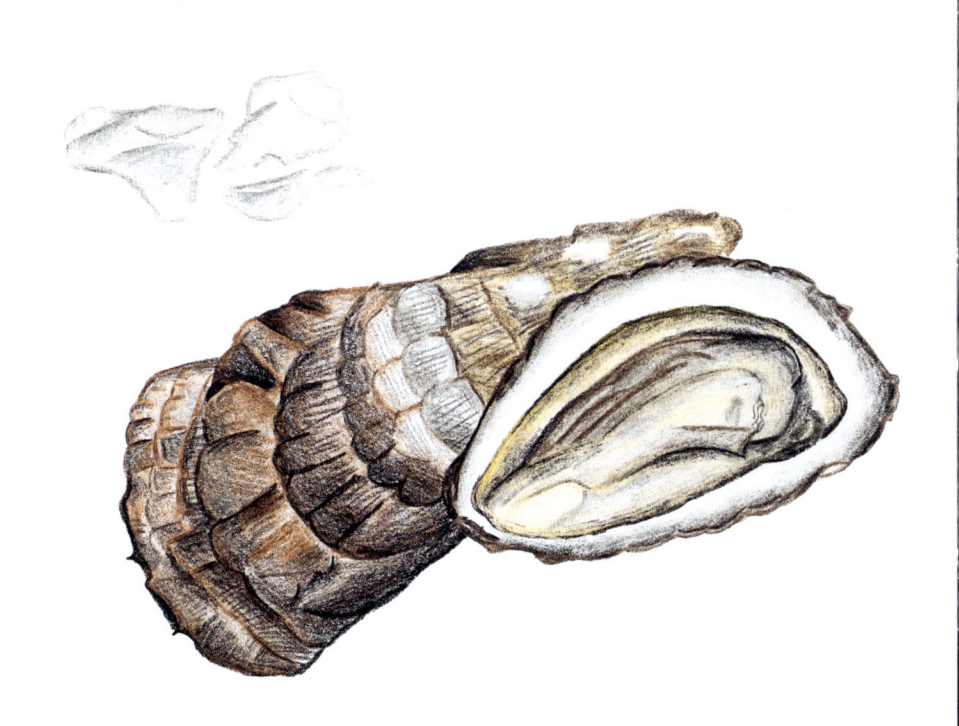

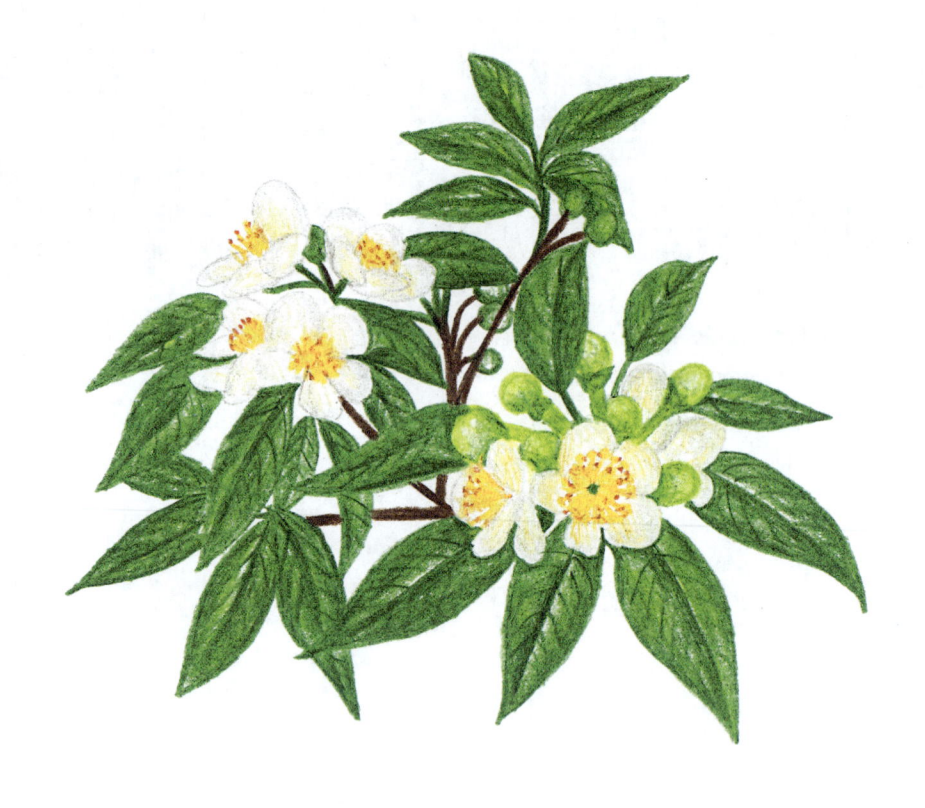

三月卅一日	木荷 制作纱锭、纱管的上等材料	制作	全年可采。
		贮藏	置通风干燥处。

草质翠叶大乔林，横柴何树木荷香。山茶根衣向阳地，路遇崎岖杂林间。
味辛性温入脾胃，攻积消肿解疔疮。内服无益因大毒，外用捣敷邪气息。

木荷也叫木艾树、何树，以根皮入药。木荷能攻毒，消肿，用于调理疔疮、无名肿毒。木荷是一种优良的绿化植物，它的树干很直，材质坚韧、耐用，而且耐火、抗火，是纺织工业中制作纱锭、纱管的上等材料。

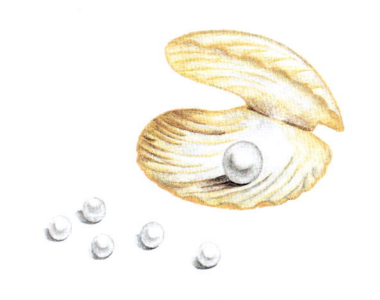

April

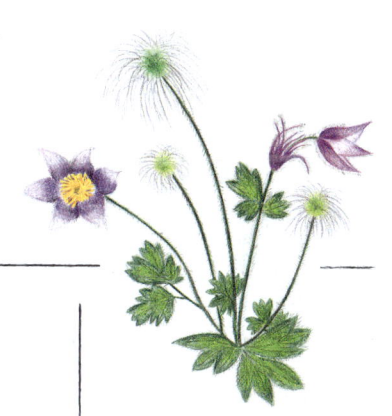

四月五日前后
交清明节气

四月二十日前后
交谷雨节气

四月

春分 / 清明 / 谷雨

本篇精选30味在四月采收的中药材。
这段时间外出踏青，
可以呼出身体里的浊气，吸收天地阳气。
此时采收的野菜，大多有消炎抗菌的作用。

丁香

四月一日

常见的园林观赏花木

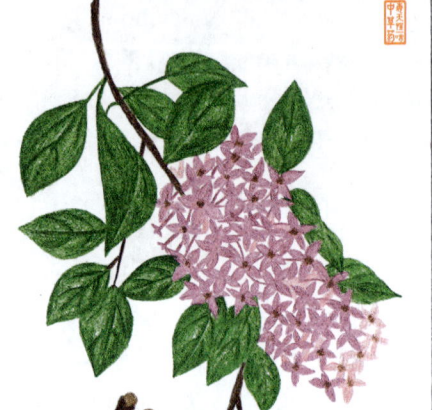

秀丽隽永清风子，芳醇淡雅玉丁香。
情韵幽曼寄思念，云蒸霞蔚紫霞烟。
辟恶去邪消痃癖，开窍舒郁解烦忧。
温中降逆健脾胃，补肾助阳壮腰膝。

注意	不宜与郁金同用。
制作	当花蕾由绿色转红色时采摘，晒干。
贮藏	置阴凉干燥处。

　　丁香也叫丁子香、支解香，以干燥花蕾入药。丁香能温中降逆，补肾助阳，用于调理脾胃虚寒、呃逆呕吐、食少吐泻、心腹冷痛、肾虚阳痿。丁蔻理中丸、六应丸、痧药、泻定胶囊中都含有丁香的成分。

白薇

四月二日

小儿感冒颗粒的主要成分

注意	大量久服，容易损伤脾胃。
制作	春、秋采挖，洗净，干燥。
贮藏	置通风干燥处。

根似牛膝细长尺，色黄微白香袭人。
直立山烟苦胆草，羊角细辛白马薇。
利尿通道解淋溺，清热凉血驱温邪。
味苦性寒祛肿毒，滋阴益肾消骨蒸。

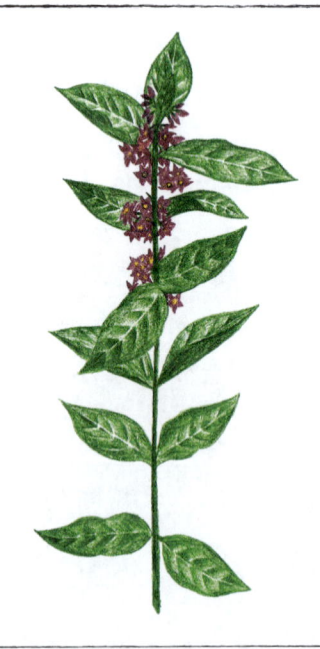

　　白薇也叫白龙须、白马薇、白马尾、白幕、半拉瓢，以干燥根和根茎入药。白薇能清热凉血，利尿通淋，解毒疗疮，用于调理阴虚发热、骨蒸劳热、产后血虚发热、热淋、血淋、痈疽肿毒。小儿感冒颗粒、小儿退热口服液中就用到了白薇。

每天懂一味中草药

四月 April

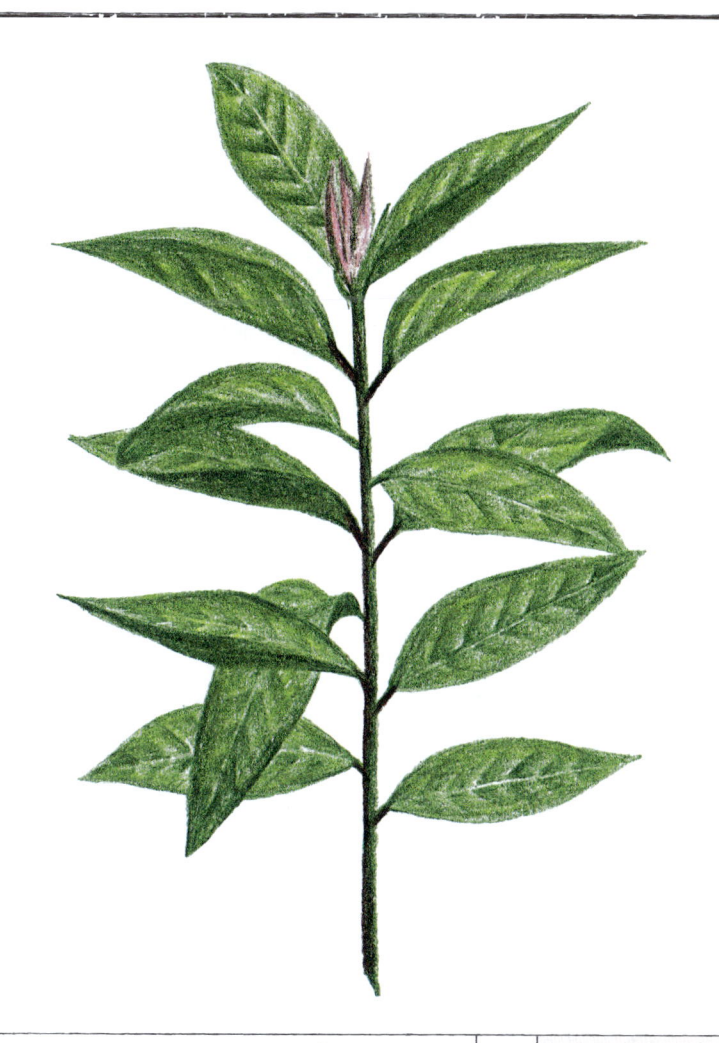

苦丁茶

历史悠久的皋卢茶

四月三日

青青翠叶点点新，
片片嫩芽寸寸金。
皋卢苦丁长寿饮，
舒心回甘益身茗。
生津止渴除烦闷，
疏风清热散表邪。
甘润消暑健脾胃，
明目益智醒心神。

制作	在清明前后摘取嫩叶，头轮多采，次轮少采；长梢多采，短梢少采。叶采摘后，放在竹筛上通风，晾干或晒干。
贮藏	置通风干燥处。

  苦丁茶也叫茶丁、富丁茶、皋卢茶，为枸骨、大叶冬青或苦丁茶冬青的嫩叶，其中含有多酚类、黄酮类、蛋白质等200多种营养成分，是纯天然的保健饮料。
  苦丁茶能疏风清热，明目生津，用于调理风热头痛、齿痛、目赤、痢疾等。古书上称苦丁茶为"皋卢茶"，是中国最早栽培的茶叶之一，距今有2 000多年的饮用历史。

茜草

四月四日

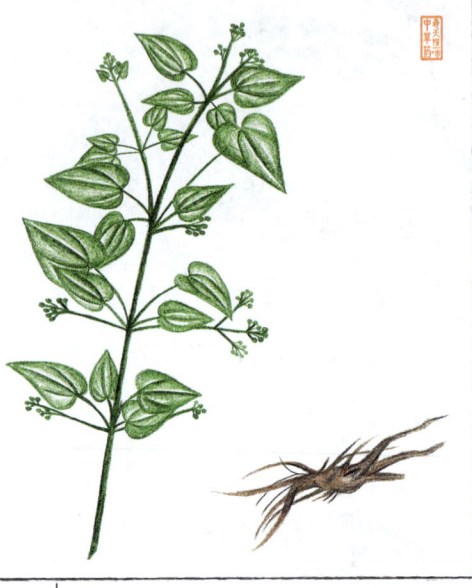

凉血止血的拉拉秧

染绯草枝若枣叶，纤纤对生于节间。
根紫蔓延草本上，竹春得根入药中。
化瘀通络除痹痛，凉血止衄缓闭崩。
性寒行滞防跌打，味苦通肝祛疮痛。

注意	脾胃虚寒、阴虚火旺、精衰血少者忌用。
制作	春、秋季采挖，除去泥沙，干燥。
贮藏	置干燥处。

　　茜草也叫锯锯藤、拉拉秧、活血草、红茜草、四轮车、挂拉豆、红线草、小血藤、血见愁，以干燥根和根茎入药。茜草能凉血，祛瘀，止血，通经，用于调理外伤出血、瘀阻经闭、关节痹痛、跌扑肿痛等。

苍术

四月五日

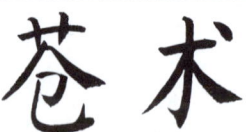

清新空气的中药

注意	阴虚内热、气虚多汗者忌用。忌桃、李、雀肉、菘菜、青鱼。
制作	春、秋季采挖，除去泥沙，晒干，撞去须根。
贮藏	置阴凉干燥处。

祛风散寒解表证，强筋健骨缓虚伤。
发汗逐水升胃阳，燥湿健脾益中汤。

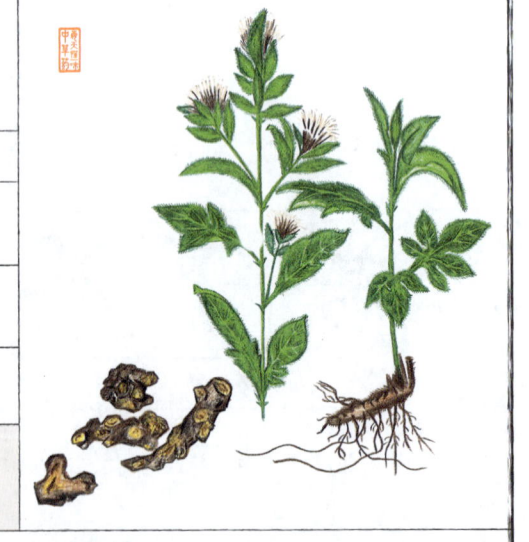

　　苍术也叫赤术、青术、仙术，能燥湿健脾，祛风散寒，明目，用于调理湿阻中焦、脘腹胀满、泄泻、水肿、风寒感冒等。舒肝平胃丸、香砂平胃丸、御制平安丸中都含有苍术的成分。

　　苍术燃烧产生的烟可以散发出阵阵清香，杀灭空气中的多种病毒、细菌、真菌等，还可以驱赶蚊虫，令人神清气爽。

○ 每天懂一味中草药

72

黄芩

清热燥湿的山茶根

四月 April

四月六日

清上焦之火利痰，
凉下焦之热止痢。
清肺燥湿除烦渴，
泻火解毒消痈疮。

制作	春、秋季采挖，除去须根和泥沙，晒后撞去粗皮，晒干。
贮藏	置通风干燥处，防潮。

　　黄芩也叫山茶根、黄芩茶、土金茶根，以干燥根入药。黄芩能清热燥湿，泻火解毒，止血，安胎，用于调理湿温、暑湿、胸闷呕恶、泻痢、黄疸、肺热咳嗽、高热烦渴等。甘露消毒丸、清肺抑火丸、清咽利膈丸、复方黄芩片、芩连片中都含有黄芩的成分。

　　黄芩凉血安胎，可以治疗孕妇的胎动不安，常与白术、竹茹等配合应用，能起到保胎的作用。

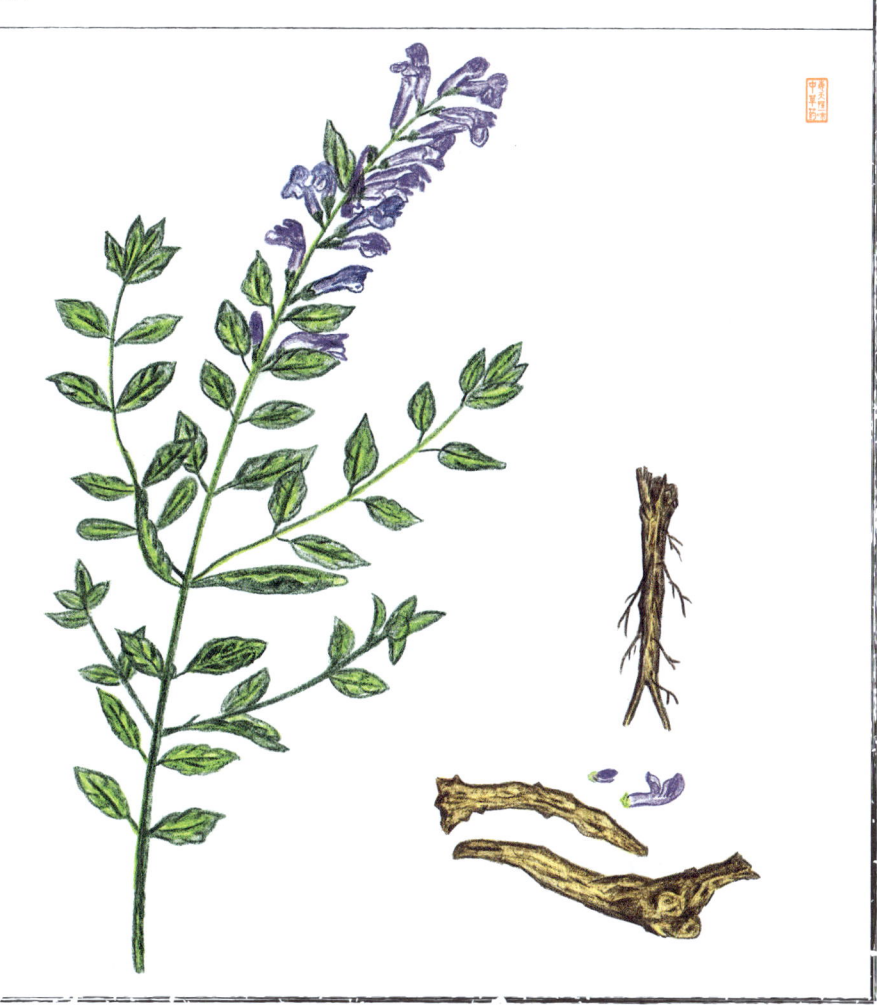

○ 每天懂一味中草药

糯 米

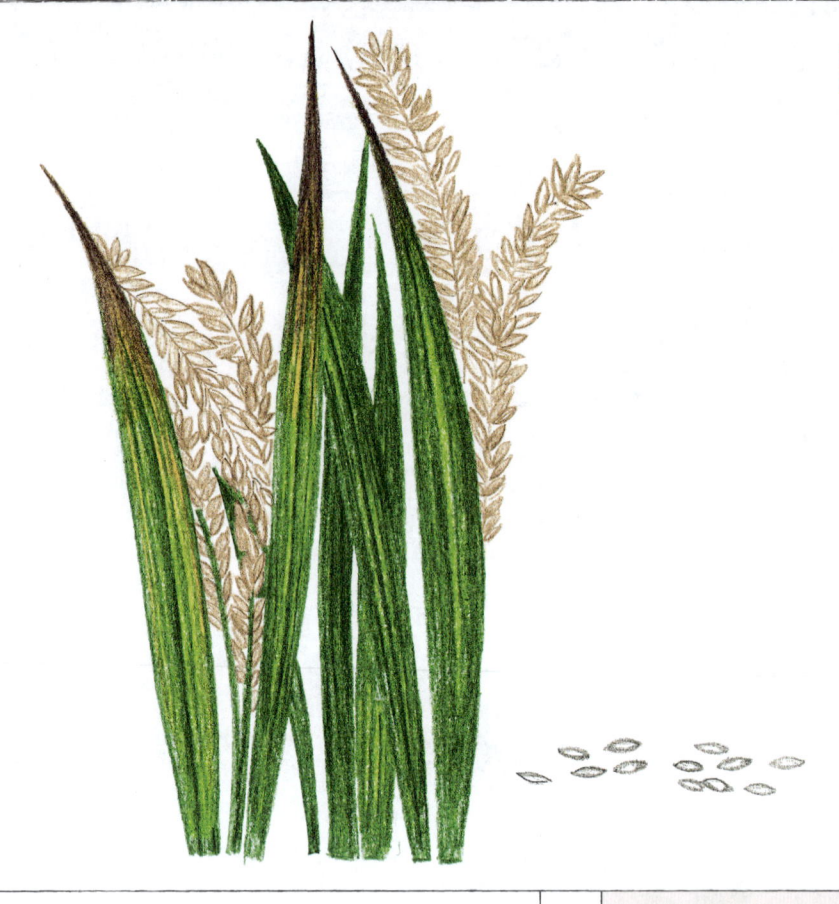

四月七日

补中益气的江米

注意	湿热痰火及脾滞者禁服，小儿不宜多食。
制作	用机器除去稻壳，取其种仁。
贮藏	置干燥处。

一年草本糯稻米，
颖果蜡白粒满仓。
元才性温酿酒热，
熬饧尤甚运化伤。
补中益气健脾胃，
止泻固脱缩尿淋。
味甘性温入脾胃，
敛汗解毒固安康。

  糯米也叫江米，是糯稻的去壳种仁。糯米营养丰富，能补中益气、健脾止泻、缩尿、敛汗、解毒，用于调理脾胃虚寒、泄泻、消渴尿多、自汗、痘疮、痔疮。
  糯米是做各种黏性小吃，如八宝粥、粽子的主要原料，也是酿造醪糟的好材料。糯米分为长糯米和圆糯米，长糯米生长在南方，一年收两季或三季，吃起来黏性强，而圆糯米生长在北方，一年收一季，吃起来口感甜腻，适合做汤圆、米饭。

四月
April

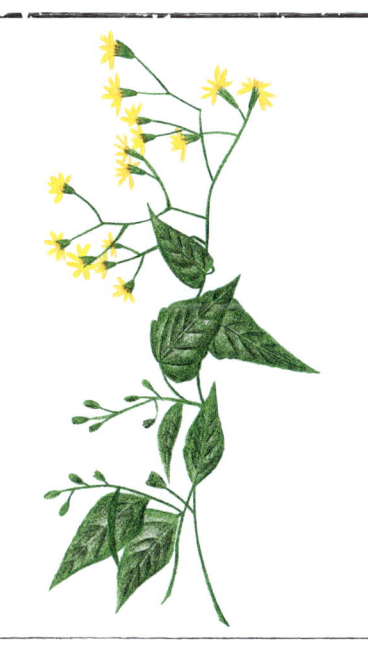

千里光

四月八日

清热解毒的一扫光

注意	中寒泄泻者勿服。
制作	全年均可采收,除去杂质,阴干。
贮藏	置通风干燥处。

蔓性草木九里明,黄花枝条粗糠花。
攀援曲折软藤木,遇于路旁旷野中。
除热解毒止疟瘴,凉血消肿化疮疖。
清肝明目退目赤,去腐生肌祛痔疔。

千里光也叫千里及、九里明、九领光、一扫光,能清热解毒,明目、利湿,用于调理痈肿疮毒、感冒发热、目赤肿痛等。清热散结片、感冒消炎片、千柏鼻炎片、消炎灵片、千紫红颗粒(冲剂)、三七化痔丸中都含有千里光的成分。

甘松

四月九日

理气止痛的香料

注意	气虚血热者忌服。
制作	春、秋季采收,以8—9月采者为佳。采挖后去净泥沙,不可用水洗,以免损失香气。除去残茎及细根,晒干或阴干。
贮藏	置通风干燥处。

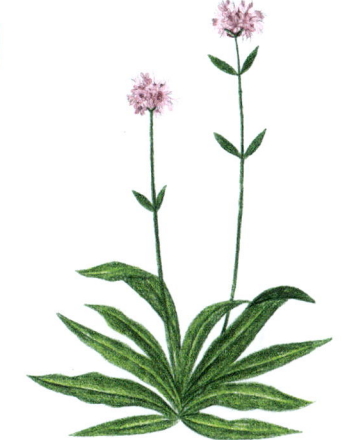

多年方本根茎短,纤弱细草功效长。匙叶甘松奇异香,味甘性温健中堂。
伴道山奈缓辛散,解郁醒脾舒心神。理气止痛除脘满,至和善美调阳汤。

甘松也叫甘松香、香松、甘香松,以根和根茎入药。甘松能理气止痛,醒脾健胃,用于调理脘腹胀痛、不思饮食、牙痛、脚气。牛黄降压丸(胶囊)、癫痫宁片、稳心颗粒中都含有甘松的成分。

珍 珠

安神定惊的蚌珠

四月十日

注意	孕妇慎用。
制作	自动物体内取出,洗净,干燥。
贮藏	密闭。

素珠璎珞轻摇曳,
雪玉宝璐粹无瑕。
镇心安神解怔忡,
养阴息风止癫痫。
清热坠痰消烦渴,
味咸性寒入厥阴。
去翳明目除疾障,
解毒生肌止疮疡。

○ 每天懂一味中草药

　　珍珠也叫真朱、真珠、蚌珠,能安神定惊,明目消翳,解毒生肌,润肤祛斑,用于调理惊悸失眠、目赤翳障、疮疡不敛、皮肤色斑。

　　珍珠散、牛黄降压胶囊中都含有珍珠的成分。另外,中药方中还有珍珠丸、珠珀惊风散等。珍珠还因其瑰丽色彩和高雅气质而深受女性喜爱。

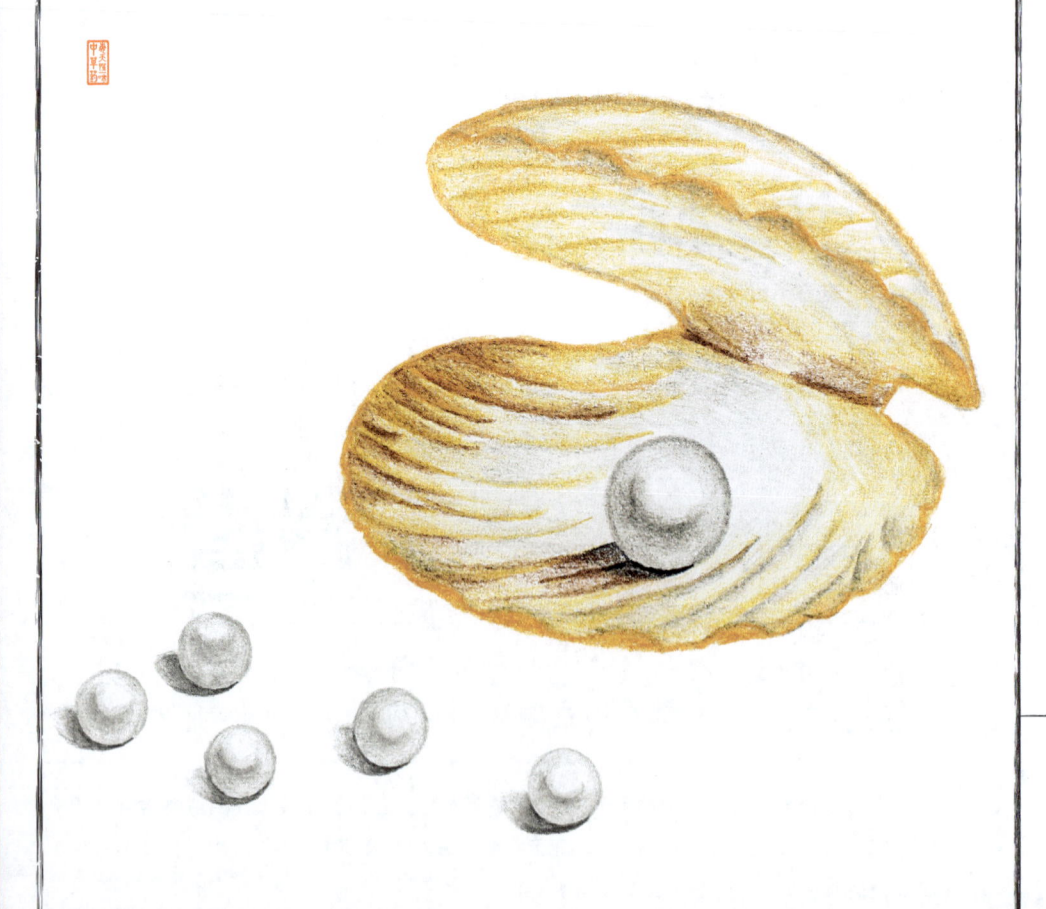

四月 April

鳝鱼

四月十一日

长得像蛇的鱼

注意	虚热及外感病患者慎用。
制作	多鲜用或加工成鱼干、罐头等。
贮藏	置干燥处。

鳝鱼也叫黄鳝，是一种鱼，长得像蛇。鳝鱼能益气血，补肝肾，强筋骨，祛风湿，用于调理虚劳、疳积、阳痿、腰痛、腰膝酸软、风寒湿痹、产后淋漓、久痢脓血、痔瘘、臁疮。

鳝鱼肉嫩味鲜，富含的DHA和卵磷脂是脑细胞不可缺少的营养，所以有补脑健身的功效。它还能降低血糖，是糖尿病患者的理想食品。

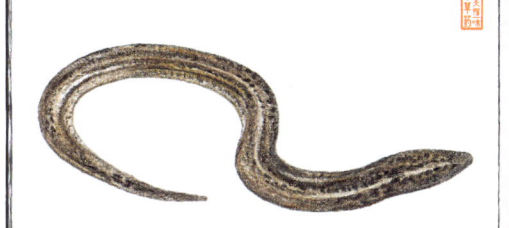

弓身护卵舐子情，小暑鳝鱼似人参。
偎慵堕懒身肥腴，堤岸石隙隐穴中。
益气养血补肝肾，强筋健骨化风湿。
固精填髓缓虚劳，健腰壮膝祛疳积。

神曲

四月十二日

健脾和胃的六曲

注意	脾阴不足、胃火盛者及孕妇慎用。
贮藏	置通风干燥处，防蛀。

神曲也叫六神曲、六曲，是辣蓼、青蒿、杏仁等药加入面粉或麸皮混合后，经发酵制成的曲剂。神曲能消食化积，健脾和胃，用于调理饮食停滞、消化不良、脘腹胀满、食欲不振、呕吐泻痢。

青蒿苍耳鲜辣蓼，赤豆杏仁面麦麸。稻草麻袋盖覆上，酵化为方遇金丝。
祛滞调中益元土，健脾暖胃化宿食。破癥除瘕消停滞，解热化湿逐痰积。

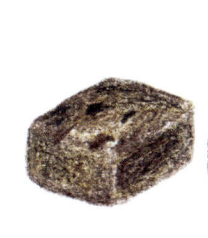

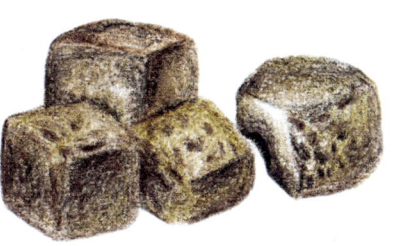

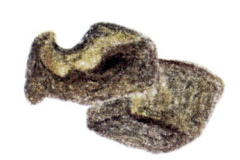

血竭

四月十三日

化瘀止血的麒麟血

秋实蒸煮渗琼脂，凝炼斋粉麒麟竭。
木得脂液孕繁盛，人融膏血养肝脾。
敛疮生肌合久溃，化瘀散滞通痹伤。
活血定痛悦情志，甘咸性平入厥阴。

注意	无瘀血者慎用。
制作	麒麟竭果实渗出的树脂经加工制成。
贮藏	置阴凉干燥处。

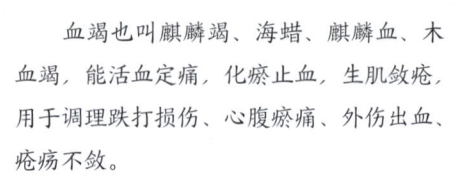

血竭也叫麒麟竭、海蜡、麒麟血、木血竭，能活血定痛，化瘀止血，生肌敛疮，用于调理跌打损伤、心腹瘀痛、外伤出血、疮疡不敛。

血竭和没药都有活血散瘀、止痛的功效，血竭外用重在止血敛疮生肌，没药外用重在活血消肿生肌。

荠菜

四月十四日

上巳菜

注意	有实火、邪热者忌用。
制作	3—5月采收，晒干。
贮藏	置通风干燥处。

利水消肿胀，和中健胃脾。
凉肝除烦躁，明目亮瞳睛。
浓煎祛麻疹，消食化积滞。
宽肠缓痢疾，止衄克血崩。

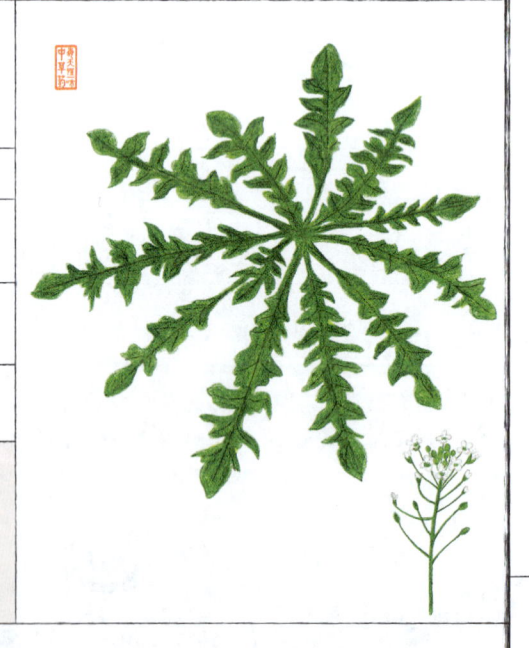

荠菜也叫枕头草、粽子菜、三角草、荠荠菜、菱角菜、地菜、上巳菜。荠菜能凉肝止血，平肝明目，清热利湿，用于调理吐血、衄血、咯血、尿血、崩漏、目赤疼痛、眼底出血、高血压病、赤白痢疾、肾炎水肿、乳糜尿。

○ 每天懂一味中草药

四月 April

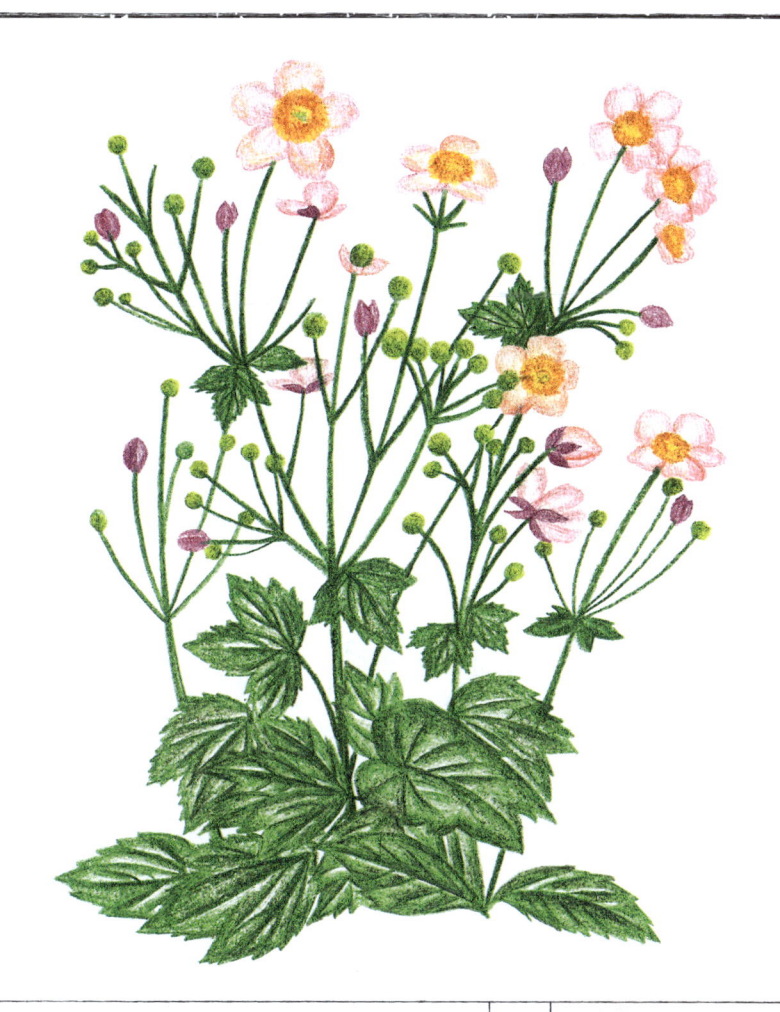

野棉花

清热利湿的满天星

四月十五日

秋叶枯风万红尽,
桀骜沐雨迎朝霞。
雪绒仙子曼舞影,
温绵柔婉伴繁星。
味苦性寒清湿热,
解毒驱虫缓痢疾。
理气散瘀祛黄疸,
消肿安邪化痈疽。

注意	内服宜慎。
制作	全年均可采根,切片,晒干。
贮藏	置干燥处,防蛀。

野棉花也叫满天星、野牡丹、接骨莲、铁蒿、水棉花、土白头翁,以根入药。野棉花能清热、利湿、杀虫、散瘀,用于调理泄泻、痢疾、黄疸、疟疾、蛔虫病、蛲虫病、小儿疳积、脚气肿痛、风湿骨痛、跌打损伤、痈疽肿毒、蜈蚣咬伤。

紫堇

清热解毒的蝎子花

四月十六日

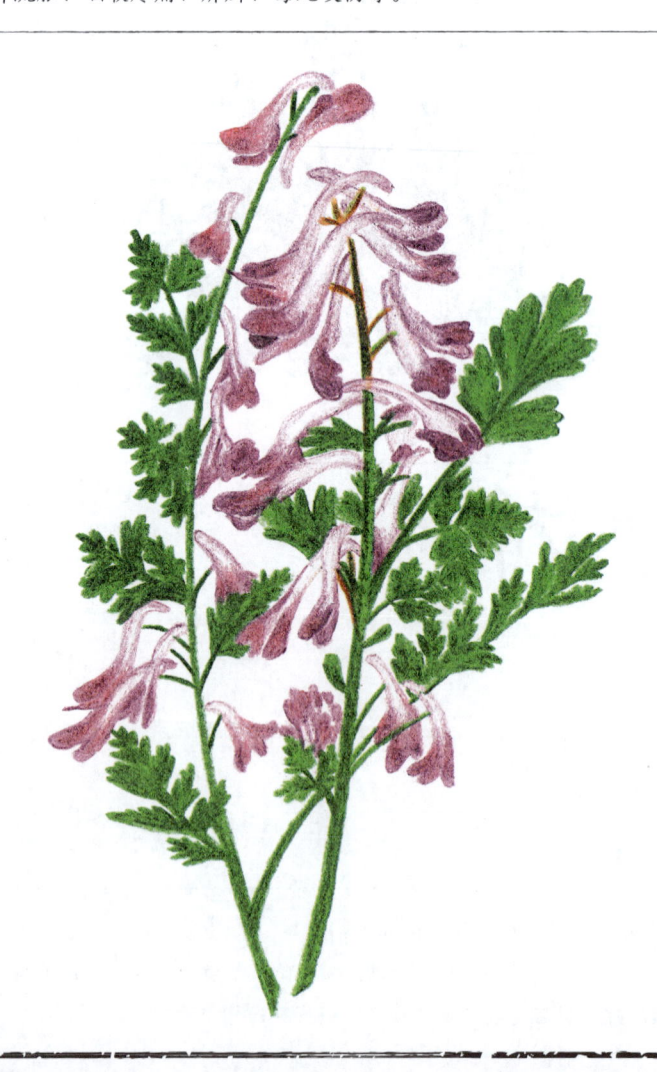

阴崖陂泽断肠草,
水滨石间蝎子花。
叶上黄斑味苦涩,
性凉有毒潜火金。
清热解毒化痈肿,
杀虫止痒理疮疡。
润肺止咳宁心志,
收敛藏精固元方。

注意	本品有毒,用量不宜过大
制作	4—5月采收全草,6—7月挖根,鲜用或晒干。
贮藏	置通风干燥处。

紫堇也叫断肠草、蝎子花,以根或全草入药,能清热解毒,杀虫止痒,用于调理疮疡肿毒、聤耳流脓、咽喉疼痛、疥癣、毒蛇咬伤等。

四月 April

十大功劳

常绿灌木根粗大，羽状复叶厚质革。
十大功劳刺黄柏，苦凉滋养入肝经。
止咳化痰缓肺痨，清热补虚消骨蒸。
健腰壮膝固元气，泻火退热祛痈疮。

泻火解毒的土黄柏

四月十七日

制作	全年均可采收，切块片，干燥。
贮藏	置干燥处。

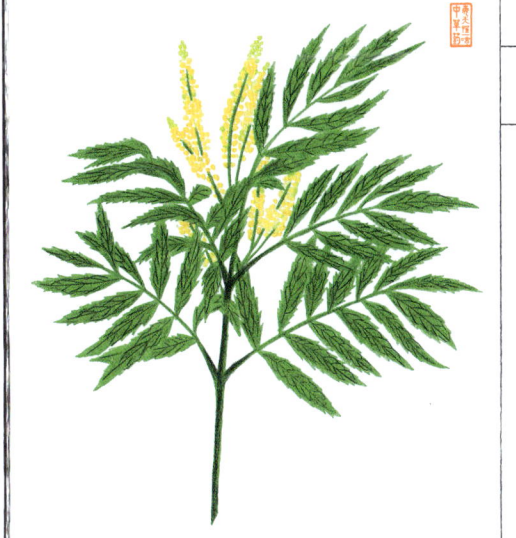

十大功劳也叫黄天竹、土黄柏、刺黄柏、木黄连，以干燥茎入药。十大功劳能清热燥湿，泻火解毒，用于调理湿热泻痢、黄疸尿赤、目赤肿痛、胃火牙痛、疮疖痈肿。十大功劳的叶形奇特，可以当作观赏盆栽，长期在室内养殖。

萱草根

四月十八日

凉血止血的地人参

注意	本品有毒，内服宜慎，不宜久服、过量，以免中毒。
制作	花前期挖根，晒干。
贮藏	置干燥处。

缤纷破晓旭日现，浮隐云夕月梢头。
丹棘鹿箭忘忧草，巧得根实地人参。
味甘性凉下水气，健脾养胃益中焦。
清热利尿通淋溺，凉血止衄化瘀积。

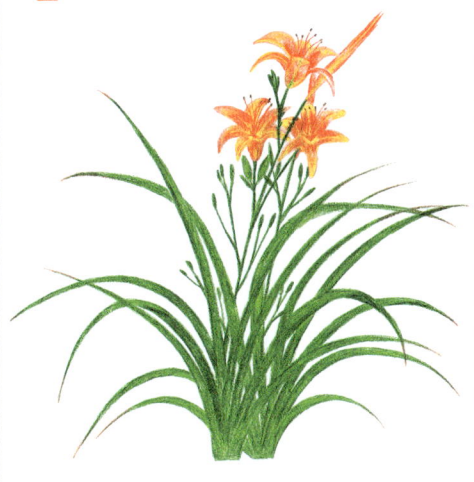

萱草根也叫漏芦果、漏芦根果、黄花菜根、地人参等，能清热利湿，凉血止血，解毒消肿，用于调理黄疸、水肿、淋浊、带下、衄血、便血、崩漏、瘰疬、乳痈、乳汁不通。

○ 每天懂一味中草药

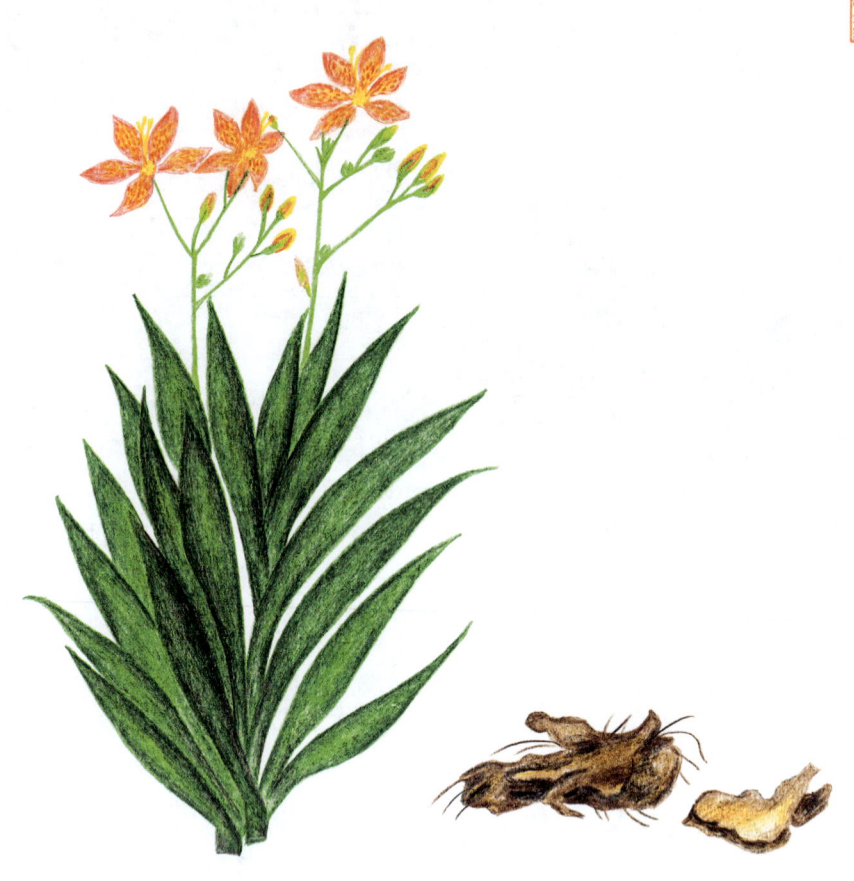

射 干

清热解毒的剪刀草

● 四月十九日

鲜取煎根腮腺善，
锉细轻煮喉痹消。
酒浸乌扇关节固，
捣汁二便一盏通。
止涎利咽消咳喘，
痰火郁结寻射干。
清热解毒剪刀草，
味苦性寒入肺金。

注意	脾虚便溏者及孕妇禁用。
制作	春初刚发芽或秋末茎叶枯萎时采挖，除去须根和泥沙，干燥。
贮藏	置干燥处。

　　射干也叫乌扇、扁竹、绞剪草、剪刀草、山蒲扇、野萱花、蝴蝶花，以干燥根茎入药。
　　射干能清热解毒，止涎利咽，用于调理热毒痰火郁结、咽喉肿痛、痰涎壅盛、咳嗽气喘。
　　清咽利膈丸、清咽润喉丸、小儿咽扁颗粒、射麻口服液就含有射干的成分。

旱芹

四月二十日

我国人民常用的蔬菜之一

春圃香芹郁满园，夏苑水英碧涧天。
温酒盐服除积滞，鲜草捣汁煎汤泉。
利水镇痛通淋溺，清热解毒消疮疡。
化湿止衄退黄疸，平肝息风止晕眩。

注意	肚腹有积滞，食之令人发病。
制作	4—7月采收，多为鲜用，我国南北各省区均有栽培。
贮藏	置干燥处。

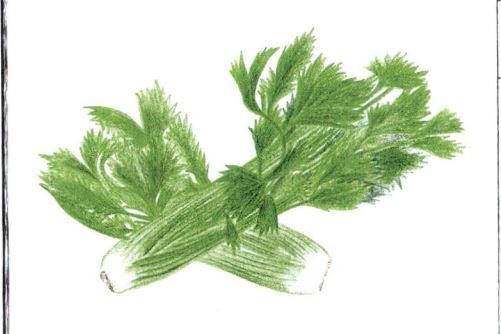

　　旱芹也叫芹菜、药芹、野芹，能清肺化痰，软坚散结，用于调理痰热咳嗽、瘿瘤、疮肿。旱芹是我国人民常用的蔬菜之一，可以炒食，做汤，做馅，还可以做蔬菜汁。它的果实还可以提取芳香油，用来调和香精。

地龙

四月廿一日

蚯蚓的干燥体

注意	脾胃虚弱者忌用。
制作	广地龙春季至秋季捕捉，沪地龙夏季捕捉，及时剖开腹部，除去内脏和泥沙，洗净，晒干或低温干燥。
贮藏	置通风干燥处，防霉、防蛀。

息风止痉祛高热，宣肺平喘养肺金。
温经活络利血脉，通淋解闭清下焦。

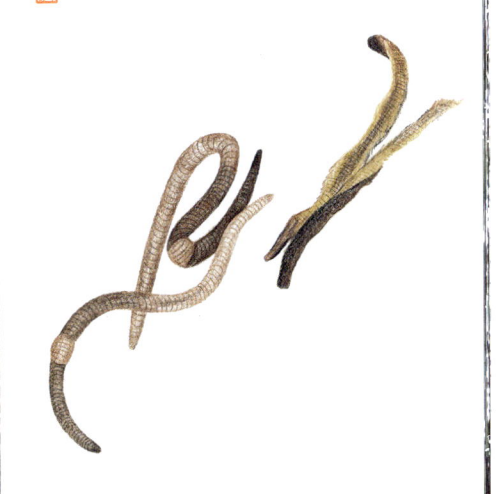

　　地龙也叫蚯蚓、曲蟮、坚蚕、引无、却行、寒欣、鸣砌、地虫，能清热定惊，通络，平喘，利尿，用于调理惊痫抽搐、关节痹痛、肢体麻木、肺热喘咳、水肿尿少等。清肺消炎丸、消栓口服液、复方蛇胆陈皮末中都含有地龙的成分。

蛇蜕

四月廿二日

祛风定惊的长虫皮

覆瓦质柔易破碎，净洁滑润色如银。
禀赋金水须气化，制风安痫择弓皮。
化瘀止痛疗跌打，咸干性平入胃肝。
退翳解毒祛肿邪，祛浮缓搐令惊歇。

注意	孕妇禁用。
制作	春末夏初或冬初收集，除去泥沙，干燥。
贮藏	置干燥处，防蛀。

蛇蜕也叫蛇皮、蛇退、长虫皮、龙衣、蛇壳，是黑眉锦蛇、锦蛇或乌梢蛇等蜕下的干燥表皮膜。蛇蜕能祛风，定惊，退翳，解毒，用于调理小儿惊风、抽搐痉挛、喉痹、疔肿、皮肤瘙痒。

白茅根

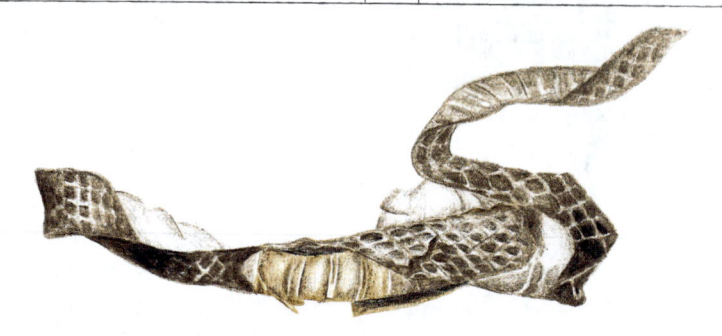

四月廿三日

肾炎片的原料

制作	春、秋季采挖，洗净，晒干，除去须根和膜质叶鞘，捆成小把。
贮藏	置干燥处。

茸茸白花降枝上，亭逍直立秆丛生。
布地如针丝茅草，夏缤生缕秋得营。
凉血止衄化淋溺，强筋滋阴入胃肝。
清热解毒消烦渴，补中益气缓羸虚。

白茅根也叫茅针、茅根、白茅，能凉血止血，清热利尿，用于调理热病烦渴、湿热黄疸、水肿尿少、热淋涩痛等。常见的中药方白茅根汤、白茅根散、如神汤等，西药肾炎片、肾宁散胶囊中都有白茅根的成分。

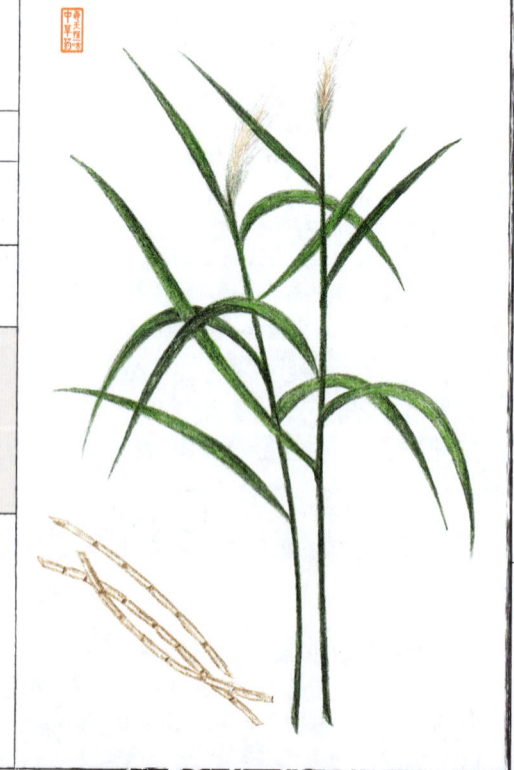

○ 每天懂一味中草药

白头翁

路边的观景植物

四月 April

四月廿四日

注意	虚寒泻痢忌服。
制作	春、秋季采挖,除去泥沙,干燥。
贮藏	置通风干燥处。

胡王使者生林源,清热解毒消疟因。
味苦性寒调脾胃,凉血止痢安大肠。

白头翁的干燥根入药为白头翁,也叫毛姑朵花、老婆子花、老公花,能清热解毒,凉血止痢,用于调理热毒血痢、阴痒带下。痢炎宁片、白蒲黄片、抗骨髓炎片中都含有白头翁的成分。

白头翁可以自然栽植,经常被种在花坛、道路两旁,或者用来点缀林间空地。

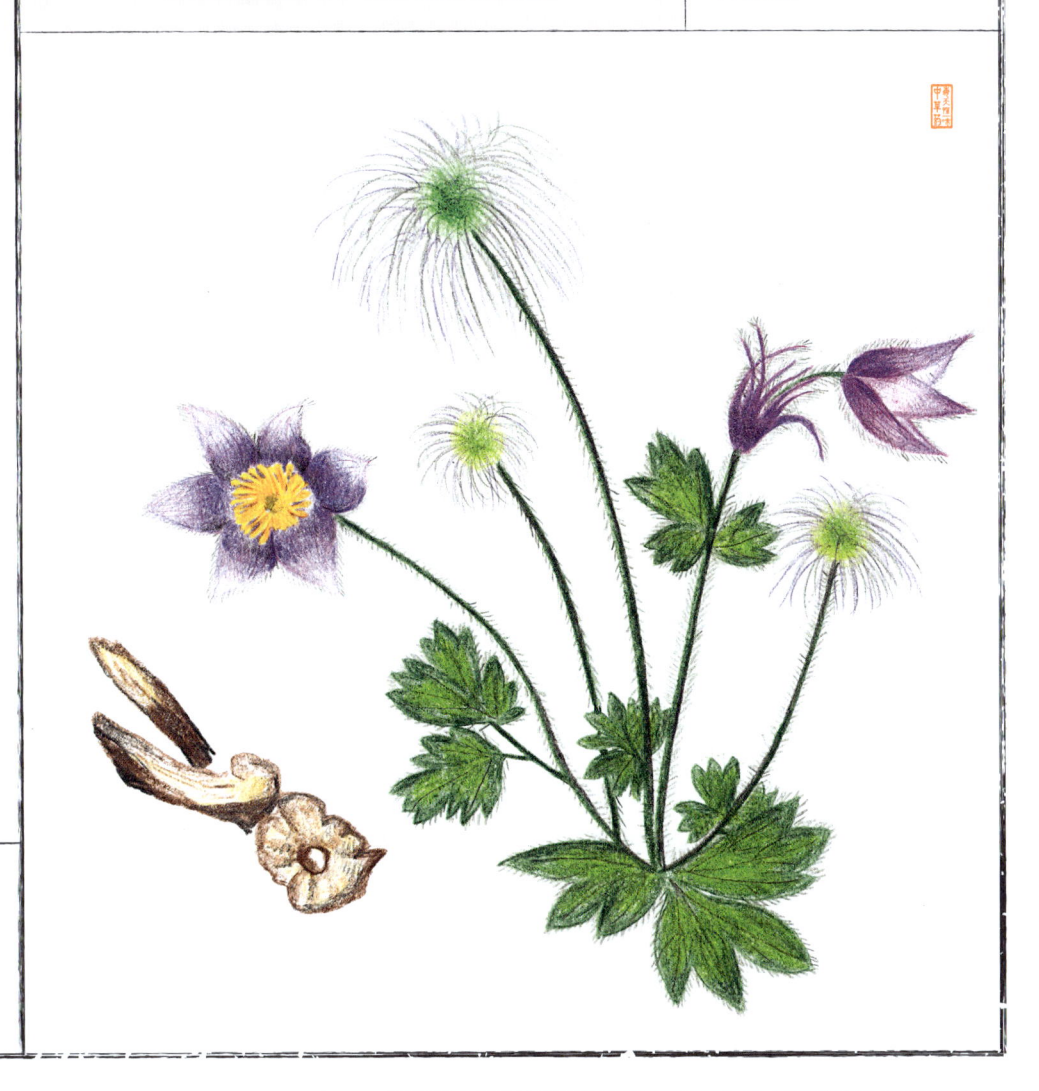

每天懂一味中草药

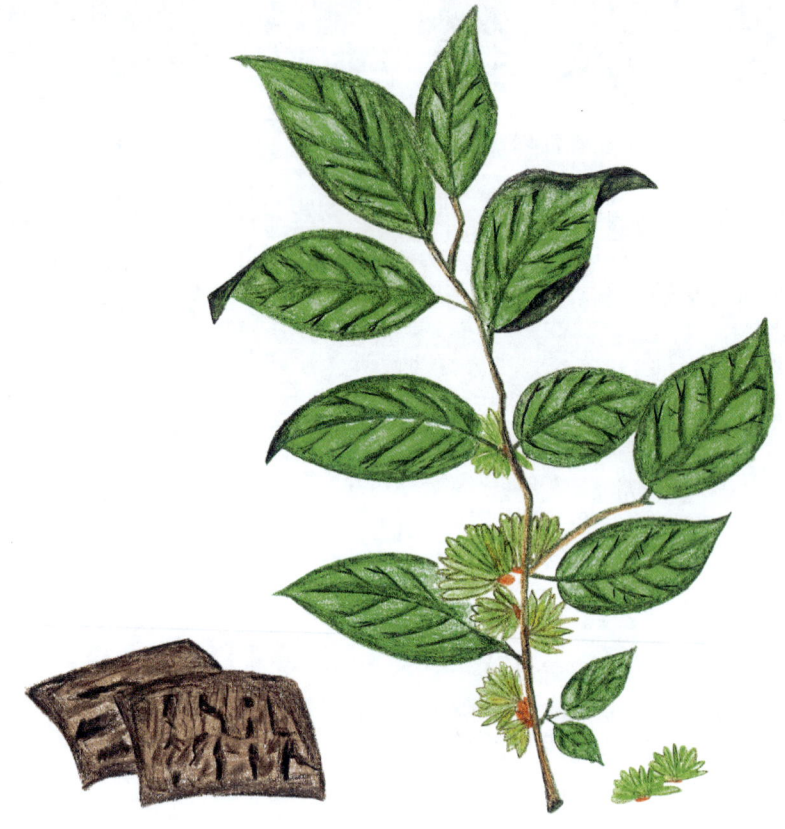

杜 仲

中国特有的名贵滋补药材

四月廿五日

强筋壮骨益精气，
暖宫安胎玉丝皮。
调理冲任补肝肾，
味甘性温固腰膝。

制作	4—6月剥取，刮去粗皮，堆置"发汗"至内皮呈紫褐色，晒干。
贮藏	置通风干燥处。

  杜仲也叫丝楝树皮、丝棉皮、棉树皮、胶树，以干燥树皮入药，是我国名贵的滋补药材。杜仲能补肝肾，强筋骨，安胎，用于调理肝肾不足、腰膝酸痛、筋骨无力、头晕目眩、妊娠漏血、胎动不安。杜仲颗粒、强力天麻杜仲胶囊、青娥丸、滋肾育胎丸都以杜仲为原料。

  杜仲是中国特有药材，其药用历史悠久，在临床有着广泛的应用。迄今已在地球上发现杜仲属植物多达14种，后来它们在大陆相继灭绝。存在于中国的杜仲，是杜仲科杜仲属仅存的孑遗植物，它不仅有很高的经济价值，还有极为重要的科学研究价值。

玫瑰花

芳香类中没有能与其匹敌的花

四月 April

四月廿六日

清而不浊味浓郁,
和而未猛惜良方。
芬芳甘美沁心神,
落英缤纷解烦忧。
柔肝醒胃活气血,
宣通窒滞养肝脾。
解郁和血消苦闷,
破积缓痹化瘀伤。

注意	阴虚有火者勿用。
制作	春末夏初花将开放时分批采摘,及时低温干燥。
贮藏	密闭,置通风干燥处。

　　玫瑰花也叫徘徊花、笔头花、湖花、刺玫花,以干燥花蕾入药。玫瑰花能行气解郁,和血,止痛,用于调理肝胃气痛、食少呕恶、月经不调、跌扑伤痛。

　　《本草正义》中说玫瑰花,香气最浓,清而不浊,和而不猛,柔肝醒胃,流气活血,在芳香类中没有能与其匹敌的,可见其评价之高。避瘟散、舒肝理气丸、痛经灵颗粒、肝郁调经膏中都含有玫瑰花的成分。

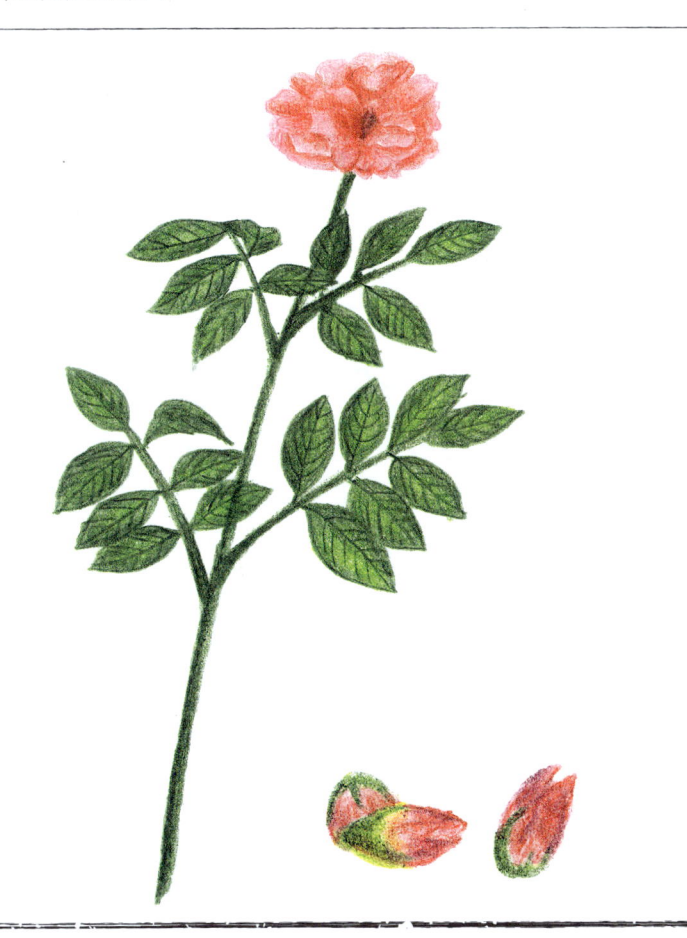

茶叶

四月廿七日

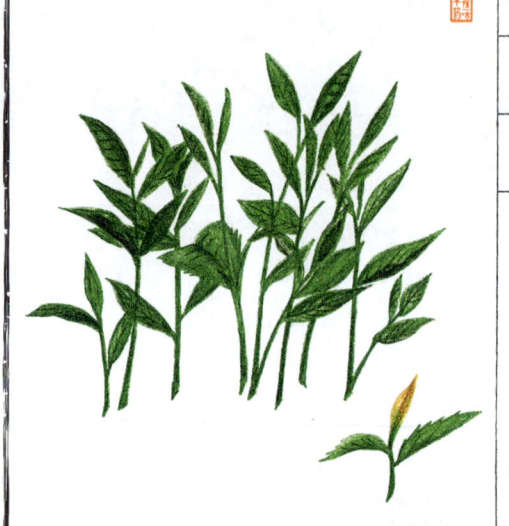

世界三大无酒精饮料之一

圣以洗心茶涤性,如兰在舌沁浮神。
明前嫩芽雨前叶,品质尤佳茗醇香。
止疟缓痢消烦渴,定魄悦志明头睛。
破热解痰除瘴气,化食利肠清宿积。

注意	脾胃虚寒者慎服。
制作	培育3年即可采叶。4—6月采春茶及夏茶。
贮藏	置干燥处。

茶也叫荼(tú)、茗、荈(chuǎn),是茶树的嫩叶或嫩芽。茶叶可以清头目,除烦渴,消食,化痰,利尿,解毒,用于调理头痛、头昏、目赤、感冒、心烦口渴、食积、口臭等。

全蝎

四月廿八日

通络止痛的蝎子

注意	血虚生风者及孕妇禁用。
制作	春末至秋初捕捉,除去泥沙,置沸水或沸盐水中,煮至全身僵硬,捞出,置通风处,阴干。
贮藏	置干燥处,防蛀。

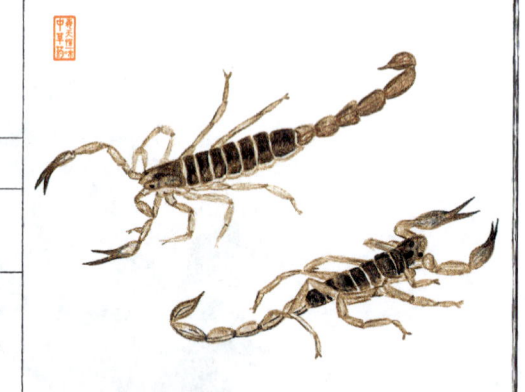

息风解痉安胎痫,色青味辛是全蝎。
通络缓痛攻顽痹,祛毒散结消疮痈。

全蝎也叫虿(chài)、奎、杜伯、主簿虫、虿尾虫、全虫、茯背虫、蝎子,能息风镇痉、通络止痛、攻毒散结,用于调理肝风内动、痉挛抽搐、小儿惊风、中风口歪、半身不遂、破伤风、风湿顽痹、偏正头痛等。民间还有用蝎子来泡酒,叫作酒全蝎,但尽量不要自己炮制,以免对身体产生副作用。全蝎丸、全蝎膏、羊痫风丸、复方牵正膏、癫痫散中都含有蝎子的成分。

每天懂一味中草药

四月 *April*

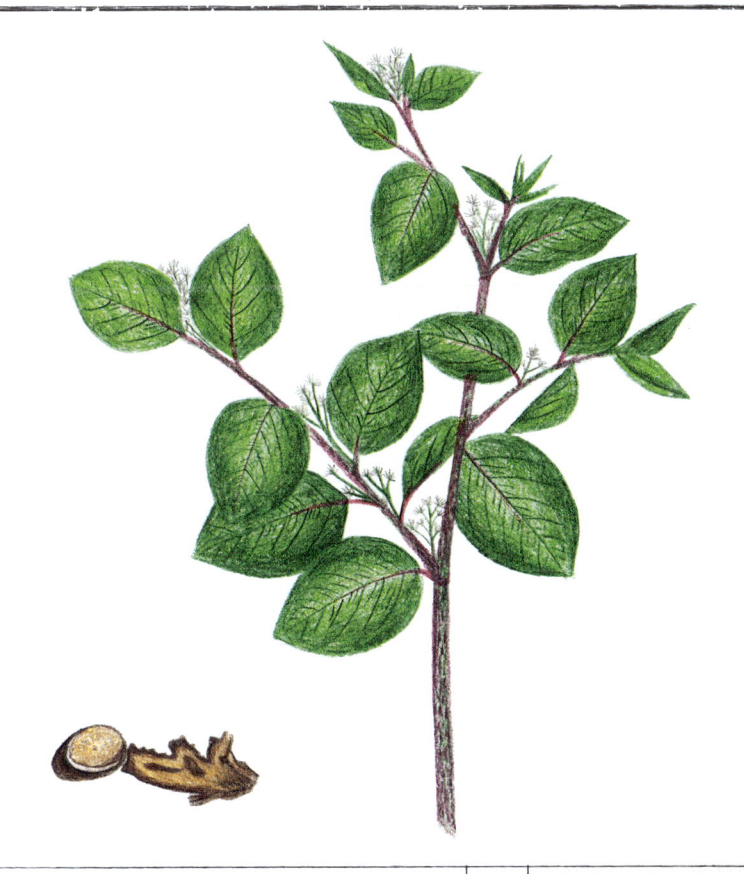

虎杖

可以吃的花斑竹

四月廿九日

外强中干茎直立，
绿蒇宽卵花腋生。
微苦微寒酸汤梗，
采实润透斑杖根。
祛风利湿祛黄疸，
散瘀定痛解痹伤。
通经除瘕消痈肿，
止咳化痰安肺金。

注意	孕妇慎用。
制作	春、秋季采挖，除去须根，洗净，趁鲜切短段或厚片，晒干。
贮藏	置干燥处，防霉，防蛀。

　　虎杖也叫花斑竹、酸筒杆、酸汤梗、斑杖根、黄地榆，以干燥根茎和根入药。虎杖能利湿退黄，清热解毒，散瘀止痛，止咳化痰，用于调理湿热黄疸、淋浊、带下、风湿痹痛、跌打损伤、肺热咳嗽等。虎杖被用来制成烧伤灵酊、乙肝清热解毒颗粒、双虎清肝颗粒、前列安栓等药物。

　　虎杖不仅能观赏，还能做食品，它的嫩茎可以做蔬菜；根做冷饮料，清凉解暑；液汁可染米粉，别有风味。因为它的味道酸，所以也称"酸汤杆"。

槟榔

南方人的咀嚼嗜好品

四月三十日

宣利脏腑消积滞,
祛邪截疟除三虫。
气壅关格随药解,
下痉疮溃调油敷。
通利九窍补五劳,
健脾调中缓七伤。
消谷逐水化痰涎,
除烦破癥清肥甘。

注意	脾虚便溏、气虚下陷者忌用;孕妇慎用。
制作	春末至秋初采收成熟果实,用水煮后,干燥,除去果皮,取出种子,干燥。
贮藏	置通风干燥处,防蛀。

　　槟榔也叫榔玉、宾门、青仔、国马、槟楠、尖槟,以干燥成熟种子入药,能杀虫、消积、行气、利水、截疟,用于调理绦虫病、蛔虫病、水肿脚气、疟疾等。小儿化食丸、开胸顺气丸、消食退热糖浆、舒肝平胃丸都含有槟榔的成分。

　　槟榔含有人体所需的多种营养元素和有益物质,在南方一些地区,人们把槟榔作为一种咀嚼嗜好品。但槟榔会让人上瘾,还容易诱发口腔癌,不建议多食。

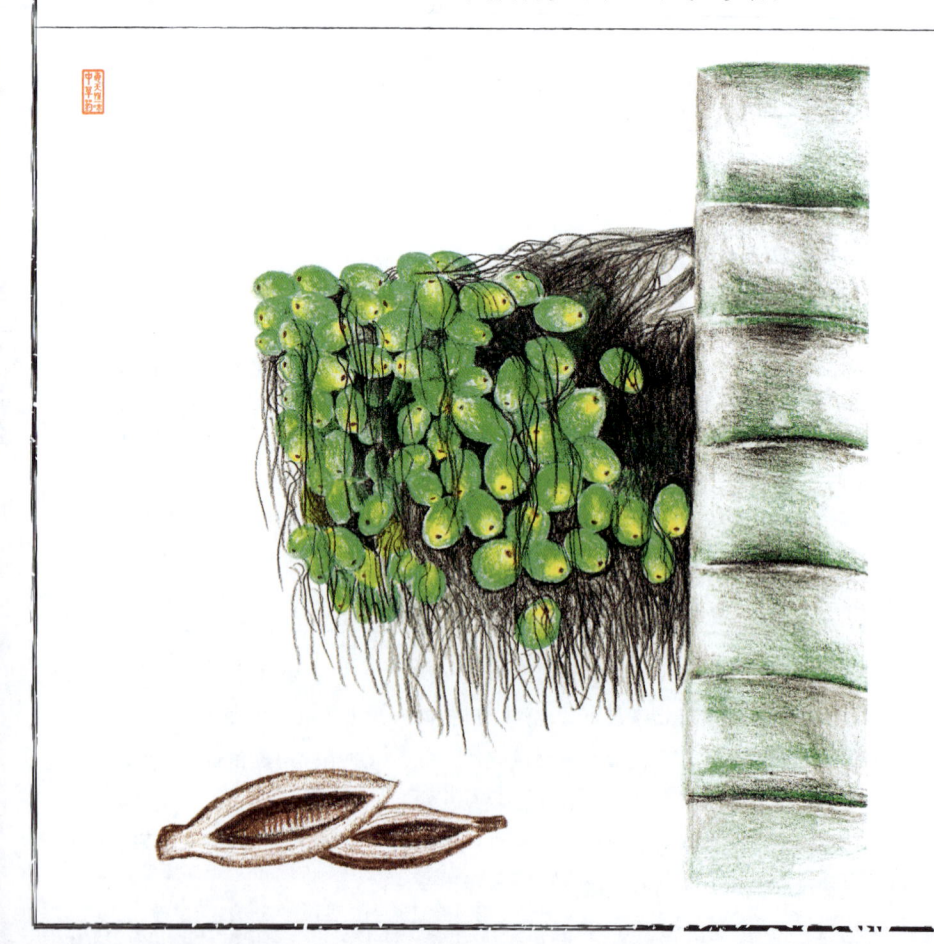

○ 每天懂一味中草药

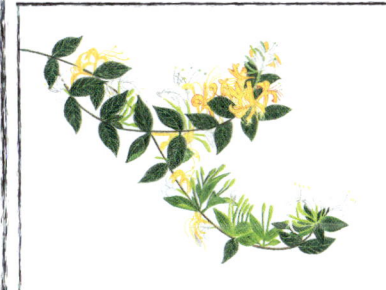

May

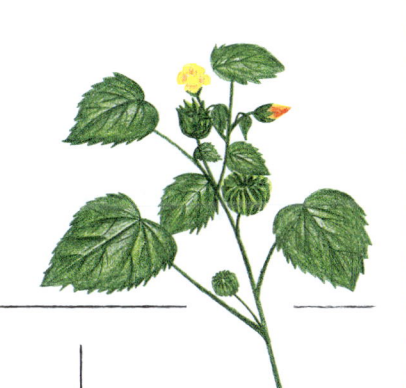

五月五日前后
交立夏节气

五月二十一日前后
交小满节气

五月

谷雨 立夏 小满

本篇精选31味在五月采收的中药材。
夏季是万物生长的季节，天气逐渐变热，
人体的毛孔都张开，最容易感染外邪，
可以选择一些辛苦的食物将病气发散出去。

枳实

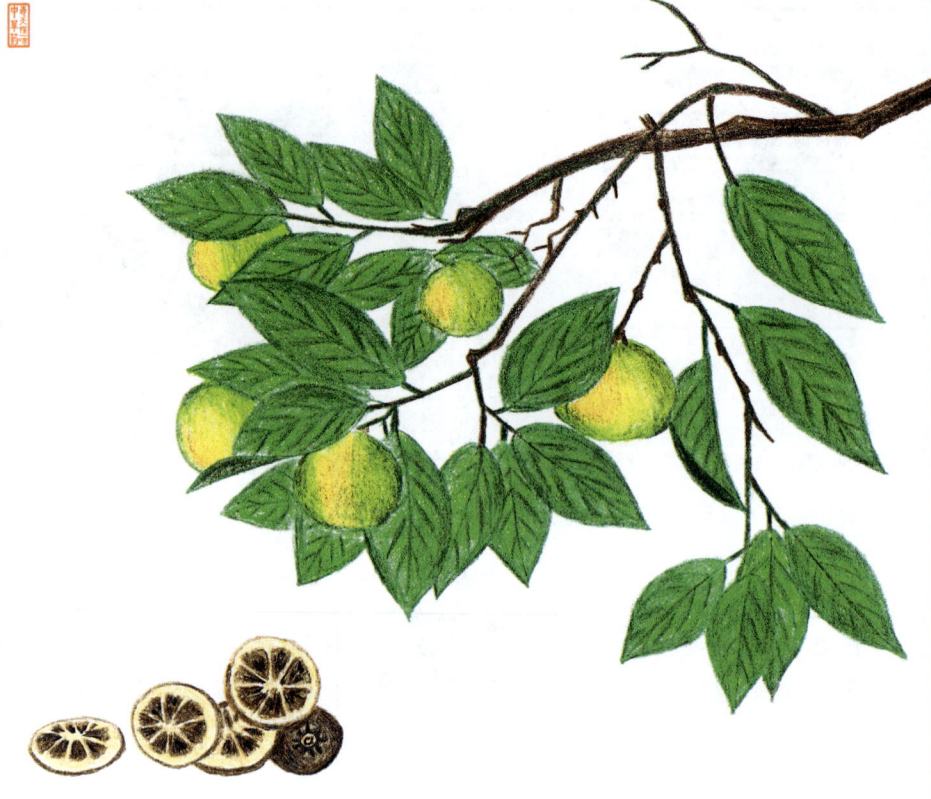

橙子的干燥幼果

● 五月一日

注意	孕妇慎用。
制作	5—6月收集自落的果实，除去杂质，自中部横切为两半，晒干或低温干燥，较小者直接晒干或低温干燥。
贮藏	置阴凉干燥处，防蛀。

橙红味甘青衣涩，
淮南生橘淮北枳。
表皮疏肝实散结，
四时入药功不一。
化滞通阻缓胸痹，
破气消积解湿疾。
豁痰除痞祛胀满，
味苦微寒补益汤。

　　枳实也叫鹅眼枳实，是酸橙及其栽培变种或甜橙的干燥幼果。枳实能破气消积，化痰散痞，用于调理积滞内停、痞满胀痛、泻痢后重、大便不通、痰滞气阻、胸痹、结胸、脏器下垂。

　　枳实导滞丸、枳术丸、枳实消痞丸、枳实芍药散都以枳实为主要原料。枳实和枳壳都可以入药，枳实善于破气消积，化痰除痞，枳壳则善于理气宽中除胀。

○ 每天懂一味中草药

五月 May

香薷

五月二日

发汗解表的香草

制作	夏季茎叶茂盛、花盛时择晴天采割，除去杂质，阴干。
贮藏	置阴凉干燥处。

上开腠理宣肺气，下通三焦疏膀胱。
槐序煎煮防热病，含汁漱口气芳香。
化湿和中除烦热，辛温通散解表寒。
利水消肿理脾胃，发越元阳阻阴伤。

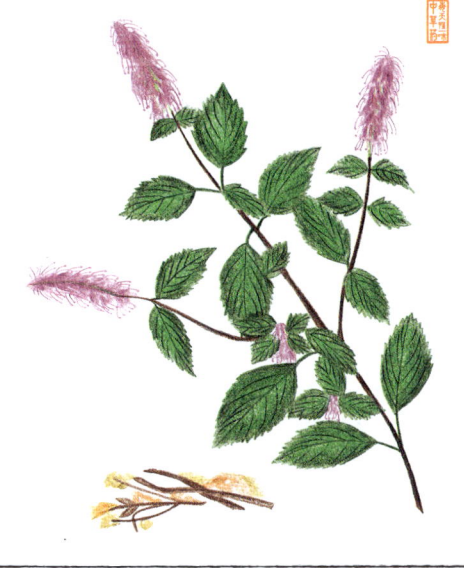

　　香薷也叫香茹、香草，是石香薷或江香薷的干燥地上部分。前者习称"青香薷"，后者习称"江香薷"。香薷能发汗解表，化湿和中，用于调理暑湿感冒、恶寒发热、头痛无汗、腹痛吐泻、水肿、小便不利。

莎草

五月三日

外形美观的回头青

制作	5—7月采收，鲜用或晒干。
贮藏	置阴凉干燥处。

除胸中烦热益正气，润肌肤腠里雀头香。
味辛甘微苦性平和，并兼行正经入厥阴。
消饮食积聚解六郁，散时气寒疫利三焦。
疗痈疽疮疡止血衄，调胎产带下缓崩中。

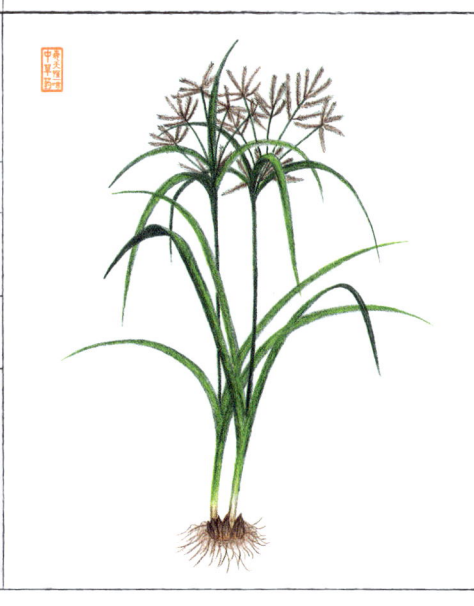

　　莎草也叫莎随、侯莎、地毛、回头青等，以茎叶入药。莎草煎饮能散气郁，利胸膈，降痰热。
　　莎草的植株细长，叶片形态多变，每年夏、秋季节开花，有的还能结出褐色的果实，外形美观，经常作为观赏植物。

○ 每天懂一味中草药

淡竹叶

五月四日

夏季消暑凉茶的原料

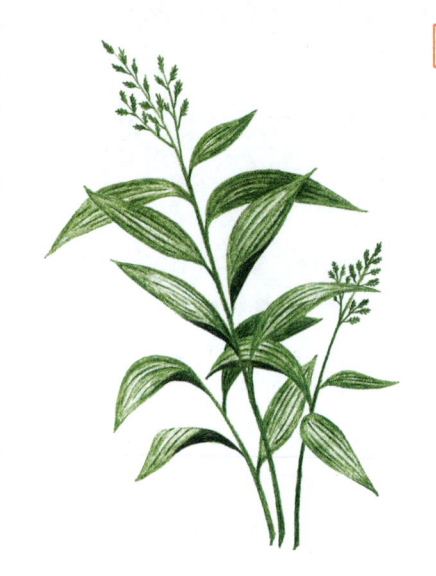

春生苗高数余寸，细茎绿叶落地生。
诱敌良策饮佳酿，得自诸葛神算通。
甘淡性寒入心肾，清热除烦安精神。
利尿通淋缓痹痛，祛恶解毒化疮痈。

注意	体虚有寒者、孕妇禁服。
制作	夏季未抽花穗前采割，晒干。
贮藏	置干燥处。

淡竹叶也叫碎骨子、山鸡米、金鸡米、迷身草，能清热泻火，除烦止渴，利尿通淋，用于调理热病烦渴、小便短赤涩痛、口舌生疮。银翘解毒丸、清暑解毒颗粒、肾舒颗粒都含有淡竹叶的成分。

槐花

五月五日

凉血止血的槐米

菀蔼簇簇垂枝头，缭烟袅袅自爨炊。
麃肥蔬翠糜羹美，不若槐米素钟香。
泻热利道除积滞，味苦性寒归阳明。
凉血止衄退崩漏，清肝泻火入厥阴。

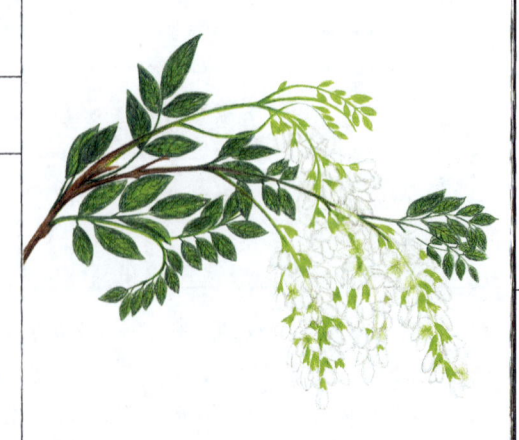

注意	脾胃虚寒的人不宜食用。
制作	夏季花开放或花蕾形成时采收，及时干燥，除去枝、梗及杂质。
贮藏	置干燥处，防潮，防蛀。

槐花也叫豆槐、槐米，能凉血止血，清肝泻火，用于调理便血、痔血、肝热目赤、头痛眩晕等。

槐花在中国各地都有普遍种植，是一种常见的花。在农村，槐花可入药，有去毒的作用，还可制成槐花饭、槐花包子、槐花饺子、槐花煎饼、槐花炒鸡蛋、槐花粥等。

五月 May

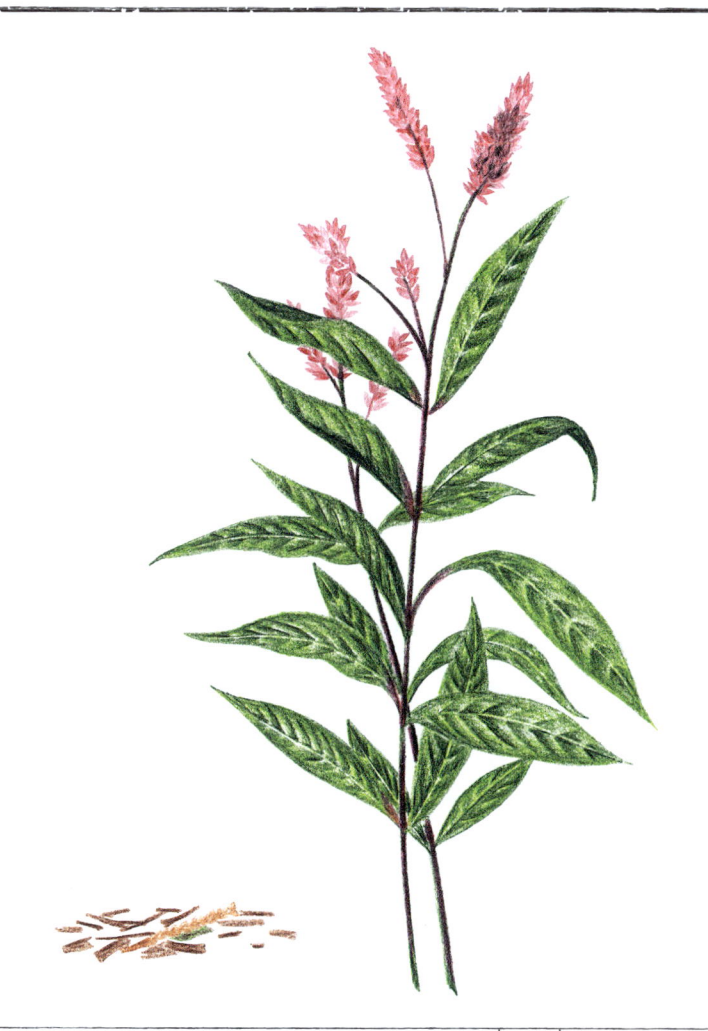

辣蓼草

能催熟柿子的草药

制作	夏、秋季间采收，晾干。
贮藏	置干燥处。

五月六日

生于河滩山谷处，
茎直草本清诸疮。
礼遇四季辣蓼草，
根叶全悉入药汤。
解毒杀虫安腹痹，
辛温除痢入大肠。
利水除湿消肿胀，
健脾豁痰缓疳伤。

　　辣蓼草也叫辣蓼、酸模叶蓼、旱苗蓼、苦蓼、大马蓼、白辣蓼，能除湿，健脾，利水豁痰，用于调理肠炎、痢疾、中暑腹痛、疟疾、小儿疳积。
　　农村还有用辣蓼草来催熟柿子的做法。青柿子刚摘下来又酸又涩，只要跟辣蓼草放在一起，很快就能变成非常好吃的成熟柿子。

麦冬

糖友处方中的常用品

● 五月七日

定金气，安五脏。
美颜色，益延年。
化痰止呕祛肠燥，
治嗽行水定喘咳。
润肺清心缓虚损，
泻热生津滋胃阴。

注意	凡脾虚便溏、肺胃有痰饮湿浊及初感风寒咳嗽者忌用。
制作	夏季采挖，洗净，反复暴晒、堆置，至七八成干，除去须根，干燥。
贮藏	置阴凉干燥处，防潮。

　　麦冬也叫麦门冬、沿阶草、杭麦冬、川麦冬、寸冬、小麦门冬、韭叶门冬，以干燥块根入药，能养阴生津，润肺清心，用于调理肺燥干咳、阴虚痨嗽、喉痹咽痛、津伤口渴、内热消渴、心烦失眠、肠燥便秘。

　　《神农本草经》将麦冬列为养阴润肺的上品，言其"久服轻身，不老不饥"。此外，麦冬还能促进胰岛细胞功能恢复，降低血糖，是糖尿病处方中的常用品。

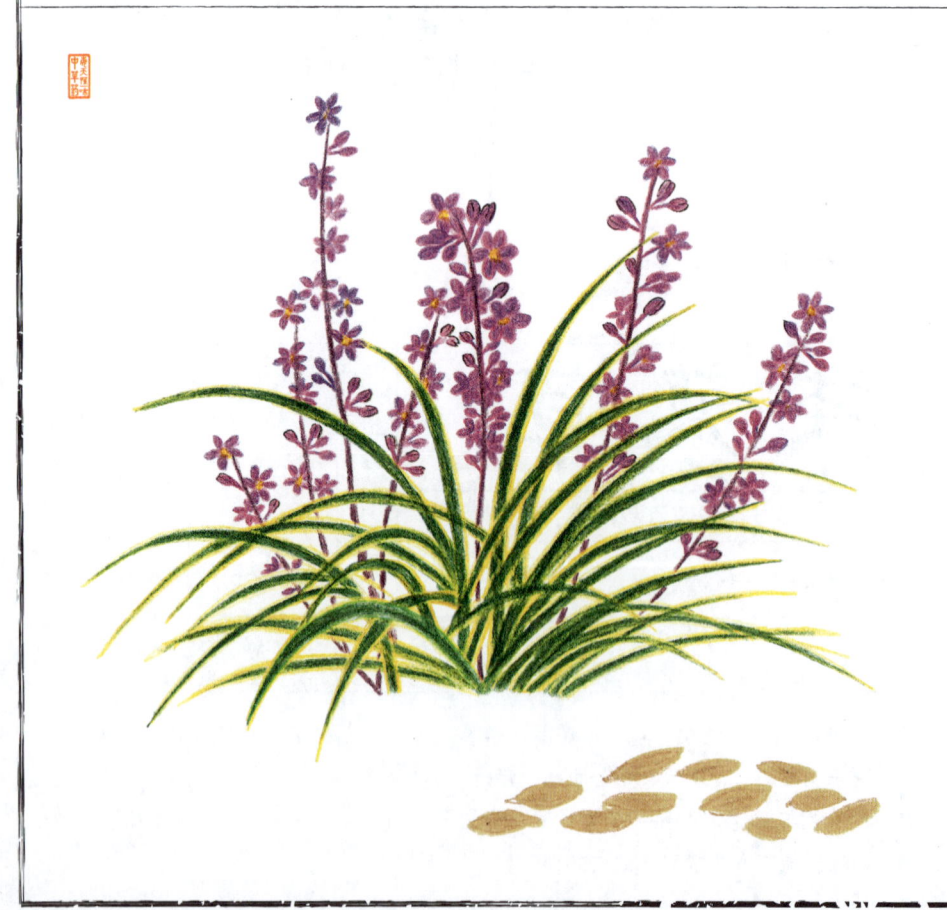

○ 每天懂一味中草药

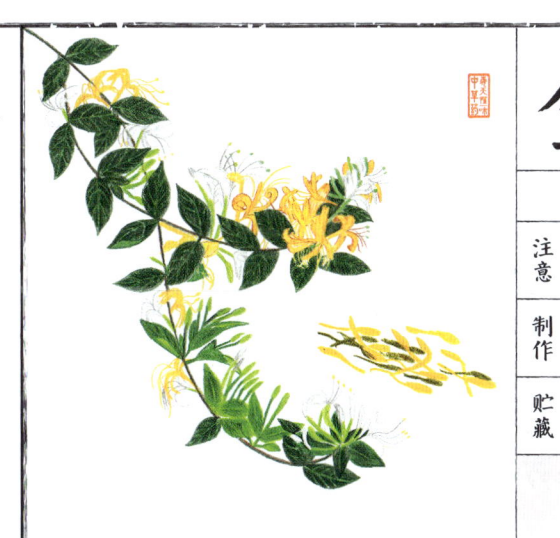

金银花

五月 May

五月八日

鸳鸯藤

注意	脾胃虚寒及气虚疮疡脓清者忌用。
制作	夏初花开放前采收，干燥。
贮藏	置通风干燥处，防潮，防蛀。

一蒂双花鸳鸯藤，性寒味甘年寿增。
凉血止痢通经络，清热解毒消疮痈。

　　金银花也叫忍冬、金银藤、二色花藤、二宝藤、右转藤、子风藤、鸳鸯藤，是忍冬的干燥花蕾或待初开的花。金银花能清热解毒，疏散风热，用于调理痈肿疔疮、喉痹、丹毒、热毒血痢、风热感冒、温病发热。

　　银黄颗粒、双黄连口服液、小儿解表颗粒、清热解毒口服液、银花感冒冲剂中都以金银花为主要成分。

天葵子

五月九日

千年老鼠屎

注意	脾胃虚寒者禁用。
制作	夏初采挖，洗净，干燥，除去须根。
贮藏	置通风干燥处，防蛀。

紫背千年天葵草，绿叶形似蒲公英。
汤服汗出终不止，唯有国老缓其殇。
消肿散结祛瘰疬，清热解毒化痈疮。
疏肝明目去眼翳，定惊镇痛平喘伤。

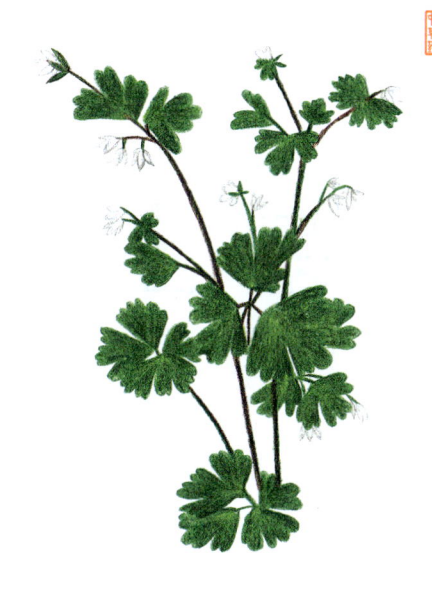

　　天葵子也叫紫背天葵子、千年老鼠屎、金耗子屎、地丁子、天葵根，以干燥块根入药。天葵子能清热解毒，消肿散结，是外科常用药，用于调理痈肿疔疮、乳痈、蛇虫咬伤。

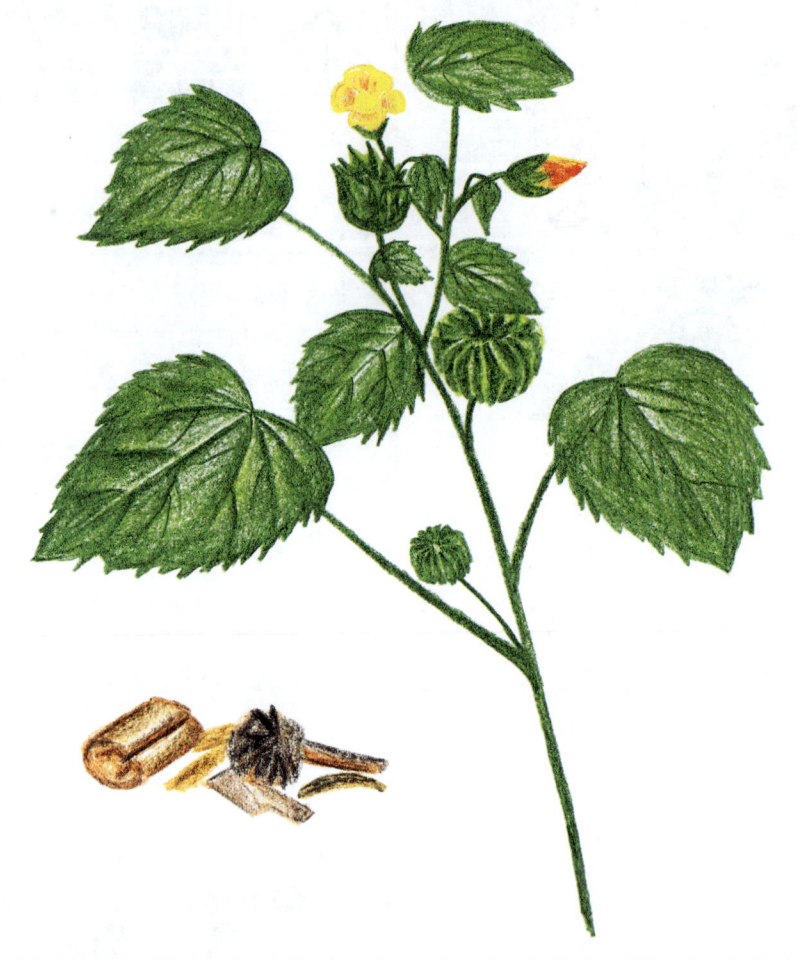

磨盘草

祛风清热的白麻

○ 五月十日

注意	孕妇忌用。
制作	夏、秋季割取全草,晒干。
贮藏	置通风干燥处。

挨砻地堵耳响草,
牛姑仔方磨盘花。
锦葵唐挡灭肾火,
升清降浊医耳沉。
疏风散热除咳喘,
祛痰通利解淋溺。
健脾止泻消肿毒,
益气清窍化疮痈。

磨盘草也叫耳响草、白麻、土砻盾、石磨仔、磨仔草、磨挡草。磨盘草能祛风清热、化痰止咳、消肿解毒,用于调理感冒、发热、咳嗽、泄泻、中耳炎、耳聋、咽炎、腮腺炎、尿路感染、疮痈肿毒、跌打损伤。

青皮

五月 May · 五月十一日

橘未成熟果实的果皮

削坚抵滞损真气，辅以养脾免患遗。
辛散酸泄苦沉降，四花青皮显奇彰。
漫结消痰除癖块，泻肺化湿理上焦。
下食破积祛痞满，疏肝理气解烦忧。

注意	气虚者慎用。
制作	5—6月收集自落的幼果，晒干，习称"个青皮"；7—8月采收未成熟的果实，在果皮上纵剖成四瓣至基部，除尽瓤瓣，晒干，习称"四花青皮"。
贮藏	置阴凉干燥处。

青皮也叫四花青皮、个青皮、青皮子，是橘及其栽培变种的干燥幼果或未成熟果实的果皮。青皮能疏肝破气，消积化滞，用于调理胸胁胀痛、疝气疼痛、食积气滞、脘腹胀痛等。

枇杷

五月十二日

枇杷止咳糖浆的原料

注意	不宜多食。
制作	枇杷果实因成熟期不一致，宜分次采收，采黄留青，采熟留生。
贮藏	置通风干燥处。

四时之气德兼备，金铃先抵探韶华。
玲珑甘美蜜炼丸，生津止渴补济方。
滋肺下气润五脏，甘酸性凉入肝脾。
清痰定哮解咳喘，止哕平逆缓疾汤。

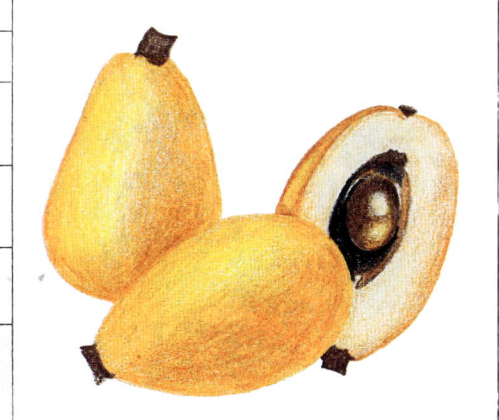

枇杷也叫金丸、芦枝、芦橘，能润肺、下气、止渴，用于调理肺燥咳嗽、吐逆、烦渴。枇杷是很美丽的观赏果树，木材是红棕色，可以做木梳、手杖。果子可生食、做蜜饯或酿酒，还可以入药，我们常用的枇杷止咳糖浆（冲剂）就是以枇杷为主要原料。

艾叶

艾灸必然要用到的原材料

制作	夏季花未开时采摘，除去杂质，晒干。
贮藏	置阴凉干燥处。

● 五月十三日

九尖蕲艾仙黄草，
风来冰台气如熏。
清明插柳端午艾，
七载病取三秋绒。
辛苦性温通经脉，
回阳救逆逐寒湿。
调经停血护肝胆，
保胎止崩安妇心。

○每天懂一味中草药

艾叶也叫冰台、香艾、蕲艾、艾蒿、灸草等，它能温经止血，散寒止痛，外用祛湿止痒，用于调理吐血、衄血、崩漏、月经过多、胎漏下血、少腹冷痛、经寒不调、宫冷不孕。保胎无忧片、滋肾育胎丸、保胎丸、洁尔阴泡腾片中都含有艾叶的成分。

艾叶晒干捣碎后就是"艾绒"，可以做成艾条，艾灸的时候用，也可作为印泥的原料。

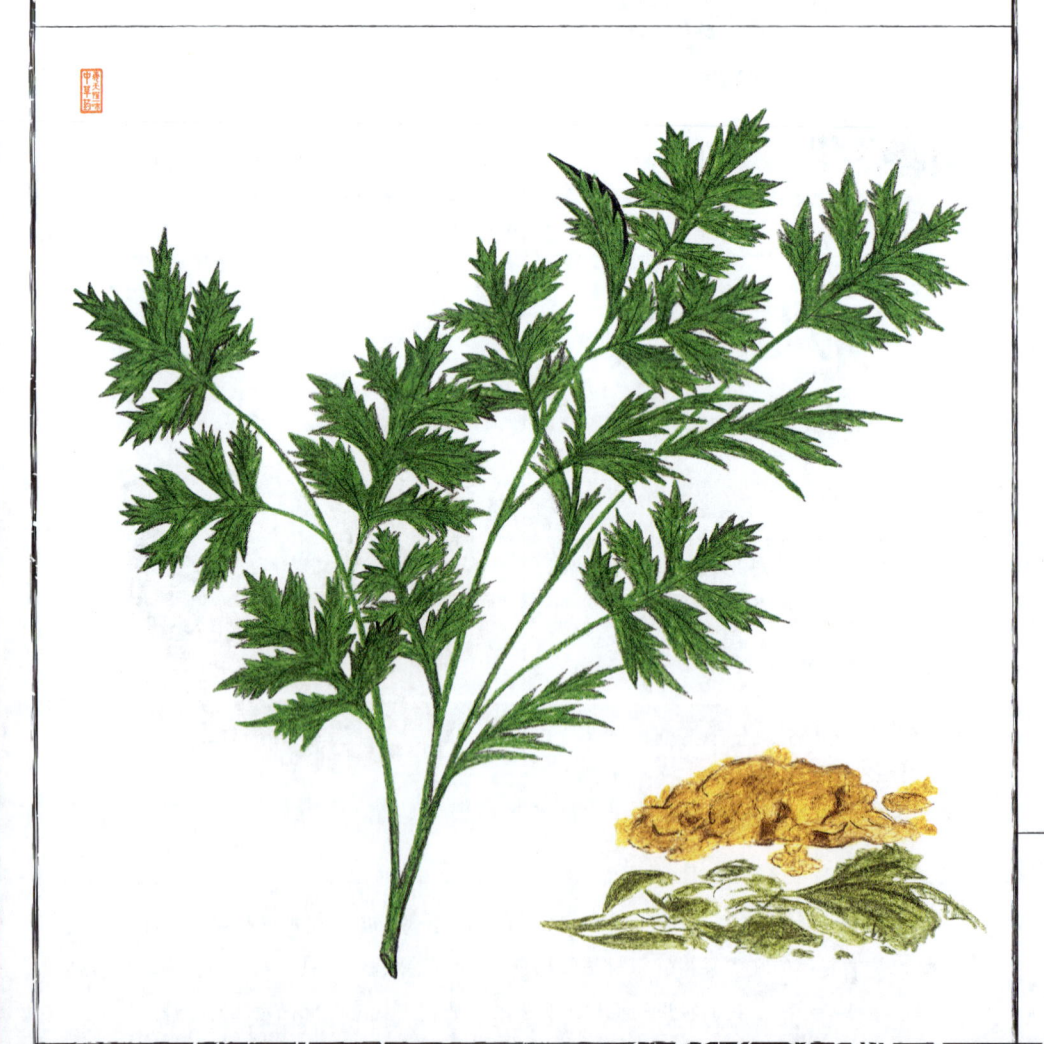

五月 May

披坚执锐肩耸立，色黑金光小白斑。
伏匿啮桑锯树郎，唯愈疾疢泽一方。
活血通经开经闭，味甘性温入心脾。
散瘀止痛缓跌打，解毒消肿化疔疮。

天牛

是害虫，也是良药

五月十四日

注意	孕妇忌用。
制作	夏季捕捉，烫死，晒干。
贮藏	置通风干燥处。

　　天牛也叫蠰（náng）、啮桑、天水牛，以全虫入药。天牛能活血，散瘀，解毒消肿，用于调理血瘀经闭、通经、跌打瘀肿、疔疮肿毒。

　　天牛有很长的触角，甚至超过身体的长度，会危害木本植物，是林业、农业、建筑木材等领域的主要害虫。

五月十五日

白及

美容祛斑的草药

注意	不宜与川乌、制川乌、草乌、制草乌、附子同用。
制作	夏、秋季采挖，除去须根，洗净，置沸水中煮或蒸至无白心，晒至半干，除去外皮，晒干。
贮藏	置通风干燥处。

连及而生名百笠，收敛止血解疮疡。
甘苦微寒入肝肺，消肿生肌疗外伤。

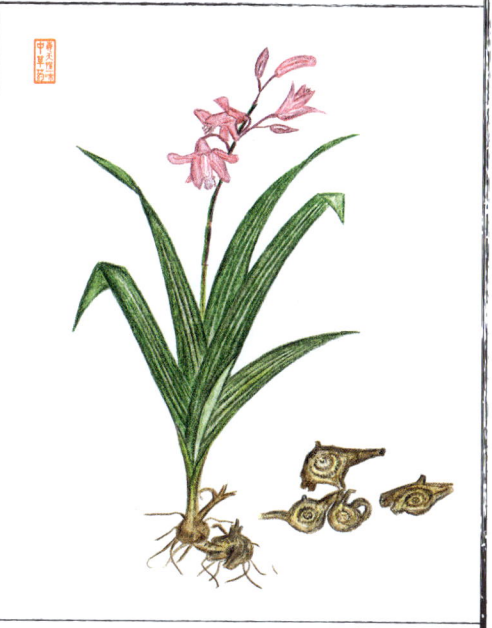

　　白及又叫甘根、白根、白给、白芨、冰球子。白及能收敛止血，消肿生肌，用于调理咯血、吐血、外伤出血、疮疡肿毒、皮肤皲裂等。益气止血颗粒、溃平宁颗粒、复方拳参片、复胃散胶囊、抗痨胶囊、羊胆丸中都含有白及的成分。

101

蝉蜕

五月十六日

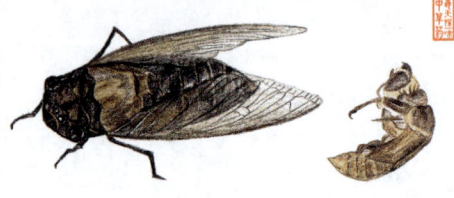

黑蚱若虫羽化时脱落的皮壳

> 蝉鸣垂绥饮清露,节宙孟秋化羽装。
> 体轻中空安肤痒,声痛暗哑寻蝉绌。
> 息风止痉缓抽搐,疏散风热利咽喉。
> 明目祛赤退翳障,味甘性寒入肺肝。

注意	孕妇慎服。
制作	夏、秋季收集,除去泥沙,晒干。
贮藏	置干燥处,防压。

蝉蜕也叫蝉退、蝉衣、蝉壳、知了皮、金牛儿等,是黑蚱若虫羽化时脱落的皮壳,以色黄、体轻、完整、无泥沙者为佳。

在夏天,经常能在柳树、槐树、杨树上看到蝉蜕,这是一种非常好的中药材。它能疏散风热,利咽,透疹,明目退翳,解痉,用于调理风热感冒、咽痛喑哑、风疹瘙痒、破伤风等。

在炎热的夏天,熬煮绿豆粥的时候适量加入蝉蜕,既可以清凉降火,又可以疏风清热,是一种营养价值很高的食物。

郁李仁

五月十七日

润肠通便的山梅子

注意	孕妇慎用。
制作	夏、秋季采收成熟果实,除去果肉和核壳,取出种子,干燥。
贮藏	置通风干燥处,防蛀。

> 繁条细枝好颜色,落花尝苦易消灼。
> 鲜妍夕涠纷漠漠,花萼朝艳霭霏霏。
> 润肺滑肠清燥涩,郁子两季晒干得。
> 下气利水祛虚肿,消积通滞解烦忡。

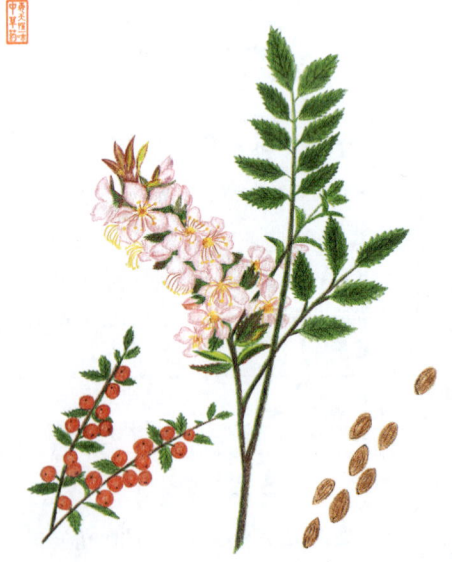

郁李仁也叫山梅子、小李仁、郁子、郁里仁、李仁肉,以干燥成熟种子入药。郁李仁能润肠通便,下气利水,用于调理津枯肠燥、食积气滞、腹胀便秘、水肿、脚气、小便不利。

○ 每天懂一味中草药

五月 May

蒲黄

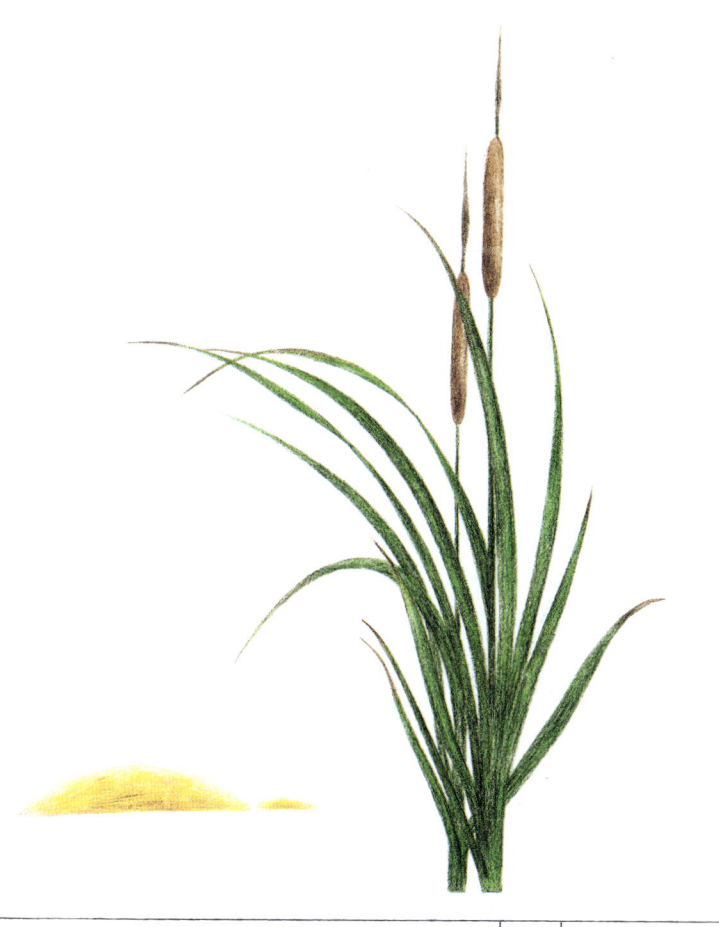

止血化瘀的蒲草

五月十八日

质松细粉易飞扬,
手捻柔润入水香。
蒲棒花粉生肌力,
见于河旁沼泽汤。
导瘀散结通血道,
清新芳氛行气分。
草本精华之所荟,
辛散逐瘀显佳感。

注意	孕妇慎用。
制作	夏季采收蒲棒上部的黄色雄花序,晒干后碾轧,筛取花粉。
贮藏	置通风干燥处,防潮,防蛀。

　　蒲黄也叫香蒲、水蜡烛、蒲草,以干燥花粉入药。蒲黄能止血、化瘀、通淋,用于调理外伤出血、经闭痛经、胸腹刺痛、跌扑肿痛、血淋涩痛。

　　宫血停颗粒、妇科止血灵、前列舒乐颗粒、产复康颗粒、宫瘤清胶囊中都含有蒲黄的成分,中药汤方蒲黄丸、子芩散、蒲黄散、延胡索汤也都用到了蒲黄。

夏枯草

清肝泻火的棒槌草

五月十九日

禀赋纯阳韶节萌,
棒柱头花朱夏枯。
辛可疏化明双目,
苦能泄降兼流通。
清肝泻火解内热,
散结消肿开瘤痈。
滋养血脉行经络,
味苦性寒潜眩晕。

每天懂一味中草药

制作	夏季果穗呈棕红色时采收,除去杂质,晒干。
贮藏	置干燥处。

夏枯草也叫棒槌草、铁色草、大头花、夏枯头,以干燥果穗入药。夏枯草能清肝泻火,明目,散结消肿,用于调理目赤肿痛、目珠夜痛、头痛眩晕、乳房胀痛等。

夏枯草和菊花都能清肝明目,菊花为辛凉解表,能疏散风热,清热解毒;夏枯草味苦性寒,可以清肝火,散郁结,降血压。

夏枯草膏、明珠口服液、清脑降压片、消瘿丸、乳康片中都含有夏枯草的成分。

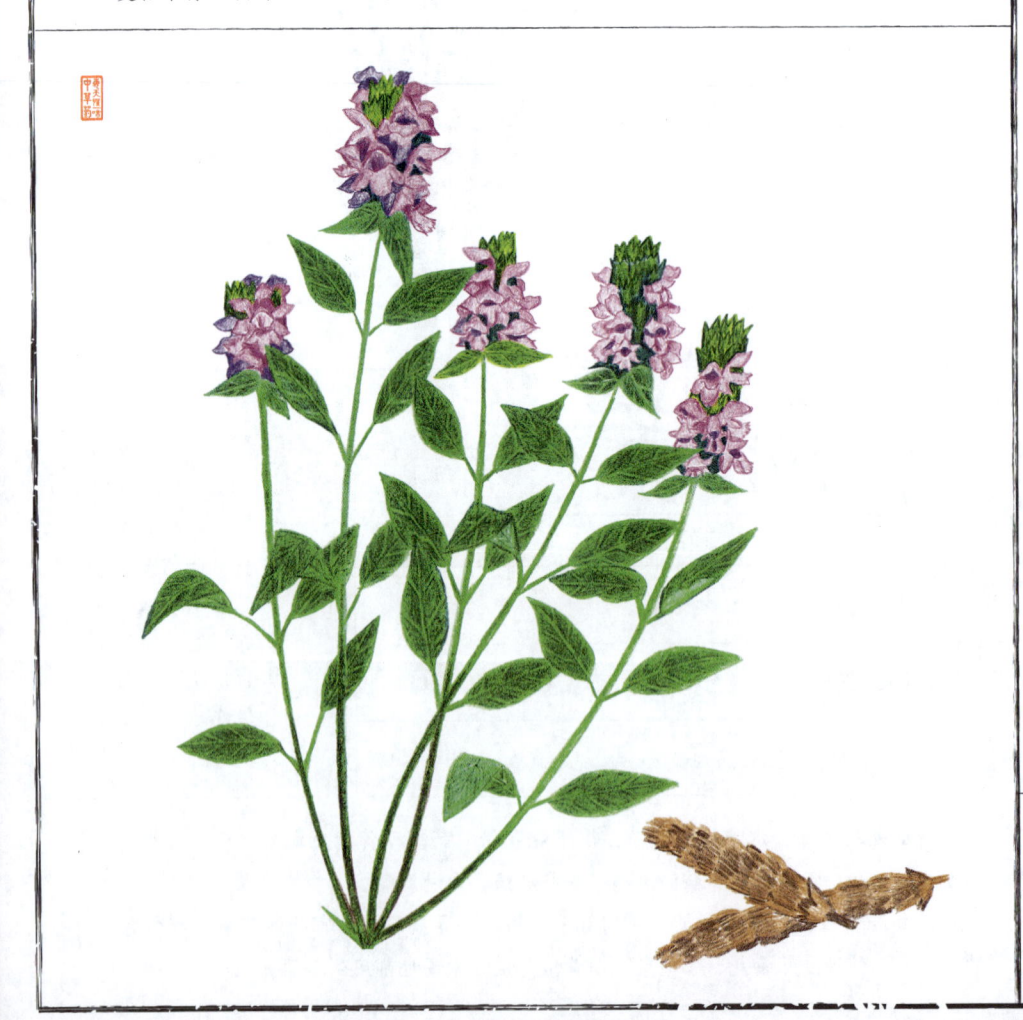

樱桃

五月 May · 五月二十日

天然维生素C之王

赤如玛瑙透晶莹，金若凝脂醉珠樱。
玲珑鲜浓琼浆饮，惜守韶华玉盏觥。
固元润颜藏金水，清肺利咽消喘咳。
补脾益肾清血热，祛风除湿解痹伤。

注意	不宜多食。
制作	早熟品种，一般5月中旬采收；中晚熟品种也随后可陆续采收。采收樱桃要带果柄，轻摘轻放，多鲜用。
贮藏	置通风干燥处。

樱桃也叫含桃、荆桃、山朱樱、朱果、樱珠、家樱桃等。樱桃能补脾益肾，用于调理脾虚泄泻、肾虚遗精、腰腿疼痛、四肢不仁、瘫痪。樱桃春季开花，夏季结果，外表鲜艳，十分好看，含有蛋白质、维生素及多种微量元素，是世界公认的"天然维生素C之王"和"生命之果"。

凌霄花

五月廿一日

苕之华，芸其贵矣

注意	孕妇慎用。
制作	夏、秋季花盛开时采摘，干燥。
贮藏	置通风干燥处，防潮。

紫葳红花倒水莲，柔条纤枝藤萝花。
暗香漫盈姿娉婷，扶摇依蔓上云霄。
泻肝祛热安巅顶，甘酸性寒缓肝风。
凉血化瘀祛浮疹，通经开闭消癥瘕。

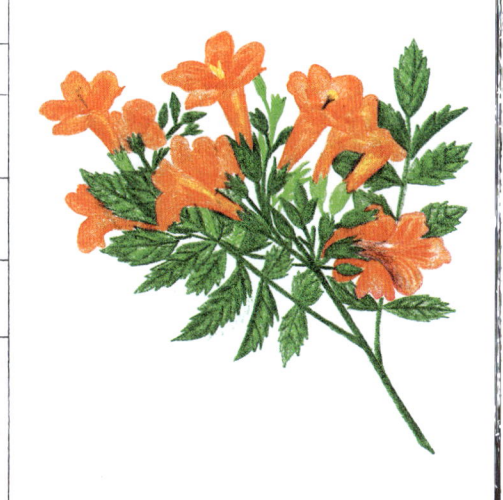

凌霄花能活血通经，凉血祛风，用于调理月经不调、经闭癥瘕、产后乳肿、风疹发红、皮肤瘙痒、痤疮。凌霄早在春秋时期的《诗经》里就有记载，当时人们称之为陵苕，"苕之华，芸其贵矣"说的就是凌霄。凤凰古城南城镇有"凌霄之乡"的美誉。

○ 每天懂一味中草药

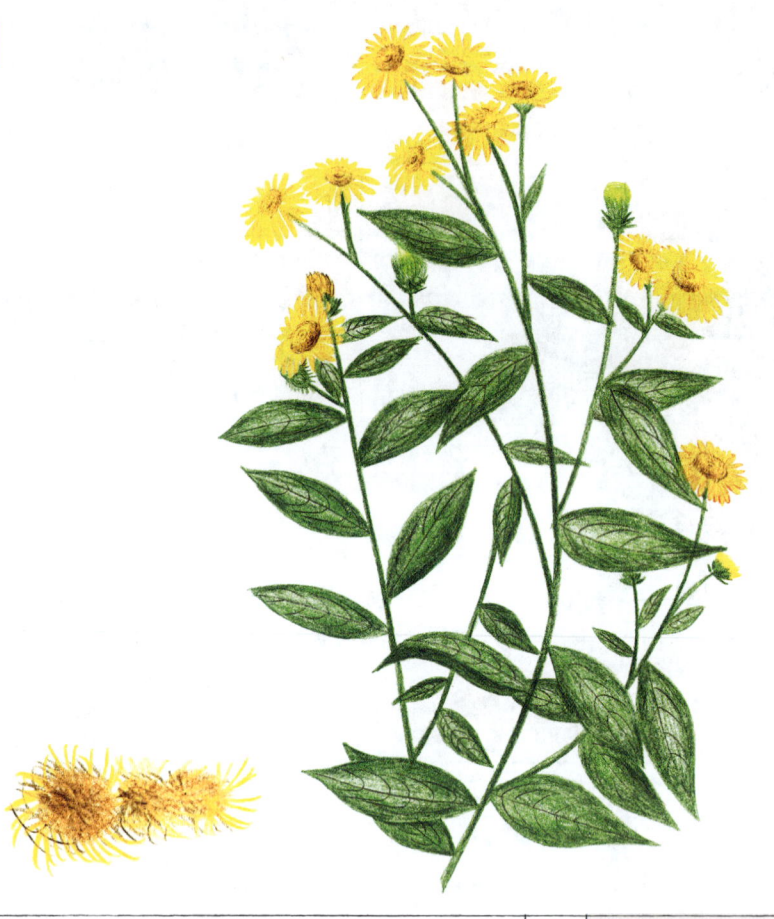

旋覆花

● 五月廿二日

降气消痰的六月菊

直立草本金沸草,
倚月偎伴露秋芳。
花似桐子香越菊,
叶如金英高若蒿。
行水止呕除痞满,
降气开结化痰涎。
泻散风寒通血脉,
疏通经络治头风。

注意	阴虚痨嗽、津伤燥咳者忌用。
制作	夏、秋季花开放时采收,除去杂质,阴干或晒干。
贮藏	置干燥处,防潮。

　　旋覆花也叫金沸草、六月菊、鼓子花、滴滴金、小黄花子、金钱花、驴儿菜,以干燥头状花序入药。旋覆花能降气,消痰,行水,止呕,用于调理风寒咳嗽、痰饮蓄结、胸膈痞闷、喘咳痰多、呕吐噫气、心下痞硬。

　　润肺化痰丸（鸡鸣丸）、小儿百日咳散、肺安片中都有旋覆花的成分。

五月 May

木枯风炽口噤显，春和温行方自息。
丹霞红锦烂漫语，金赤双丝各显彰。
散瘀止痛除癥瘕，活血通经开闭狭。
润燥安肿化疮疡，辛温畅肝破胎宫。

红花

五月廿三日

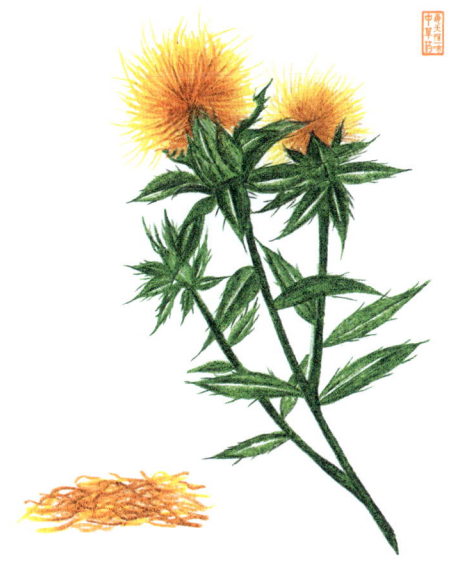

活血通经的花

注意	孕妇忌用。
制作	夏季花由黄变红时采摘，阴干或晒干。
贮藏	置阴凉干燥处，防潮，防蛀。

　　红花也叫红蓝花、刺红花，具有异香，味苦，能活血通经，散瘀止痛，用于调理经闭、痛经、恶露不行、胸胁刺痛、跌扑损伤、疮疡肿痛等。冠心康胶囊、五虎散、跌打活血散、骨友灵搽剂中都含有红花的成分。

杨梅

五月廿四日

7000多年前就存在的水果

注意	久食令人发热，损齿及筋。
制作	果实成熟时采摘。
贮藏	置干燥处。

红果累累照荫隅，杨枝袅袅醉甘依。
生津止渴养五脏，散瘀化血疗跌伤。
烧灰研末断痢疾，盐藏止呕嗓酒消。
和胃消食涤肠道，酸涩降敛止衄方。

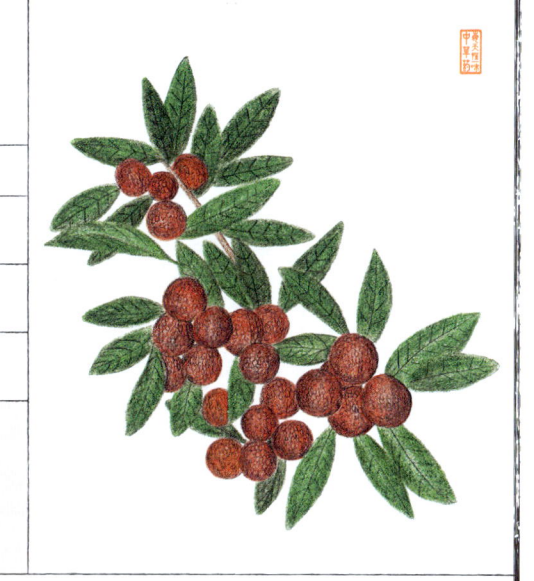

　　杨梅也叫圣生梅、白蒂梅，是我国常见的一种水果，目前有50多个品种。杨梅可以生津止渴，和中消食，解酒，涩肠，止血，用于调理烦渴、呕吐、呃逆、胃痛、食欲不振、食积腹痛等。1973年余姚境内发掘新石器时代的河姆渡遗址时发现杨梅属花粉，说明在7000多年以前该地区就有杨梅生长。

冬虫夏草

价格高昂的保健品

○ 五月廿五日

寒冬化虫，炎夏生草。
根埋如蚕，露形似韭。
护肾益阴养精血，止衄化痰缓虚劳。
味甘性平补命门，镇咳平喘滋肺金。

注意	久服宜慎。
制作	夏初子座出土、孢子未发散时挖取，晒至六七成干，除去似纤维状的附着物及杂质，晒干或低温干燥。
贮藏	置阴凉干燥处，防蛀。

冬虫夏草也叫虫草、冬虫草、夏草冬虫，是冬虫夏草菌寄生在蝙蝠蛾科昆虫幼虫上的子座和幼虫尸体的干燥复合体。冬虫夏草可以补肾益肺，止血化痰，用于调理肾虚精亏、阳痿遗精、腰膝酸痛、久咳虚喘、劳嗽咯血。

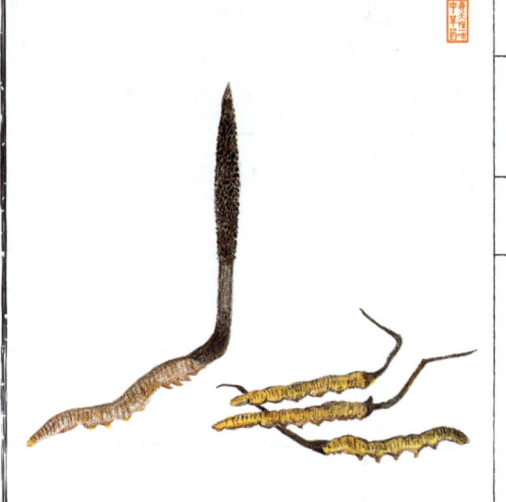

莱菔子

萝卜的种子最利气

○ 五月廿六日

制作	夏季果实成熟时采割植株，晒干，搓出种子，除去杂质，再晒干。
贮藏	置通风干燥处，防蛀。

凌霜莱菔珍肴馔，清炒子实得良方。
生升散寒发疮疹，熟降止痢轻痢汤。
消食除胀化脘满，下气宽中通停滞。
辛甘性平入肺脾，降气豁痰解咳壅。

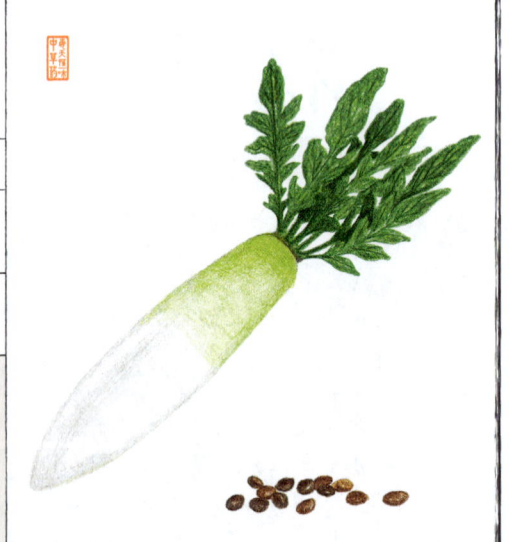

莱菔子也叫萝卜子，是萝卜的干燥成熟种子。莱菔子能消食除胀，降气化痰，用于调理饮食停滞、脘腹胀痛、大便秘结、积滞泻痢、痰壅喘咳。

《本草纲目》中对莱菔子有很高的评价，说："莱菔子之功，长于利气。生能升，熟能降，升则吐风痰，散风寒，发疮疹；降则定痰喘咳嗽，调下痢后重，止内痛，皆是利气之效。"

箬叶

包粽子的材料

五月 May

五月廿七日

疏辽根茎似竹第,
节箨轻叶若芦荻。
面青背淡余柔刃,
新旧相代久常青。
清热止衄缓崩漏,
抚痹肃金解烦忧。
味甘性寒入肝肺,
解毒消肿安疮痈。

注意	箬叶大凉,脾胃虚寒之人及素有胃寒病者勿食为妥。
制作	5—11月采收,晒干。
贮藏	置通风干燥处。

箬叶又叫辽叶,能清热止血,解毒消肿,用于调理崩漏、小便不利、喉痹、痈肿等。箬叶含有特殊的清香,端午节的时候,人们经常用箬叶来包粽子,也有的平时用来做竹筒饭、果蔬饮料、乳制品等,提升产品的品质。

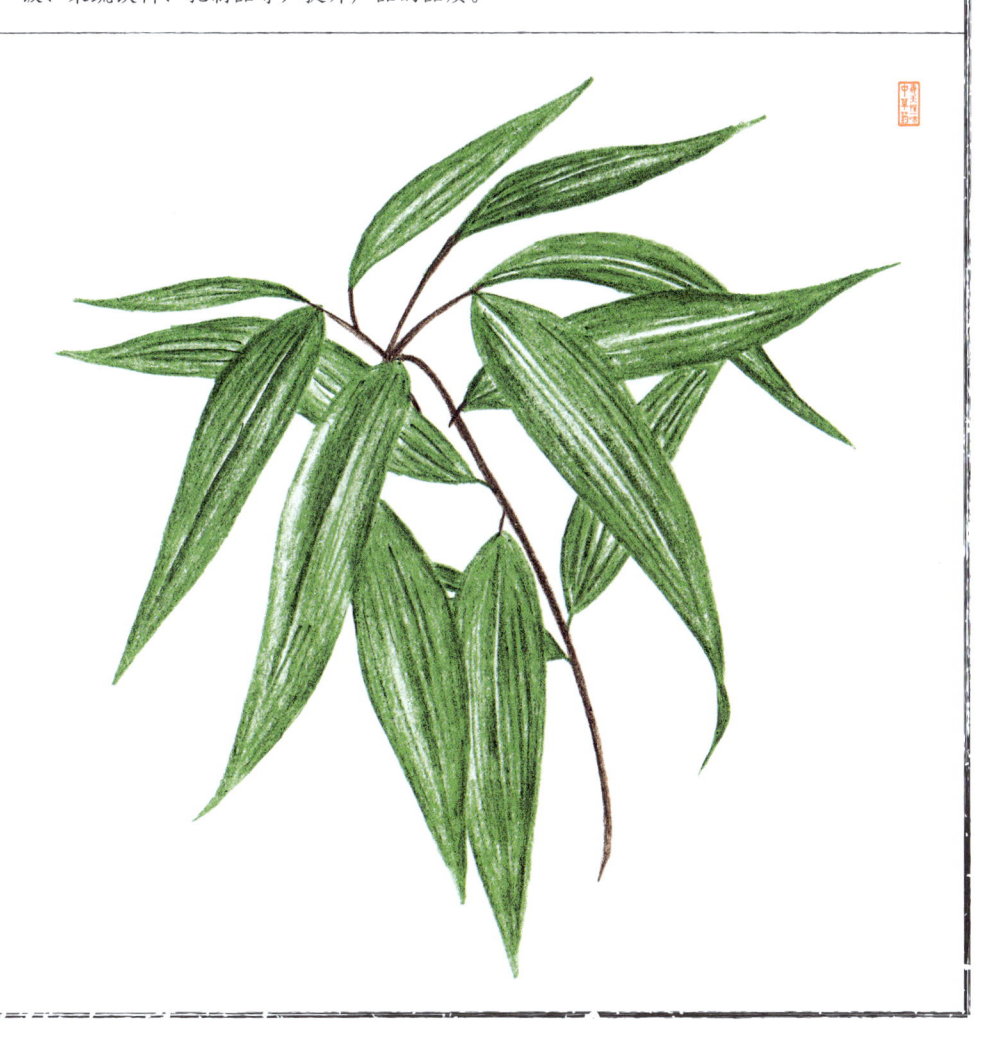

细辛

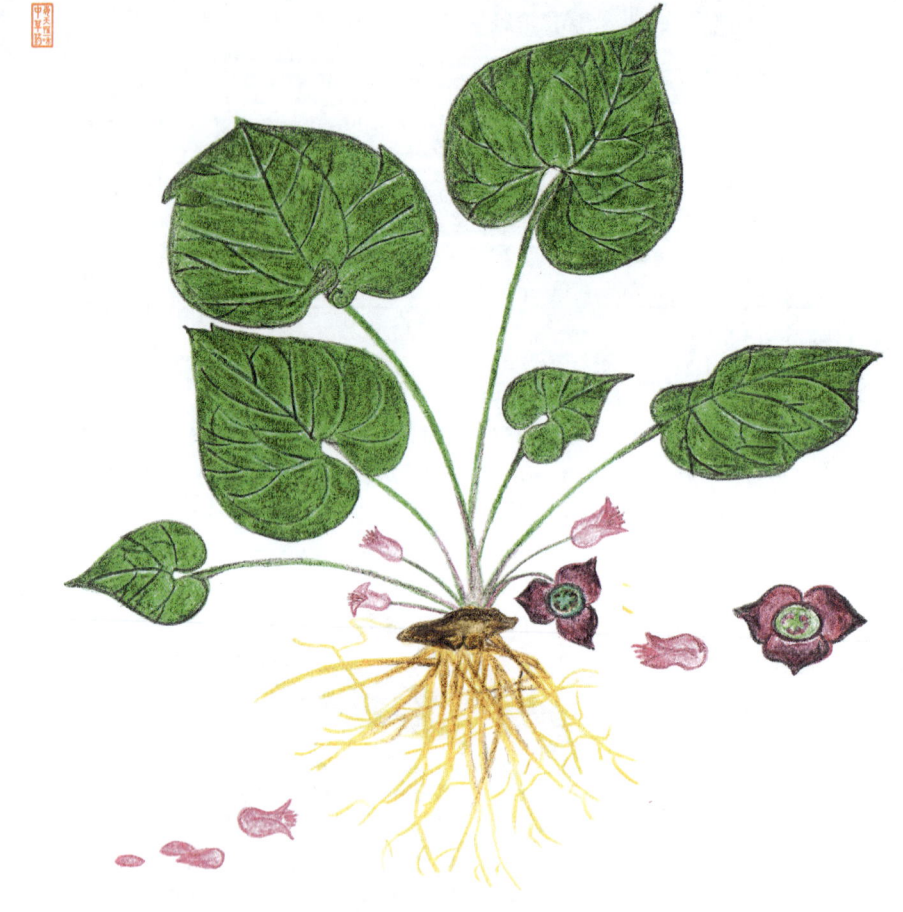

通利九窍的药物

五月廿八日

注意	不宜与藜芦同用。
制作	夏季果熟期或初秋采挖，除净地上部分和泥沙，阴干。
贮藏	置通风干燥处。

解表散寒清诸风，温肺化饮利九窍。
味辛性温有小毒，利水祛湿痹痛消。

细辛也叫华细辛、盆草细辛，它能解表散寒，祛风止痛，通窍，温肺化饮，用于调理风寒感冒、头痛、牙痛、鼻塞流涕等。辛芩颗粒、滴通鼻炎水、伊痛舒注射液、宽胸气雾剂中都含有细辛的成分。

细辛作为药用植物，始于秦汉时期的《神农本草经》，鉴别的时候以根色灰黄、叶色绿、干燥、气辛香、嚼之辛辣麻舌者为佳。

○ 每天懂一味中草药

马铃薯

我国重要的粮食型蔬菜

五月廿九日

荆桥稚菊斜畔处,
薯仔苤羮竹蒿空。
热烹菜蔬饮玉液,
熟煨山芋果腹虚。
和胃健中祛痹痛,
解毒消肿除浊痈。
缓解通利宽肠道,
滋阴补血福禄增。

制作	4—5月或9—10月挖取块茎,鲜用或晒干。
贮藏	置干燥处。

　　马铃薯也叫阳芋、山药蛋、洋番薯、土豆、洋芋、山洋芋等,能和胃健中,解毒消肿,用于调理胃痛、痄腮、痈肿、湿疹、烫伤。

　　马铃薯是我国重要的粮食型蔬菜,煎炒烹炸,吃法五花八门。炒土豆丝、薯片、薯条、薯塔是很多人都喜欢的美食。

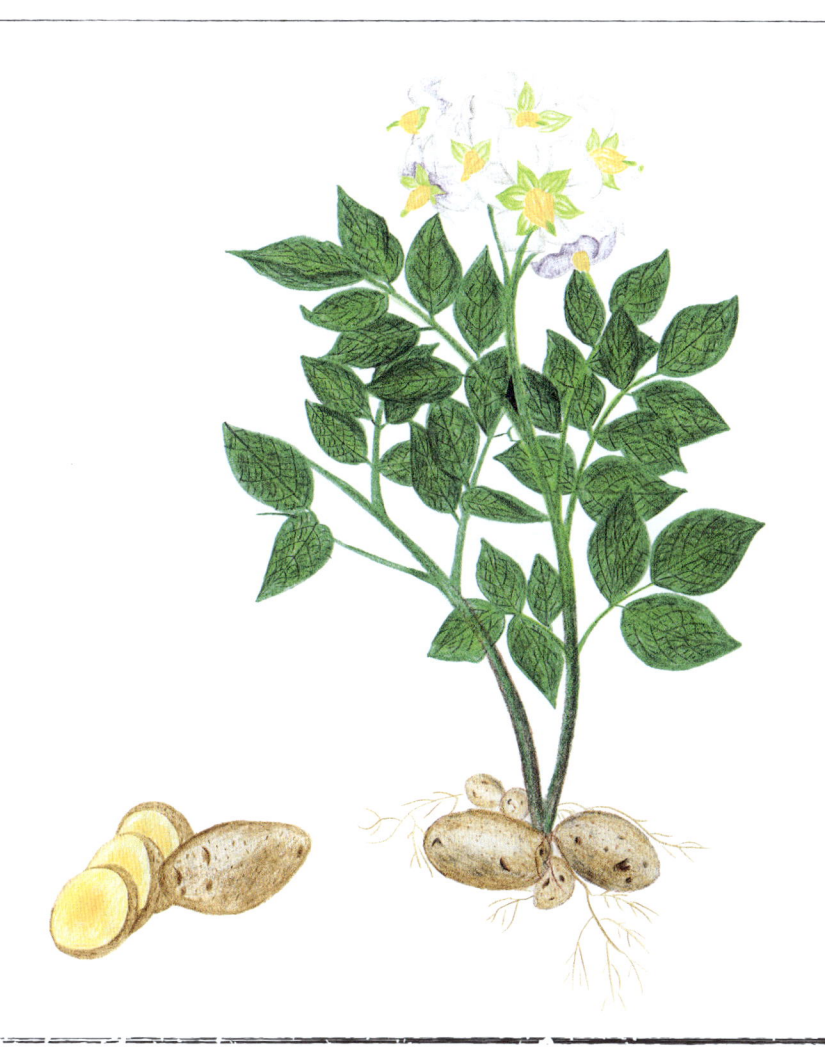

○ 每天懂一味中草药

石首鱼

五月三十日

能夜间发光的江鱼

似鳢鼻短甲无鳞，逐浪乘风跃海门。
重午同时石首物，黄䱊角黍共相宜。
疏肝解郁清翳障，健脾养胃调中焦。
补肾固元添甘乳，益精添髓止眩昏。

注意	患风痹、半身不遂、痰热所致癫狂及疮疡者慎用。
制作	在鱼汛期捕捞，鲜用或冷藏。
贮藏	冷藏。

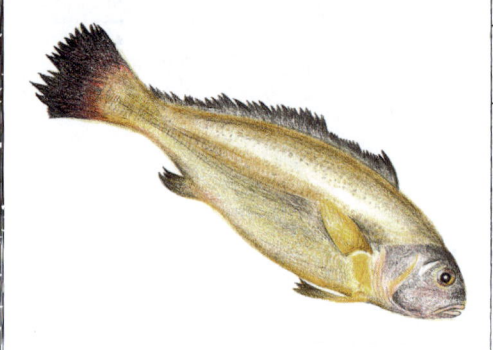

　　石首鱼头中有像棋子的石头，因此得名，也叫黄花鱼、江鱼，出水能叫，还能夜间发光。石首鱼能益气养胃，补肾，明目，用于调理病后、产后体虚、乳汁不足、肾虚腰痛、水肿、视物昏花。

水苏

五月卅一日

清热解毒的山升麻

注意	体虚者慎用。
制作	秋末水苏茎叶凋萎后，可随时采收块茎，也可翌年春季萌芽前采收。
贮藏	置通风干燥处。

芥苴劳菹陈㾬草，龙脑薄荷野紫苏。
多年草本方棱茎，银脚鹭鸶望江青。
疏风理气安目眩，清热解表祛毒邪。
利咽消肿除渴饮，止血停痢缓崩中。

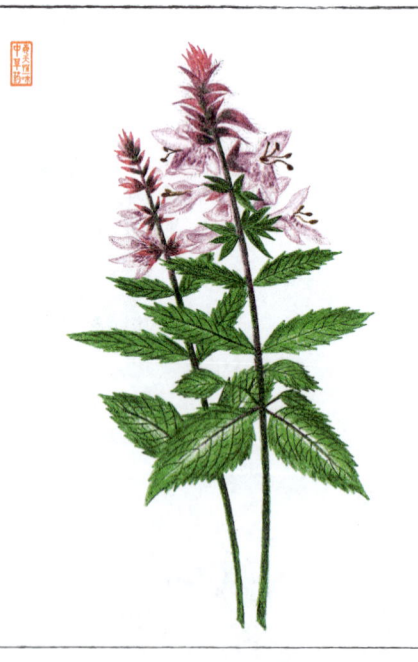

　　水苏也叫芥苴、鸡苏、野紫苏、山升麻、乌雷公、劳菹、陈㾬草，以根或全草入药。水苏能清热解毒，止咳利咽，止血消肿，用于调理头风目眩、咽痛失音、崩漏、痢疾、淋证、跌打肿痛等。

112

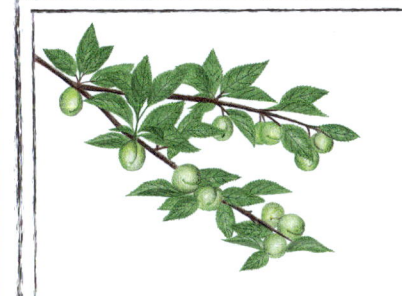

June

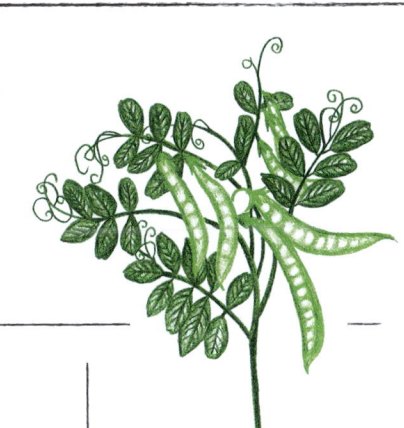

六月

六月五日前后
交芒种节气

六月二十日前后
交夏至节气

小满 芒种 夏至

本篇精选30味在六月采收的中药材。
这个月，人体到了生长的高峰期，
细胞的新陈代谢也会加快，这时候要好好地养一养心，
为身体的生长提供动力。

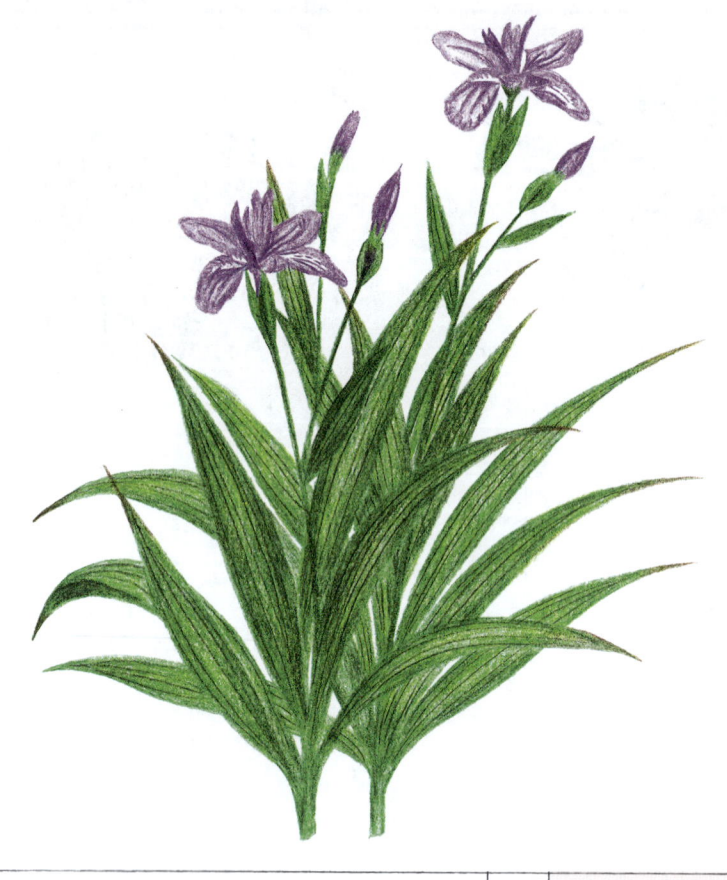

鸢 尾

祛风活血的扁竹花

● 六月一日

注意	体虚便溏者及孕妇禁用。
制作	6—10月采收，切碎鲜用。
贮藏	置干燥处。

轻风曼舞鸢尾影，
紫蓝蝴蝶燕子花。
山谷芳飞沁心神，
婀娜虹彩绣酣春。
祛积除满清腹胀，
解毒除邪消疟疾。
散风利湿抑痹痛，
活血化瘀缓跌扑。

　　鸢尾也叫乌鸢、扁竹花、屋顶鸢尾、蓝蝴蝶、紫蝴蝶、蛤蟆七，以叶或全草入药。鸢尾能清热解毒，祛风活血，用于调理咽喉肿痛、肝炎、膀胱炎、风湿骨痛、无名肿毒、跌打肿痛。

　　鸢尾是我国重要的盆花、切花、花坛用花之一，花朵的形状宛若翩翩彩蝶，清香扑鼻，国外有用鸢尾做成香水的习俗。

六月 June

黄梅青柰甜沙果，甜美馨香醉心脾。
金璐硕实遇清和，云蒸霞蔚艳仲春。
肃金润肺定咳喘，味甘性温入肝心。
添津止渴化暑热，补血滋阴固元精。

杏

生津止渴的甜梅

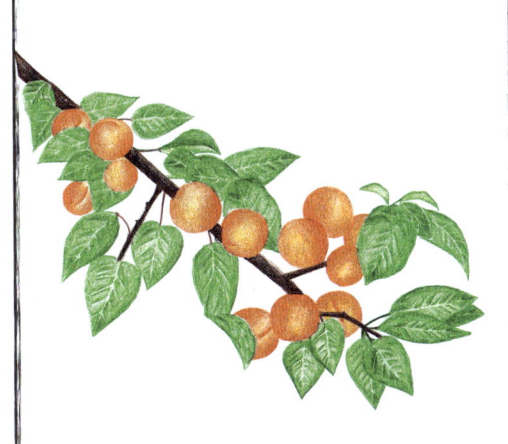

六月二日

注意	不宜多食。
制作	6—7月果实成熟时采收，鲜用或晒干。
贮藏	置通风干燥处。

杏也叫甜梅、杏果、杏实，能润肺定喘，生津止渴，用于调理肺燥咳嗽、津伤口渴。杏原产于新疆，是我国很重要的经济果树树种之一。主要分为三种：食用杏、仁用杏、加工用杏。加工用杏果肉厚，糖分多，适合做果脯。

六月三日

杏仁

降气化痰的杏梅仁

注意	阴虚咳嗽及便溏者忌用。
制作	6—7月成熟期采摘果实，除去果肉，洗净，晒干，敲碎果核，取种子。
贮藏	置通风干燥处，防蛀。

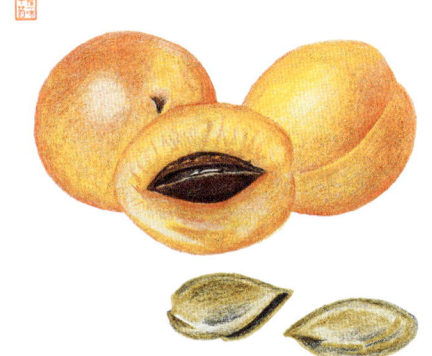

气逆闭阻生喘咳，降于胸膈行于经。藏邪上扬得痞塞，经病走行见肿痈。
诸症难知何以解，山谷幸采杏梅核。疏利开通木落子，破壅降逆调气分。
味苦性温入脾肺，解肌通络主惊痫。清肺祛痰升金气，润燥滑肠理中焦。

杏仁也叫杏核仁、杏子、木落子、杏梅仁，以种子入药。杏仁能降气化痰，止咳平喘，润肠通便，用于调理外感咳嗽喘满、肠燥便秘。

杏仁分为苦杏仁和甜杏仁。甜杏仁一般做坚果用，苦杏仁一般入药。

○ 每天懂一味中草药

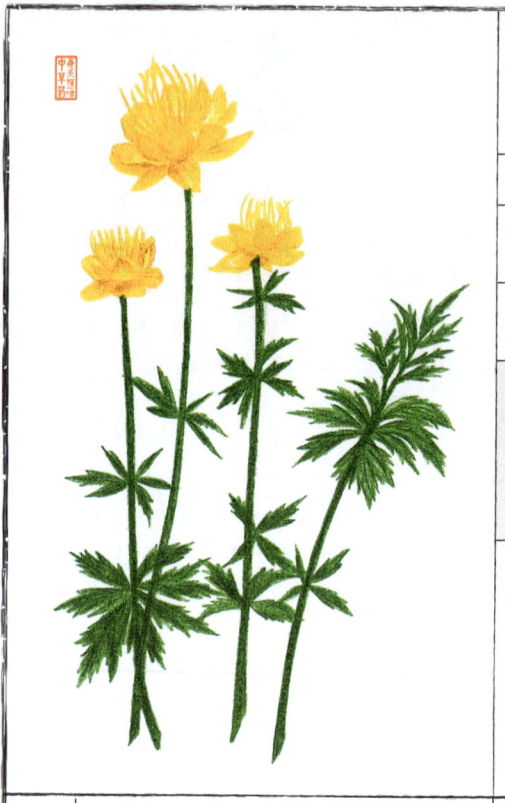

金莲花

六月四日

陆地莲

制作	6—7月花盛开时采收，晾干。
贮藏	置通风干燥处。

净土金莲难觅遇，禅定修身静以专。
宽瓣芙蓉浮萍盏，林间草甸天地间。
消肿明目解岚瘴，味苦性寒入中堂。
美肤驻颜悦心愿，清热解毒化疔疮。

金莲花也叫旱荷、旱莲花寒荷、陆地莲、旱地莲、金梅草、金疙瘩。金莲花能清热，解毒，消肿，用于调理感冒发热、咽喉肿痛、口疮、牙龈肿痛、目赤肿痛、疔疮肿毒、急性鼓膜炎、急性淋巴管炎。

雪莲花

六月五日

温肾壮阳的大拇花

注意	用量不宜过大，孕妇禁用。
制作	6—7月间开花时拔取全株，晾干。
贮藏	置通风干燥处。

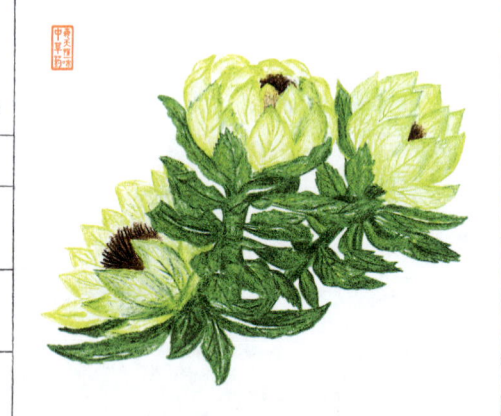

暮春初夏积雪在，峭崖藏草若荷莲。蕙质冰肌肤如雪，巅峰独语醉长眠。
温肾助阳缓痹痛，祛风胜湿壮腰膝。味甘性温滋水木，通经活血护胎衣。

雪莲花也叫雪莲、雪荷花、大拇花、大木花，以全草入药。雪莲花能温肾壮阳，调经止血，用于调理阳痿、腰膝酸软、女子带下、月经不调、风湿痹证、外伤出血。鹿骨雪莲酒、复方雪莲胶囊、雪莲药酒、雪莲注射液都以雪莲花为主要成分。雪莲花和冬虫夏草都是珍贵中药，两者配伍温肾壮阳的作用更强，可以调理阳痿、遗精等。

六月 June 六月六日

酸浆

清热利咽的灯笼草

房中有子如梅李,
状若灯笼红姑娘。
多生草本酸浆裉,
宿萼硕果挂金灯。
清火消郁祛烦满,
味酸性平入太阴。
定志益气利水道,
清热解毒消疔疮。

注意	孕妇及脾虚泄泻者禁用。
制作	6—9月采收,鲜用或晒干。
贮藏	置通风干燥处。

　　酸浆也叫蔵（diǎn）、寒浆、醋浆、苦蔵、皮弁草、酸浆草、酢浆、灯笼草、红姑娘等,以全草入药。酸浆能清热利咽,通利二便,用于调理咽喉肿痛、肺热咳嗽、黄疸、痢疾、水肿、小便淋涩、大便不通、湿疹等。

　　我国东北地区种植比较多,其他地区则比较少,仍属于稀有水果。酸浆成熟的时候挂满枝头,像一串串灯笼。它的风味很独特,是加工饮料、果酒的好材料。

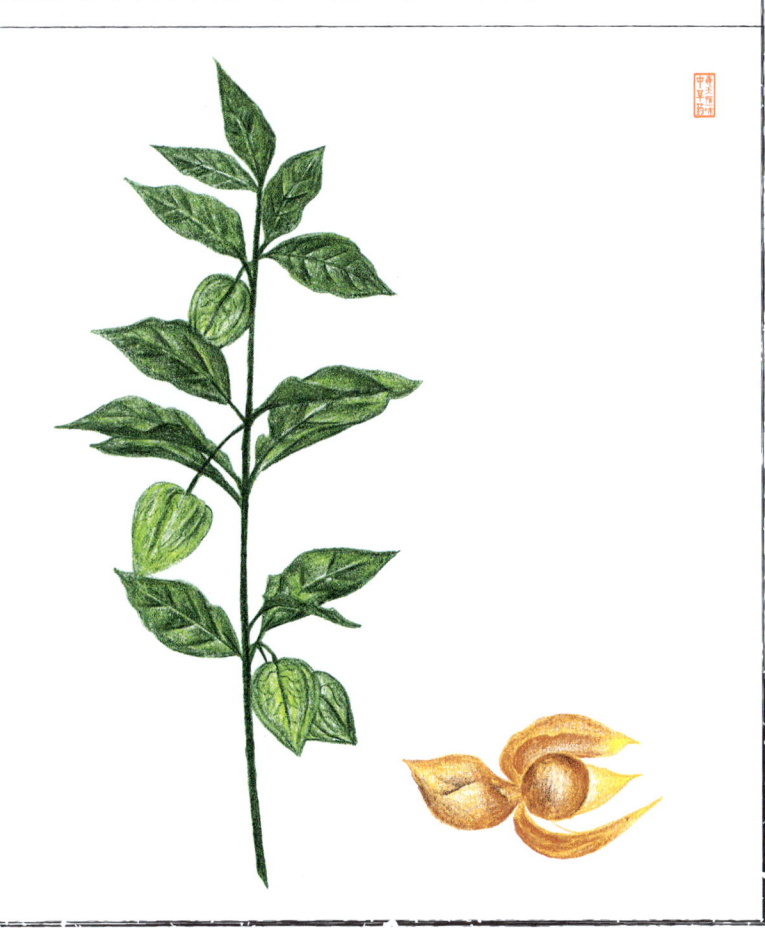

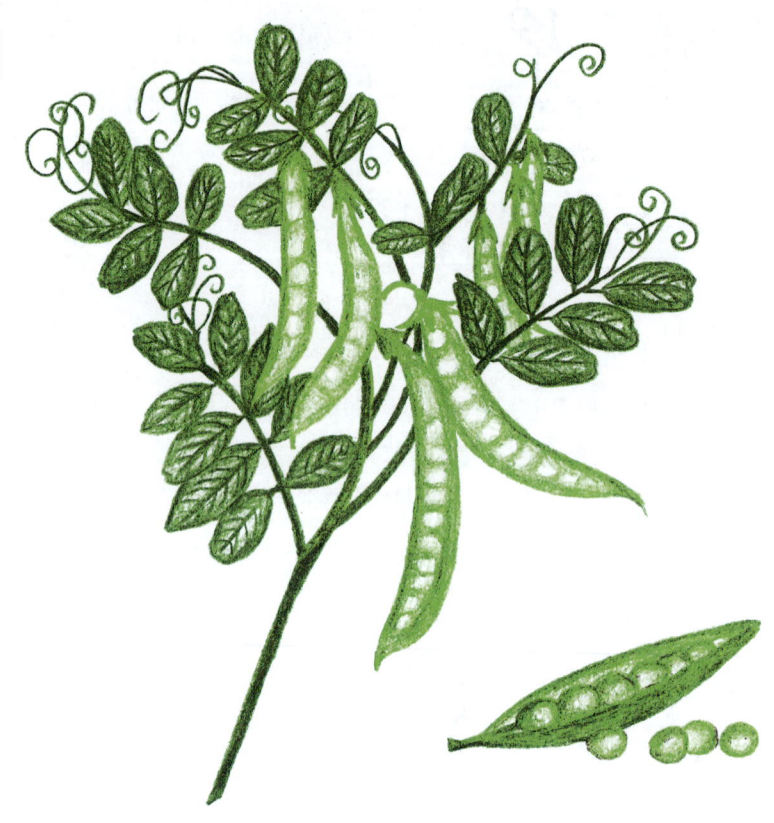

豌 豆

和中下气的雪豆

注意	多食发气痰。
制作	6—7月采收全草，鲜用或晒干。
贮藏	置干燥处。

○ 六月七日

怜怜轻曳依墙隅，
芄芄子立自吐芳。
蔓扰荨盘蝶飞舞，
煮羹漉菽叙衷肠。
和中下气理脾胃，
通乳利水解毒疡。
益土平气消烦渴，
调和营卫化痈疮。

豌豆也叫脾豆、寒豆、雪豆，能和中下气，通乳利水，解毒，用于调理消渴、吐逆、泻痢腹胀、霍乱转筋、乳少、脚气水肿、疮痈。

豌豆嫩的时候可以做蔬菜，长老之后可以做炒豆吃。豌豆是一种营养丰富的豆类，含铜、铬等微量元素较多，糖尿病、高血压、冠心病患者，老年人、儿童，食用豌豆都有好处。豌豆黄是以豌豆为主要原料的民间小吃，颇受欢迎。

六月 June

浮小麦

六月八日

穗花直立醉轻盈，清甜金浪寓丰登。
体弱性燥理脾胃，枯浮无肉麸麦衣。
养心安神定魂魄，益气除热消骨蒸。
味甘性凉清脏燥，敛汗益阴祛风湿。

干瘪轻浮的小麦可药用

注意	无汗而烦躁或虚脱汗出者忌用。
制作	夏至前后，成熟果实采收后，取瘪瘦轻浮与未脱净皮的麦粒，筛去灰屑，用水漂洗，晒干。
贮藏	置干燥处。

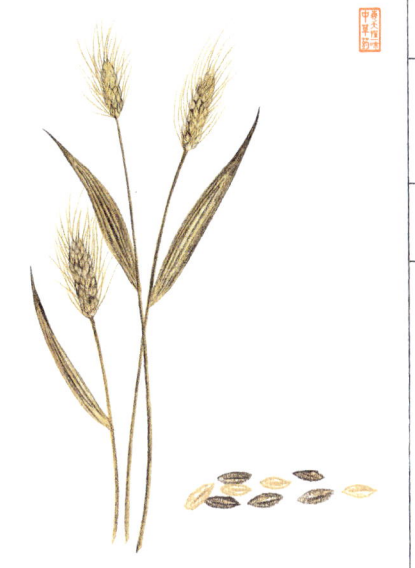

浮小麦又叫浮水麦、浮麦，是小麦干瘪轻浮的颖果。《本草纲目》中说，浮小麦能"益气除热，止自汗盗汗、骨蒸虚热、妇人劳热"。可见浮小麦能除虚热，止汗，用于调理阴虚发热、盗汗、自汗。

木耳

六月九日

中餐中的黑色瑰宝

注意	虚寒溏泻者慎用。
制作	6—10月采收，采摘后放到烘房中烘干，温度由35℃逐渐升高到60℃。
贮藏	置干燥处，防潮。

栎榆阔叶腐木上，如耳波缘气微香。
米泔煎服拂冷泪，温酒煨汤镇亏伤。
凉血祛痔消肠癖，滋阴润燥缓虚咳。
崩淋痢疾食可治，充气益中耐腹饥。

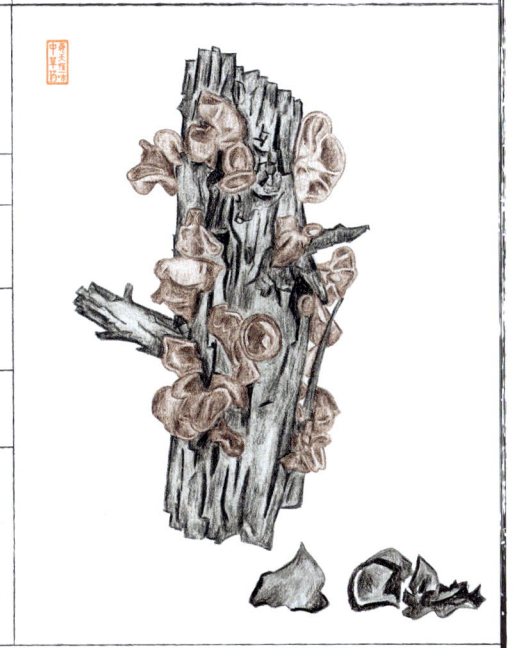

木耳也叫黑木耳，是真菌木耳、毛木耳及皱木耳的子实体。木耳能补益气血，润肺止咳，止血，用于调理虚劳、痔疮出血、跌打伤痛等。

○ 每天懂一味中草药

茉莉花

● 六月十日

花香非常丰富的茶

注意	火热内盛、燥结便秘者慎食。
制作	6—7月花初开时采收，立即晒干或烘干。
贮藏	置通风干燥处。

冰葩素洁翠中翡，雅香馥郁盏间茗。
不与秋色争绮丽，天赋仙骨独芳息。
辟秽和中消疮肿，辛甘性温遇蔓华。
清虚祛寒化疽瘤，调气解郁平肝方。

  茉莉花能理气开郁，辟秽和中，用于调理泻痢腹痛、胸脘闷胀、头晕、头痛、目赤肿痛。
  茉莉花极香，是一种花茶，有抗菌消炎的作用；茉莉花油的身价很高，相当于黄金的价格；茉莉花也是重要的香精原料，我们日常所用的香水、香皂、化妆品基本都有茉莉花的香味。

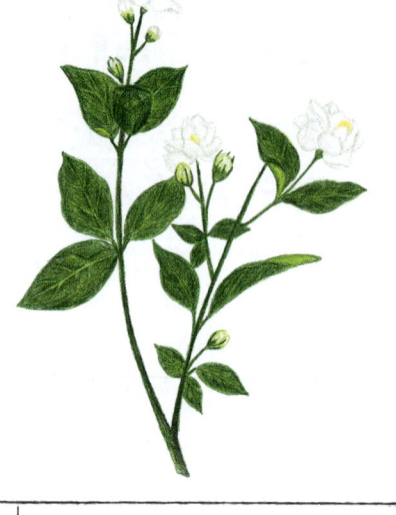

含羞草

● 六月十一日

受到外力触碰就会立即闭合的奇妙植物

制作	夏季采收，晒干。
贮藏	置干燥处。

纤弱细枝轻盈舞，娴静内敛含羞知。
披散草本喝呼草，对叶连脉望江南。
清热利湿除淋溺，化痰止咳肃肺金。
止痛宁神安烦躁，解毒祛邪化疳积。

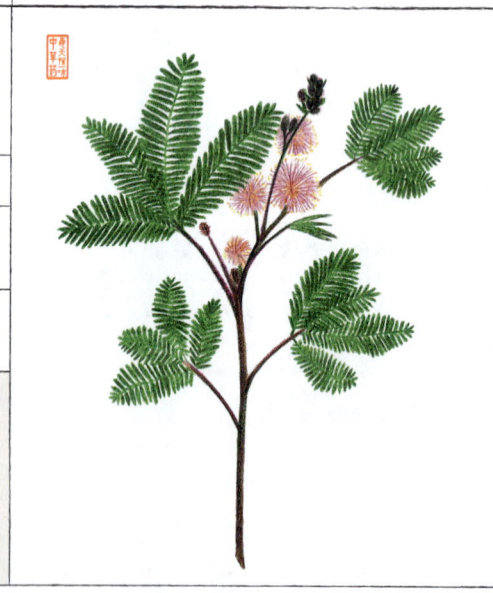

  含羞草能清热，安神，消积，解毒，用于调理肠炎、胃炎、失眠、小儿疳积、目热肿痛、深部脓肿、带状疱疹。
  它极易成活，还有比较好的观赏效果，适合在阳台、室内做盆栽。含羞草的叶子对热和光反应比较灵敏，受到外力触碰就会立即闭合，因为这种特性，它还可以预兆天气变化。

荨麻

植物猫

六月十二日

青叶投水生绝还,
冒冬不凋若花桑。
苗似苎麻芒锋利,
生于山野路草间。
祛风消肿疗蛇噬,
解痉和血祛风湿。
味辛性温遇毒邪,
平肝定惊消癥积。

注意	脾胃虚弱者慎用。
制作	6—9月采收,切断,晒干。
贮藏	置通风干燥处。

　　荨麻也叫寻麻、蝎子草,以全草入药。荨麻能祛风通络,平肝定惊,消积通便,解毒,用于调理风湿痹痛、消化不良、大便不通、荨麻疹、跌打损伤、虫蛇咬伤。

　　把荨麻放在粮仓周围,老鼠就逃之夭夭,所以有"植物猫"之称。荨麻营养丰富,人工处理后变成一种优质饲料。

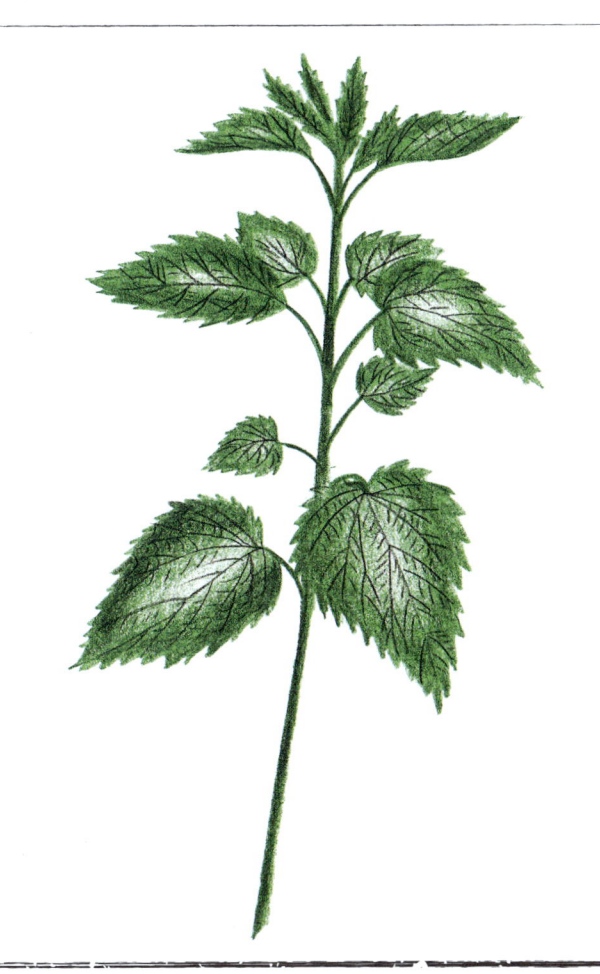

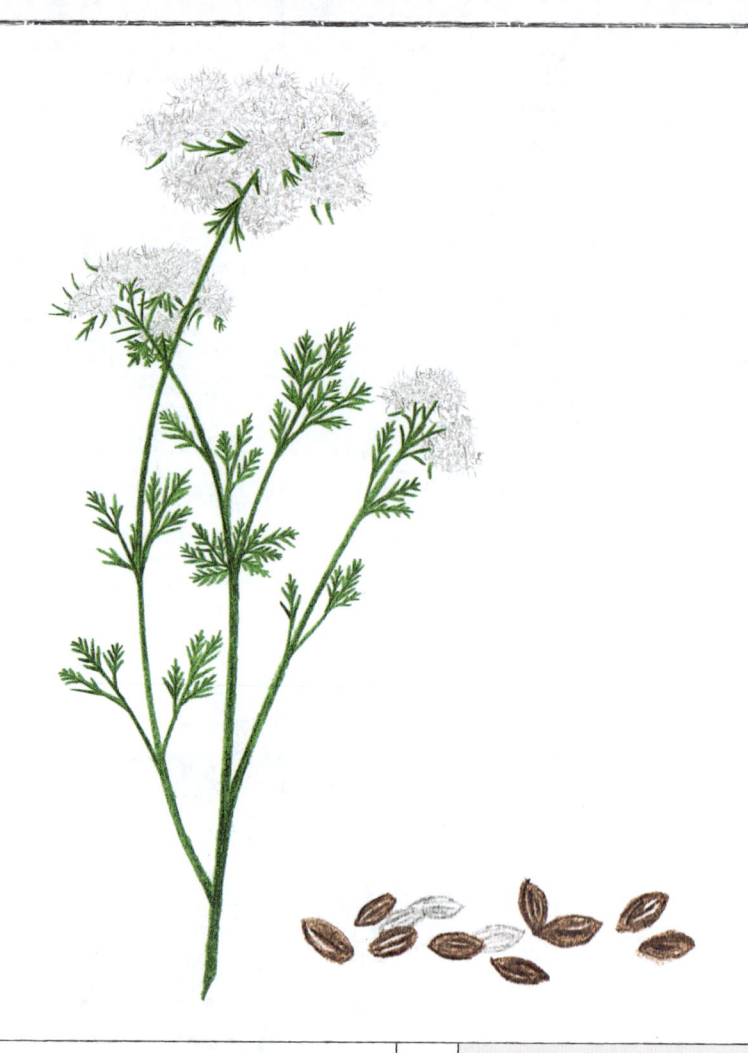

蛇床子

燥湿祛风的野茴香

制作	夏、秋季果实成熟时采收,除去杂质,晒干。
贮藏	置干燥处。

○ 六月十三日

额头花实蛇床子,
崭露田间路林边。
子若黍粒双悬果,
内外施治皆良机。
燥湿祛风利关节,
杀虫止痒抵恶疮。
温肾壮阳好颜色,
通经行络疏痹汤。

　　蛇床子也叫野茴香、野胡萝卜子、蛇米、蛇粟,以干燥成熟果实入药。蛇床子能燥湿祛风,杀虫止痒,温肾壮阳,用于调理阴痒带下、湿疹瘙痒、湿痹腰痛、肾虚阳痿、宫冷不孕。

　　乌蛇止痒丸、皮肤康洗液、湿疹散、颐和春胶囊中都有蛇床子的成分。

每天懂一味中草药

薤白

六月 June · 六月十四日

温中下气善消谷，理胃建中除邪痹。
辛苦性温祛风邪，杀虫解毒消疮积。

通阳散结的野蒜

注意	胃弱、气虚的人不宜服用。
制作	夏、秋季采挖，洗净，除去须根，蒸透或置沸水中烫透，晒干。
贮藏	置干燥处，防蛀。

　　薤白也叫野薤、野蒜、薤白头、野白头，是小根蒜或薤的干燥鳞茎。薤白能通阳散结，行气导滞，用于调理胸痹心痛、脘腹痞满胀痛、泻痢后重。舒心降脂片、镇心痛口服液、舒心宁片中都有薤白的成分。

仙鹤草

六月十五日

收敛止血的龙芽草

制作	夏、秋季茎叶茂盛时采割，除去杂质，干燥。
贮藏	置通风干燥处。

碎花施州龙芽草，仙鹤衔枝馈凡间。
羽叶互生皱卷索，质脆易碎断中空。
收敛止血安崩漏，截疟解毒消疮痈。
散痞除满理百病，疏肝健胃缓劳伤。

　　仙鹤草也叫龙芽草、脱力草、狼牙草、金顶龙牙、黄龙尾、毛脚茵，能收敛止血，截疟，止痢，解毒，补虚，用于调理疟疾、血痢、痈肿疮毒、阴痒带下、脱力劳伤等。

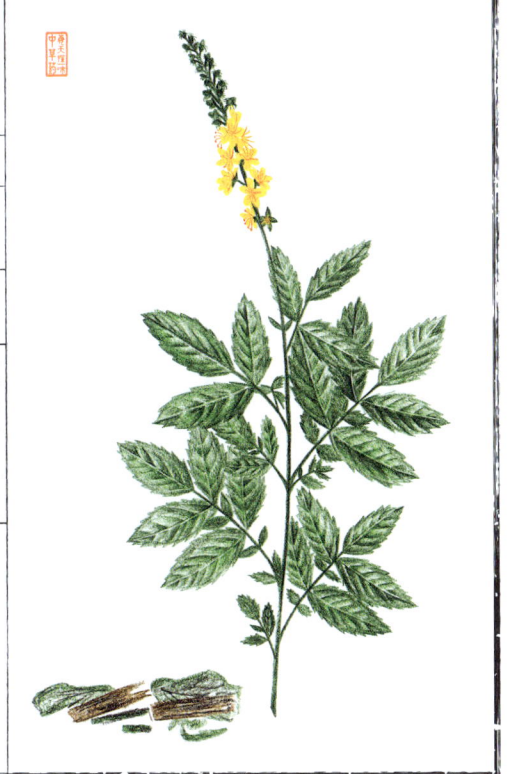

123

覆盆子

少为人知的药用水果

六月十六日

藤状灌木高尺余,
溪旁山坡遇林中。
益气轻身安五脏,
滋阴固精缩尿方。
甘酸性温滋水木,
疏利肾气实下焦。
养肝明目祛翳障,
添精补髓覆盆汤。

○ 每天懂一味中草药

注意	阴虚火旺、小便短赤者慎用。
制作	夏初果实由绿变绿黄时采收,除去梗、叶,置沸水中略烫或略蒸,取出,干燥。
贮藏	置干燥处。

　　覆盆子也叫覆盆、乌藨（biāo）子、小托盘、山泡、树莓、野莓,以干燥果实入药。覆盆子能益肾固精缩尿,养肝明目,用于调理遗精滑精、遗尿尿频、阳痿早泄、目暗昏花。调经促孕丸、强阳保肾丸中就含有覆盆子的成分。

　　覆盆子有红色、金色、黑色。在欧美是一种水果,味道酸甜,在中国分布比较广,却少为人知,市场上也比较少见。

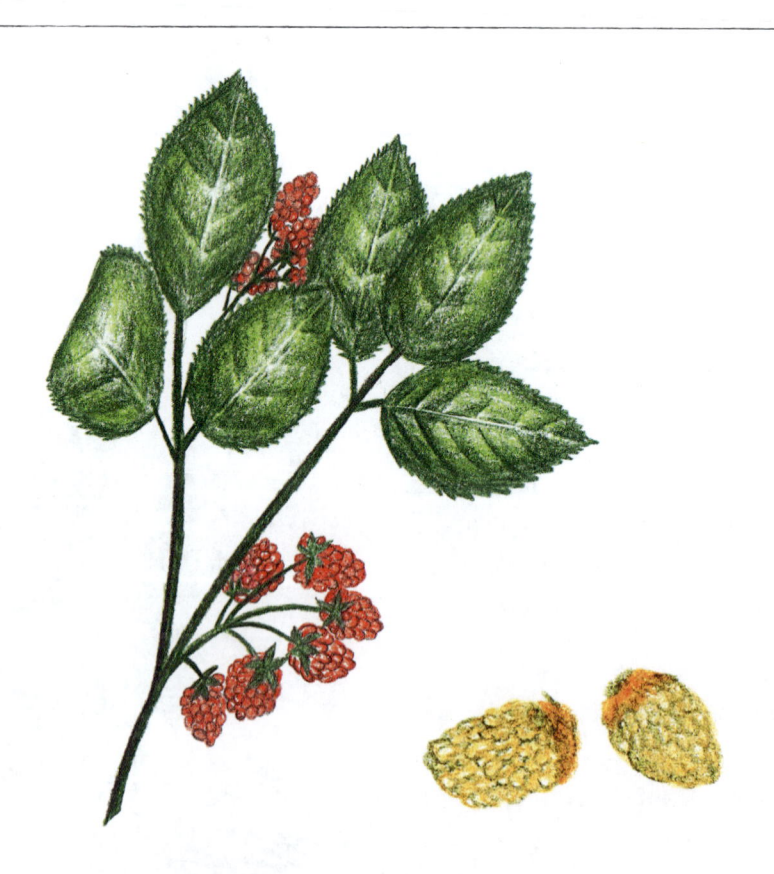

六月 June

金钱草

六月十七日

活血散瘀金钱草，味苦性寒报春花。
轻曳柔茎芳仙子，黄沙走疸摄毒草。
清热利尿通淋溺，镇咳消肿克肺痈。
祛风除湿缓痛痹，止带定惊化疳积。

利湿退黄的镜面草

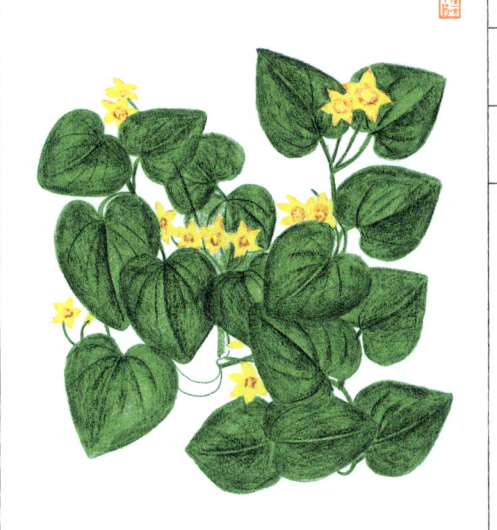

注意	孕妇禁用。
制作	夏、秋季采收，除去杂质，晒干。
贮藏	置干燥处。

　　金钱草也叫镜面草、翠屏草、荷苞草等，以干燥全草入药。金钱草能利湿退黄，利尿通淋，解毒消肿，用于调理湿热黄疸、胆胀胁痛、石淋、热淋、小便涩痛、痈肿疔疮、蛇虫咬伤。

蝉花

六月十八日

具有动物和植物两种形态的奇妙生物

注意	野外采挖到的蝉花不能随便食用。
制作	6—8月间，自土中挖出，去掉泥土，晒干。
贮藏	置干燥处。

孢梗丛生新白顶，蜕蛹灵冠谓蝉花。
蝉科蚱蟟寄浮世，肇秋积土觅良医。
疏散风热解表证，味甘性寒入肝经。
透疹明睛退目翳，止痉缓眩风自息。

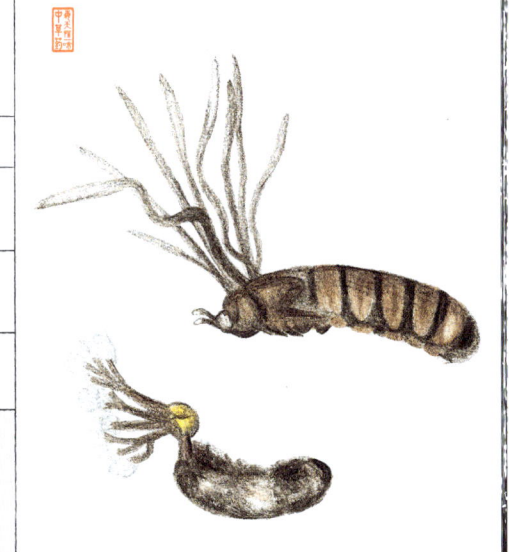

　　蝉花也叫蝉蛹草、蛹草、蝉草菌、虫花，能疏散风热，息风止痉，明目退翳，用于调理外热风热、发热、头昏、咽痛等。蝉花是一种具有动物和植物两种形态的奇妙生物，是与冬虫夏草类似的"虫草"。

○ 每天懂一味中草药

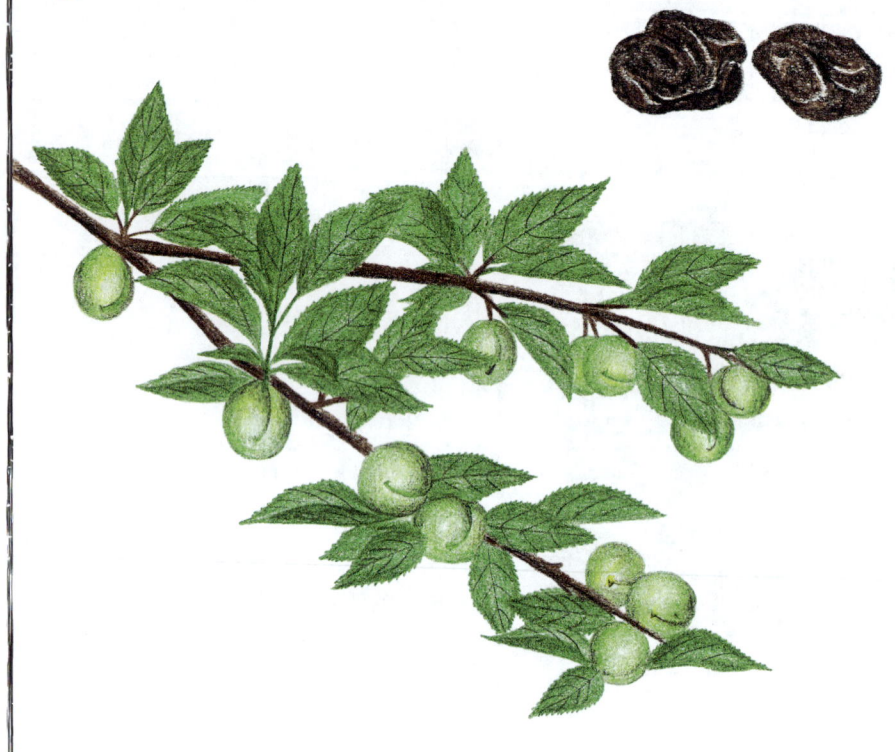

乌梅

梅的干燥近成熟果实

● 六月十九日

清馥素葩缤纷语，
暗香繁树赏青梅。
熏制酸果显妙处，
玄色黄仔珍奇珠。
肃肺涩肠敛浮热，
生津除烦安心神。
安蛔驱虫宁厥痛，
止痢滑肠润燥汤。

注意	不宜多食、久食。
制作	夏季果实近成熟时采收，低温烘干后闷至色变黑。
贮藏	置阴凉干燥处，防潮。

  乌梅也叫酸梅、黄仔、合汉梅、干枝梅，是梅的干燥近成熟果实。乌梅能敛肺、涩肠、生津、安蛔，用于调理肺虚久咳、久泻久痢、虚热消渴、蛔厥呕吐、腹痛。

  乌梅和五味子都有生津止渴、敛肺止咳、涩肠止泻的作用，五味子还能宁心安神，滋肾固精，乌梅还有和胃止呕、收敛止血的作用。

  小儿泻速停颗粒、固肠止泻丸（结肠炎丸）、小儿康颗粒都含有乌梅的成分。

石斛

● 六月二十日

益胃生津的千年润

益胃生津还魂草,滋阴清热紫潆仙。
味甘微寒补五脏,定志除惊缓虚伤。

注意	脾胃虚寒的人禁用。
制作	全年均可采收,鲜用,除去根和泥沙;干用,采收后,除去杂质,用开水略烫或烘软,再边搓边烘晒,至叶鞘搓净,干燥。霍山石斛11月—次年3月采收。
贮藏	干品置通风干燥处,防潮;鲜品置阴凉潮湿处,防冻。

石斛也叫林兰、禁生、杜兰、金钗花、千年润、黄草、吊兰花,以新鲜或干燥茎入药。石斛能益胃生津,滋阴清热,用于调理热病津伤、口干烦渴、胃阴不足、食少干呕、病后虚热不退、阴虚火旺、骨蒸劳热、目暗不明、筋骨痿软。

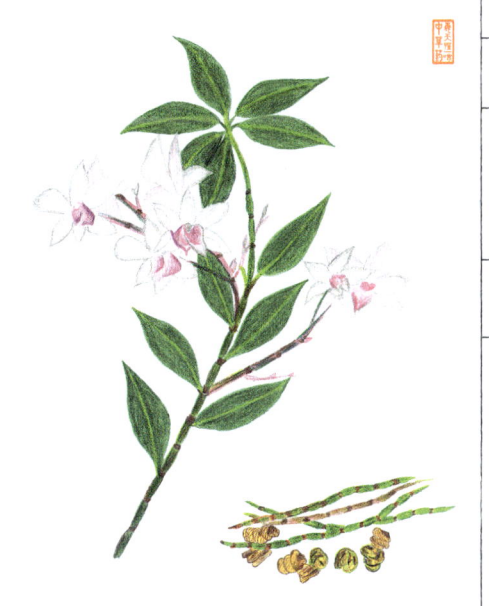

● 六月

瓦松

● 六月廿一日

天王铁塔草

制作	夏、秋季花开时采收,除去根及杂质,晒干。
贮藏	置通风干燥处。

屋上无根向天草,瓦霜唇莲石塔花。
跻身岩砾赤胆见,琼枝迎风傲霜寒。
祛邪杀虫转百逆,酸苦性凉归肝脾。
利湿消肿行经络,清热解毒疗疔疮。

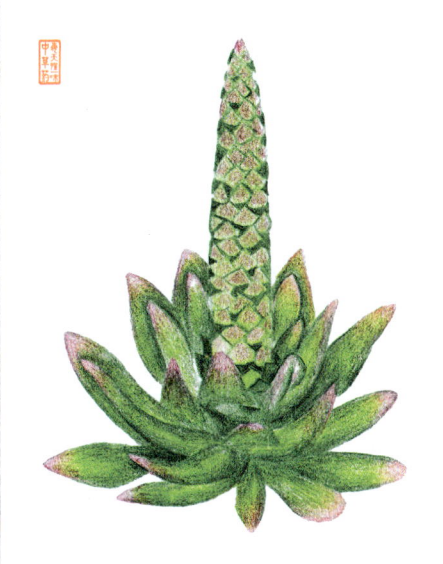

瓦松也叫流苏瓦松、瓦花、向天草、天王铁塔草,能凉血止血,解毒,敛疮,用于调理血痢、便血、痔血、疮口久不愈合等症。瓦松还适合做观赏植物,端午节前后,栽于小盆中,放阳台上。

127

苜蓿

富含维生素的牧草

• 六月廿二日

制作	6—10月收割，鲜用或切段晒干备用。
贮藏	置通风干燥处。

今视若珍馐金花菜，古以为粗鄙牧草王。
喜独自滋长了牵挂，好旷野田间无束生。
祛腹藏邪气清五脏，化脾胃热扰通小肠。
遇根络凉血解诸毒，得子实清肝明目睛。

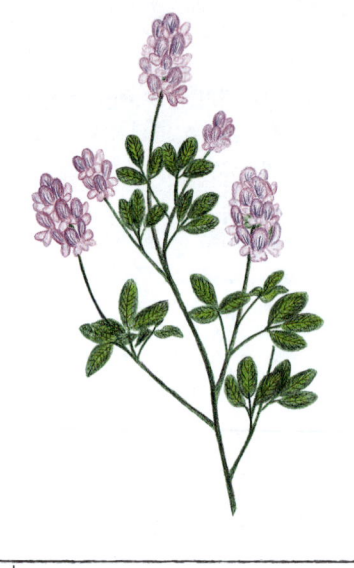

　　苜蓿也叫金花菜、幸运草、苜蓿草，能清热，利湿，通淋，排石，用于调理湿热黄疸、泄泻、痢疾、浮肿、砂淋、石淋、痔疮出血。苜蓿含有丰富的维生素B、维生素C、维生素K，一般作为饲料牧草使用。苜蓿的嫩芽含有丰富的膳食纤维，热量和糖含量比较低，还可以作为食物。

安息香

一种干燥树脂

• 六月廿三日

制作	夏季或秋季的时候，人们把白花树的树干割裂，收集流出的树脂，阴干后就是安息香。
贮藏	置阴凉干燥处。

白花葱茏孕玛瑙，紫玉黑精安息香。
煎炼软化破坚脆，研之素白为佳方。
芳香辟秽花椰脂，宣行气血入心脾。
豁痰祛邪除瘟疫，开窍醒神止痛积。

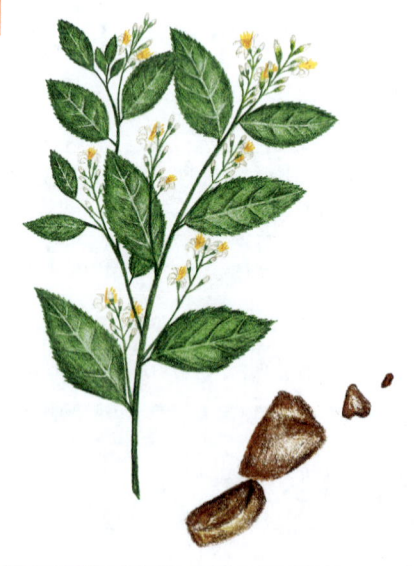

　　安息香也叫白花榔，是白花树（一说安息香树）的干燥树脂。安息香有开窍醒神、行气活血、止痛的功效，经常用来调理中恶昏迷、心腹疼痛、产后血晕、小儿惊风等。一般在安神香或抗压精油中会含安息香。

○ 每天懂一味中草药

太子参

六月 June

六月廿四日

益气健脾的童参

注意	脾寒、肠滑、久泄者忌用。不宜和萝卜、绿豆及强碱性食物同用。
制作	夏季茎叶大部分枯萎时采挖，洗净，除去须根，置沸水中略烫后晒干或直接晒干。
贮藏	置通风干燥处，防潮，防蛀。

肇秋硕果定虚悸，
鸣蜩落英霜满川。
草本茎紫叶对语，
古精灵秀太子参。
补中益气和脾胃，
培土生金缓虚劳。
味甘性平归脾肺，
体润性和添气津。

　　太子参也叫孩儿参、童参，以干燥块根入药。太子参能益气健脾，生津润肺，用于调理脾虚体倦、食欲不振、病后虚弱、气阴不足、自汗口渴、肺燥干咳。健胃消食片、肾衰宁胶囊、儿宝颗粒、小儿康颗粒中都有太子参的成分。人参、西洋参、太子参都有补气生津的作用，人参能大补元气，复脉固脱；太子参性质平和，以益气生津为主；西洋参则有清火之力，善于养阴清肺。

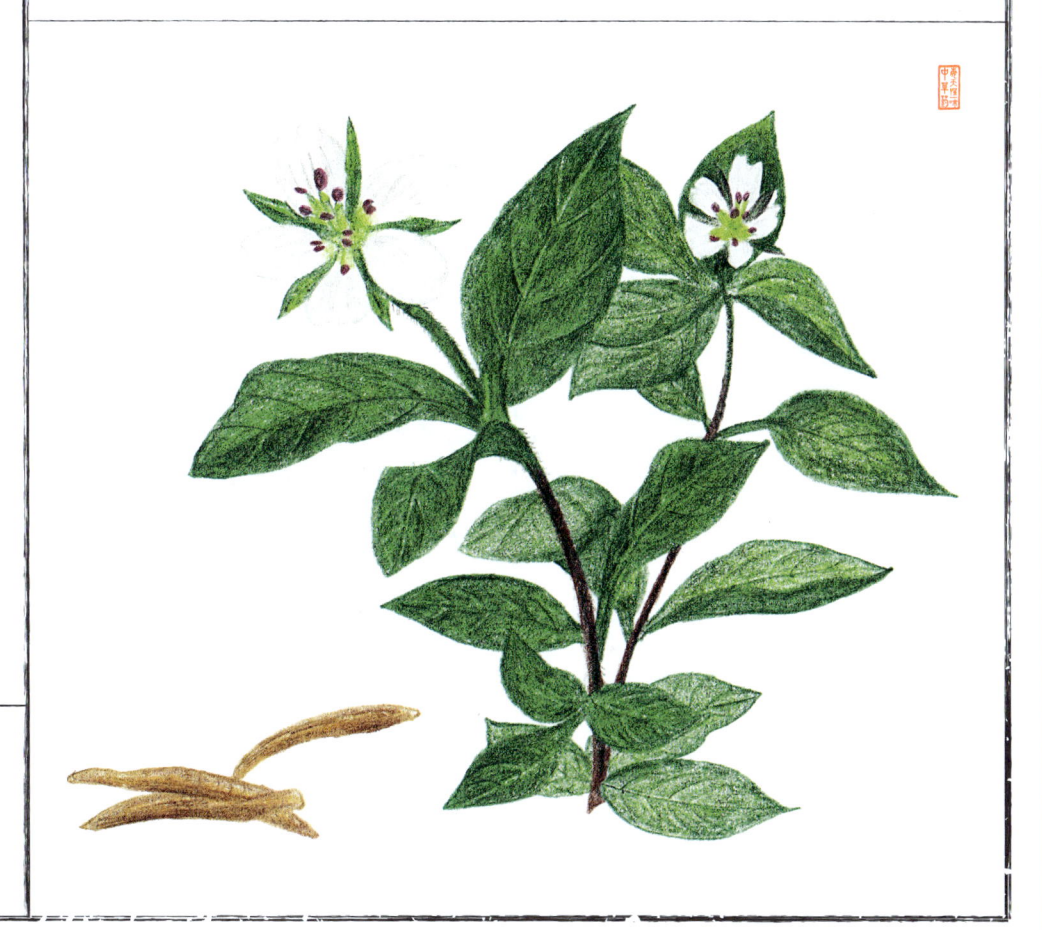

马齿苋

六月廿五日

延缓衰老的蔬菜

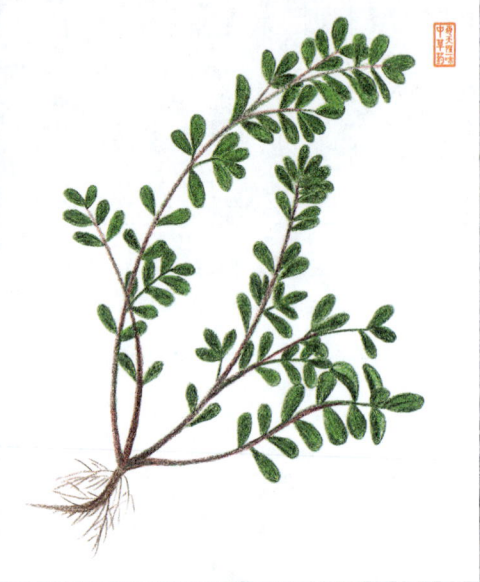

酱瓣豆草长命苋，马齿龙芽福寿馐。
酸寒凉血破痃癖，寒滑利导清热湿。
除烦解毒止痢疾，散血破症消疮痈。
疏肝利水退目翳，益气祛暑宽滞积。

注意	脾胃虚寒者慎用。孕妇忌用。
制作	夏、秋季采收，除去残根和杂质，洗净，略蒸或烫后晒干。
贮藏	置通风干燥处，防潮。

马齿苋也叫马齿菜、马苋菜、猪母菜、瓜仁菜、瓜子菜、长寿菜、马蛇子菜，能清热解毒，凉血止血，止痢，用于调理热毒血痢、痈肿疔疮、湿疹、丹毒、蛇虫咬伤、便血、痔血、崩漏等。

大青叶

六月廿六日

清火、退热药中的主要成分

注意	脾胃虚寒者忌用。
制作	夏、秋分2~3次采收，除去杂质，晒干。
贮藏	置通风干燥处，防霉。

除烦渴，禁鼻衄，止吐血。
杀药劣，解狼疫，射罔温。
清热解毒克疳蚀，凉血消斑祛疮痈。
恶疠喉痹寻蓝叶，味苦性寒入心经。

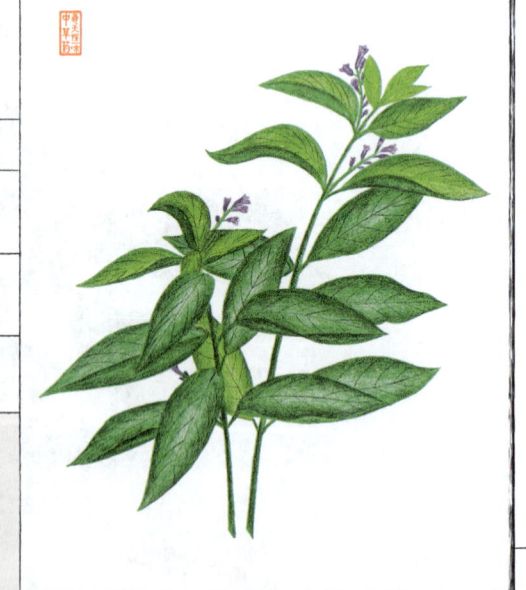

大青叶也叫大青、蓝叶、蓝菜，是菘蓝的干燥叶。大青叶具有清热解毒，凉血消斑的功效，用于调理温病高热、神昏、发斑发疹等。清瘟解毒片、清火片、消炎退热颗粒中都含有大青叶的成分。

每天懂一味中草药

六月 June

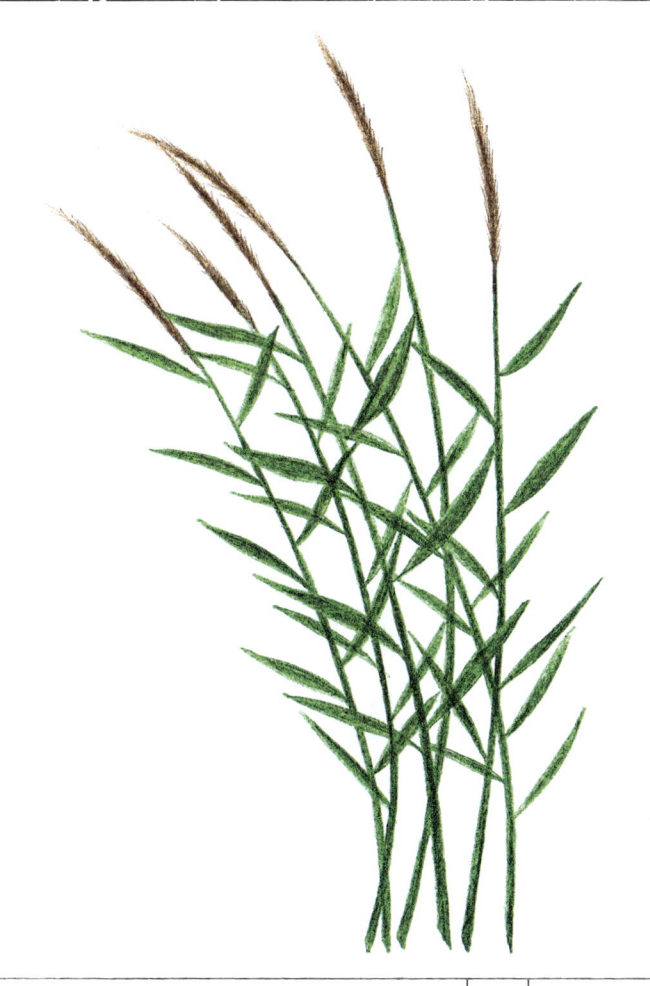

金丝草

牲畜喜欢的优良牧草

六月廿七日

多年草本根细弱,
小穗柄短喜弯曲。
落苏马鞭黄毛草,
墙头猫仔金丝茅。
清热解暑利湿气,
凉经止衄定血崩。
泌淋化浊停带下,
泻痢除邪愈疗疮。

注意	脾胃虚寒者慎用。
制作	栽后第一年冬季收1次,以后每年的6月和10月各收获1次,割取地上部分,捆成小把,晒干或鲜用。
贮藏	置通风干燥处,防潮。

　　金丝草也叫落苏、黄毛草、毛毛草、笔仔草、猫仔草、墙头竹,能清热凉血,利湿解毒,用于调理热病烦渴、黄疸、水肿、淋浊带下等。
　　金丝草还可以解诸药毒,可以避瘴气,还是牲畜喜欢的优良牧草。

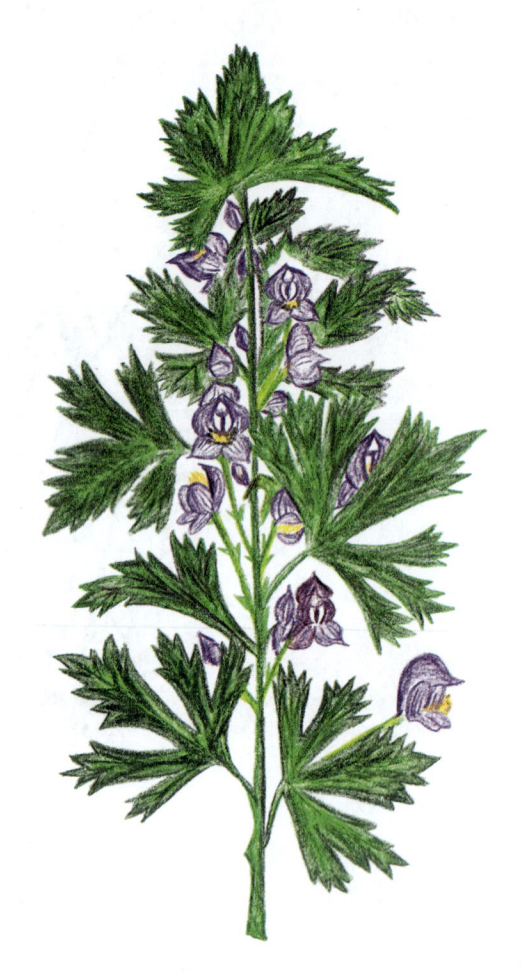

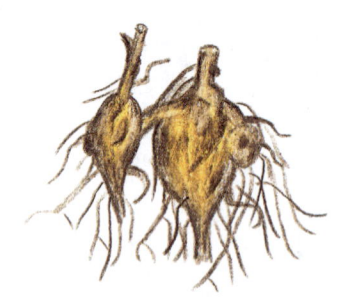

附子

回阳救逆第一品

● 六月廿八日

注意	孕妇慎用；不宜与半夏、瓜蒌、瓜蒌子、瓜蒌皮、天花粉、贝母、白蔹、白及同用。
制作	6月下旬至8月上旬采挖，除去母根、须根及泥沙，习称"泥附子"。
贮藏	盐附子密闭，置阴凉干燥处；黑顺片及白附片置干燥处，防潮。

附子也叫乌头、附片、盐附子、黑顺片、白附片，是乌头的子根的加工品。

附子是中药中"回阳救逆第一品"，能回阳救逆，补火助阳，散寒止痛，用于调理亡阳虚脱、肢冷脉微、心阳不足、脘腹冷痛、肾阳虚衰、阴寒水肿、阳虚外感等。附子理中丸、参桂理中丸、济生肾气丸、固肾定喘丸、益心丸中都含有附子的成分。

回阳救逆第一品，温经补虚入三阴。辛甘大热归心脾，助力行水化寒依。

地锦草

凉血止血的血见愁

六月 June

六月廿九日

匍匐草本茎纤细，
奶浆红丝血见愁。
大戟地锦遇全草，
见于原地路田中。
清热解毒祛痈肿，
凉血止衄停漏崩。
味辛性平归肝肠，
利湿退黄化疔疮。

制作	夏、秋季采收，除去杂质，晒干。
贮藏	置通风干燥处。

地锦草也叫奶浆草、铺地锦、铺地红、血见愁，能清热解毒，凉血止血，利湿退黄，用于调理痢疾、泄泻、疮疖痈肿、湿热黄疸等。

市面上售有地锦草做成的糖衣片、颗粒、胶囊等，用来调理痢疾、肠炎等，为处方药。

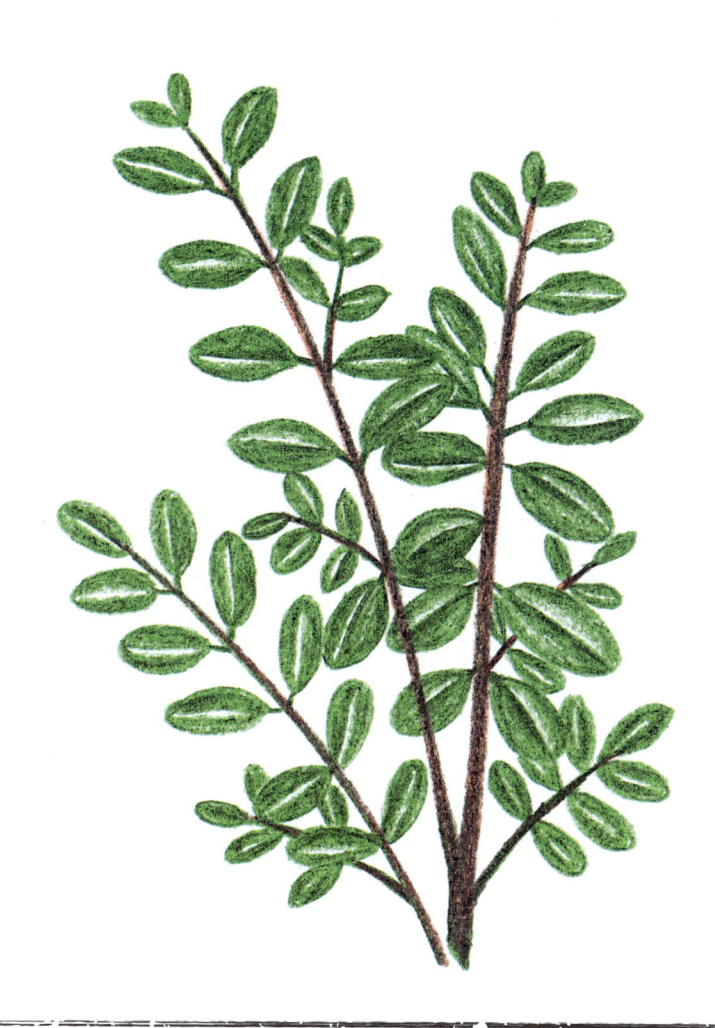

葶苈子

泻肺平喘的大室

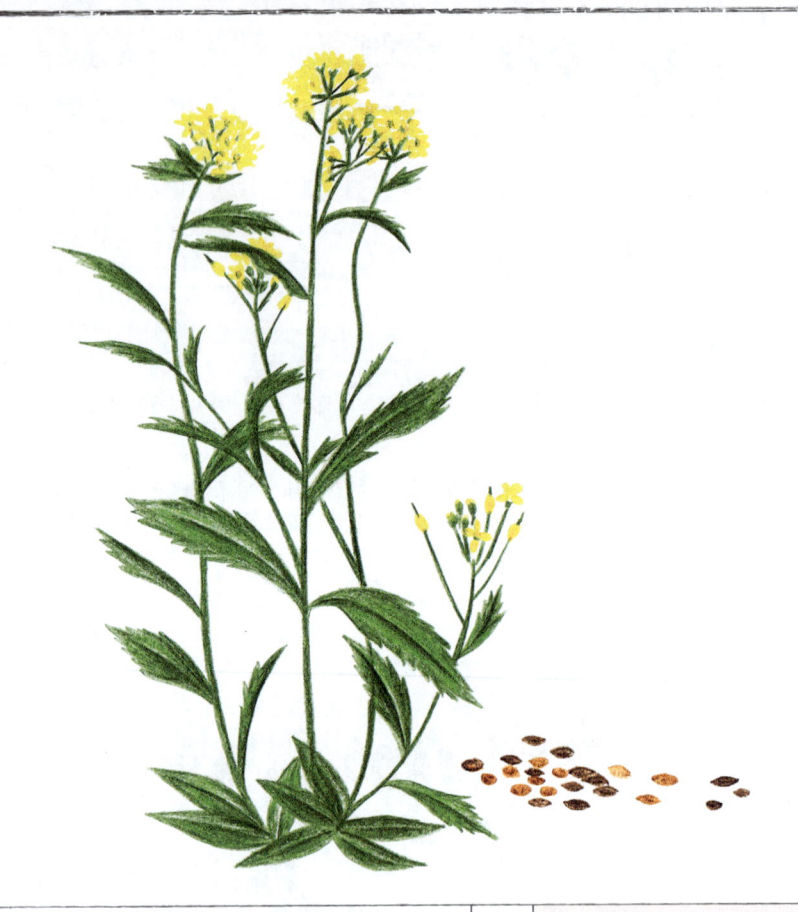

六月三十日

疏生叶片茎直立，
自在田野荒路旁。
十字花科独行菜，
一年草本葶苈汤。
行水消肿除胀满，
泻肺平喘消痰涎。
破坚逐邪通溺道，
辛苦大寒归膀胱。

注意	肺虚喘咳、脾虚肿满者慎服，不宜久服。
制作	夏季果实成熟时采割植株，晒干，搓出种子，除去杂质。
贮藏	置于干燥处。

　　葶苈子又叫大适、大室，是十字花科植物播娘蒿或独行菜的干燥成熟种子。前者习称"南葶苈子"，后者习称"北葶苈子"。

　　葶苈子可以泻肺平喘，行水消肿，用于调理痰涎壅肺、喘咳痰多、胸胁胀满、不得平卧、胸腹水肿、小便不利。润肺化痰丸、降气定喘丸、葶苈降血脂片、清热镇咳糖浆中都有葶苈子的成分。

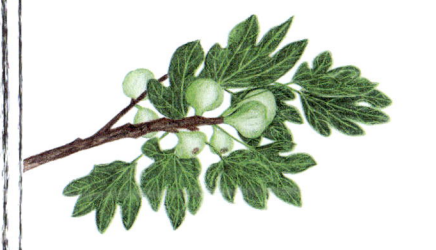

July

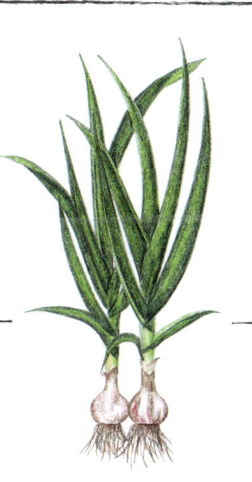

七月

夏至 / 小暑 / 大暑

七月七日前后
交小暑节气

七月二十二日前后
交大暑节气

本篇精选31味在七月采收的中药材。
从这个月开始进入盛夏，人体的毛孔完全打开，
此时排毒，效果事半功倍。同时，因为暑气逐渐旺盛，
人会感觉特别闷热，要注意防止暑气伤人。

紫苏叶

七月一日

生鱼片的配料

注意	阴虚、气虚及温病者慎服。
制作	7—9月，枝叶茂盛时收割，摊在地上或悬于通风处阴干，干后将叶摘下即可。
贮藏	置通风干燥处。

叶可透表温中气，子欲清痰消喘吁。
解郁止呕益脾胃，治风顺逆定肺金。

○ 每天懂一味中草药

    紫苏叶也叫苏叶，是紫苏和野紫苏的叶或嫩枝叶。它能散寒解表，行气化痰，安胎，解鱼蟹毒，常被用于调理风寒表证、咳嗽痰多、胸脘腹胀、恶心呕吐、腹痛吐泻、胎气不和、妊娠恶阻、食鱼蟹中毒。

    紫苏在我国是常用中药，少数地区用它做蔬菜或煮茶。日本人多用于料理，是吃生鱼片时的配料。

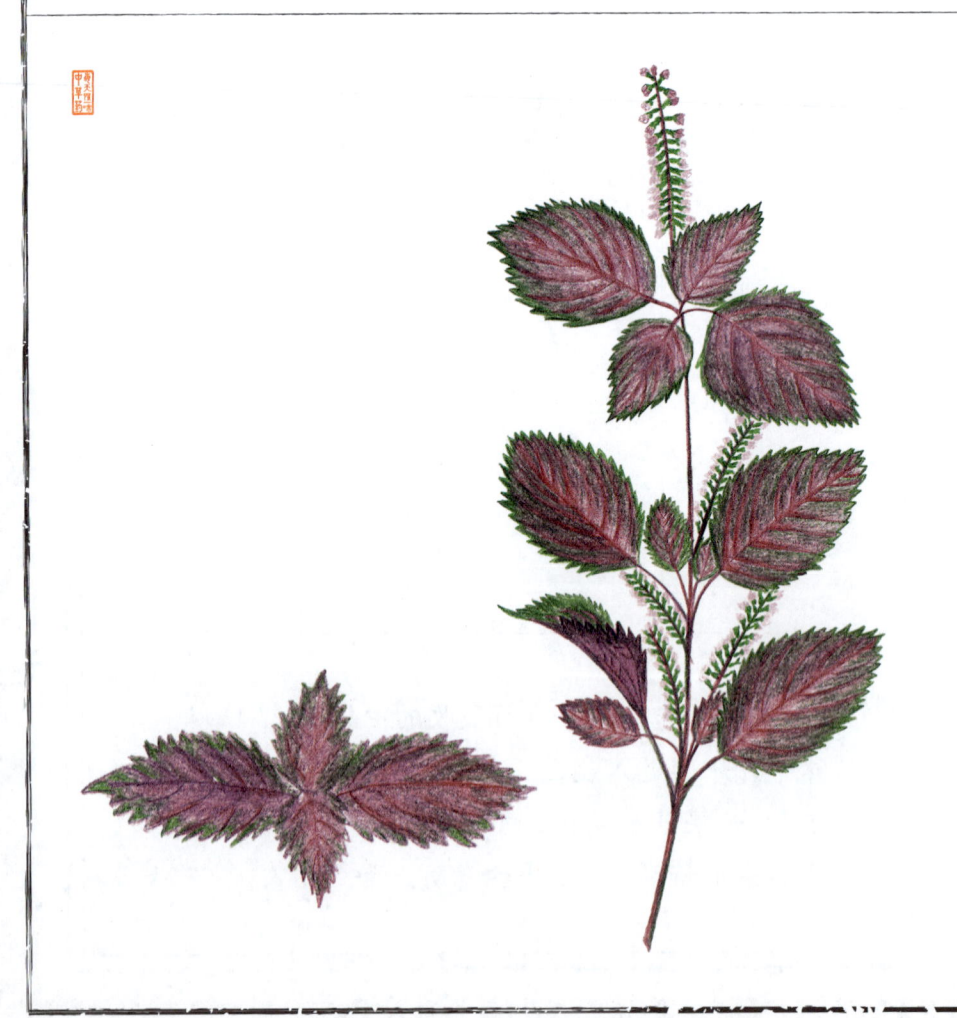

136

头顶一颗珠

七月 July

七月二日

延龄草的根茎

白花延龄草，头顶一颗珠。
神农四宝宴，活血镇静丹。
消肿疗跌打，健脾宽肠胃。
生肌除风邪，甘温入心肝。

注意	不宜和枇杷芋、金背枇杷叶、猪油同食。
制作	7—10月采挖，晒干或鲜用。
贮藏	置通风干燥处。

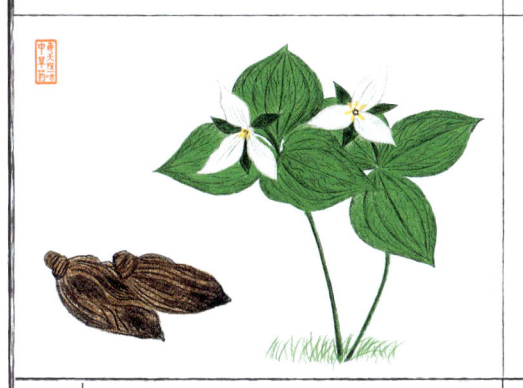

头顶一颗珠也叫玉儿七、佛手七、黄花三七、尸儿七、芋儿七、狮儿七，是延龄草的根茎。头顶一颗珠能镇静、止痛、活血、止血，用于调理神经衰弱、眩晕头痛、腰腿疼痛、月经不调、崩漏、外伤出血、跌打损伤等。

马勃

七月三日

止血效果好的灰包

腐生菌体生山地，停衄良方马粪包。
灰褐棉絮丝藏内，味咸性平肃阴金。
清肺利咽祛喉痹，解毒止血疗外伤。
内服外敷有效验，蜜揉水调理上焦。

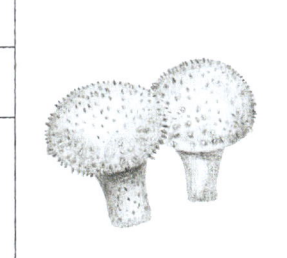

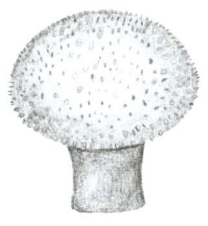

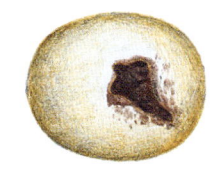

注意	风寒伏肺咳嗽、失音者禁服。
制作	夏、秋季子实体成熟时及时采收，除去泥沙，干燥。
贮藏	置干燥处，防尘。

马勃也叫灰包、马粪包，以干燥子实体入药。马勃能清肺利咽、止血，用于调理风热郁肺、咽痛喑哑、咳嗽；外治鼻衄、创伤出血。脱皮马勃对口腔及鼻出血有明显的止血效果，外伤出血，可用马勃粉撒敷伤口。

金嗓散结丸（胶囊）、普济回春丸中都含有马勃的成分。

○ 每天懂一味中草药

番茄
神奇的菜中之果

七月四日

似蒿直茎六月柿，若艾翠叶一枝结。
喜报三元番李子，朝霞映日焕金橘。
甘酸性平添食欲，益气延年育幸福。
生津止渴解烦热，健胃消导化滞淤。

制作	7—9月果实成熟时采收，鲜用。
贮藏	置阴凉干燥处。

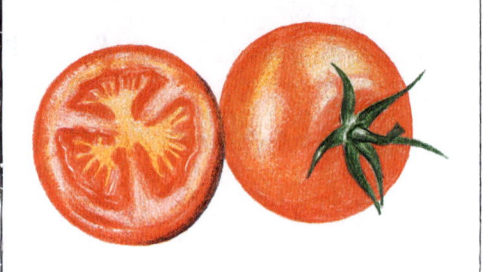

　　番茄也叫番柿、六月柿、西红柿、洋柿子、毛秀才，能清肺解毒，凉血平肝。番茄的营养丰富，具有特别的风味，可以生吃、炒食、做配菜，或加工成番茄酱等。

　　番茄里含有番茄素，有抑制细菌的作用，所含的苹果酸、柠檬酸可以帮助消化，降低胆固醇。番茄中还含有多种维生素、矿物质，营养丰富，被称为"神奇的菜中之果"。

冬瓜
天然美容剂

七月五日

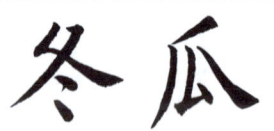

蔓生草本地芝果，解积利肠瘥五淋。
青衣碧叶润如玉，虚怀若谷襟骋天。
清热解毒祛痈肿，利水消痰定喘咳。
益气除满延年寿，涤秽祛邪竭暑湿。

注意	脾胃虚寒者不宜过食。
制作	7—8月，果实成熟时采摘。
贮藏	置通风干燥处。

　　冬瓜也叫白瓜、东瓜、白冬瓜、白瓜皮、地芝，能利尿，清热，化痰，生津，解毒，用于调理水肿胀满、脚气、痰喘、暑热烦闷、消渴、解丹石毒、鱼毒、酒毒等。冬瓜是对孕妇和胎儿很好的食材。用冬瓜藤鲜汁洗面、洗澡，可增白皮肤，使皮肤有光泽，是天然美容剂。

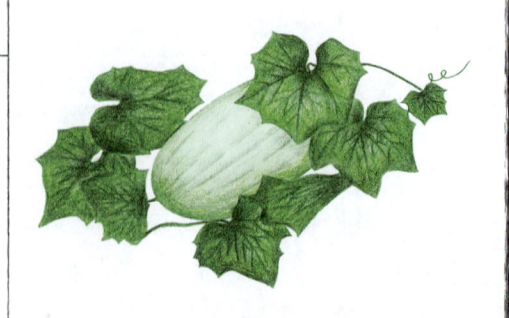

七月六日	# 紫珠	绀青宝璐挂枝头，璀璨荧光累粒收。
	收敛止血的止血草	华紫珠叶老鸦糊，江东林泽获其功。收敛止血克崩漏，清热解毒化疽痈。味苦性凉归肝肺，抚癜散瘀疗善功。
制作	7—8月采收，晒干。	**贮藏** 置干燥处。

　　紫珠也叫紫珠草、止血草，是杜虹花、白棠子树、华紫珠、老鸦糊的叶。紫珠能收敛止血，清热解毒，用于调理衄血、牙龈出血、崩漏、皮肤紫癜、外伤出血、痈疽肿毒、毒蛇咬伤、烧伤等。

　　紫珠止血液、裸花紫珠分散片都以紫珠为主要原料。

　　紫珠和白及都是常用的止血药，都能解毒敛疮。白及以消肿生肌为主，紫珠以清热解毒敛疮为主。

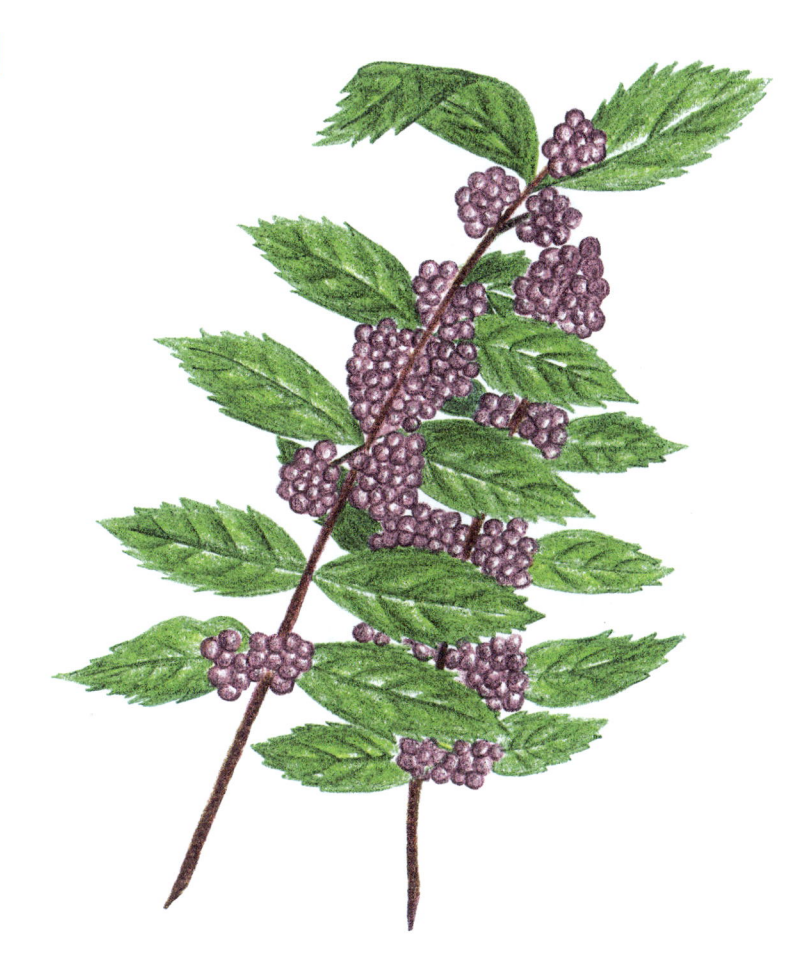

五加皮

七月七日

利水消肿的五谷皮

辛能顺气而化痰,苦致健骨而益精。
温或祛风而胜湿,方可逐瘀且通脉。
祛六邪化解痹痛,入三焦补益元阳。
强筋壮髓滋肝肾,利水消肿五加皮。

注意	阴虚火旺者慎用。
制作	夏、秋季采挖根部,洗净,剥取根皮,晒干。
贮藏	置干燥处,防霉,防蛀。

五加皮也叫五谷皮、红五加皮,以干燥根皮入药。五加皮能祛风除湿,补益肝肾,强筋壮骨,利水消肿,用于调理风湿痹病、筋骨痿软、小儿行迟、体虚乏力、水肿、脚气。

现在使用的五加皮有南五加皮和北五加皮,南五加皮补肝肾、强筋骨、祛风湿的作用好;北五加皮有特异的香气,也叫香五加,强心利尿、消肿止痛的作用比较强。

腰椎痹痛丸、精制五加皮酒、追风强肾酒、国公酒中都有五加皮的成分。

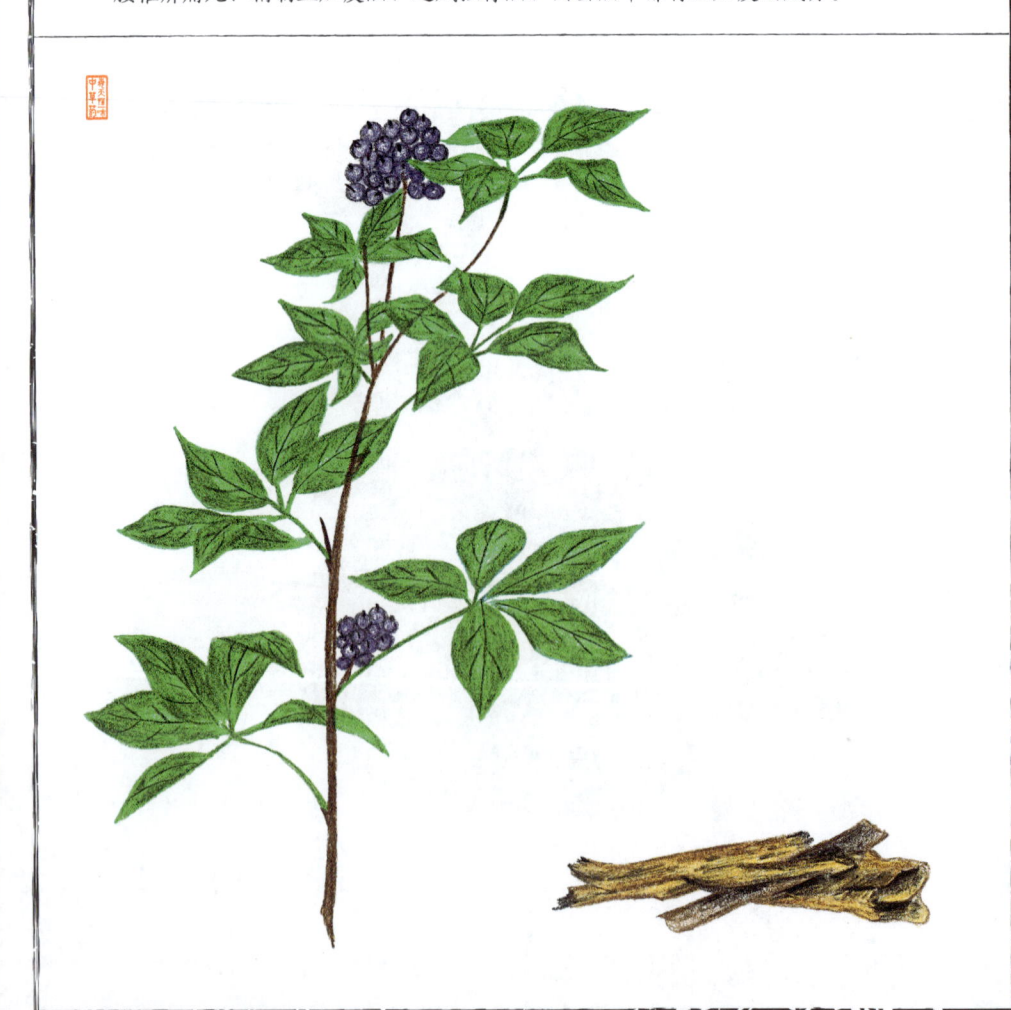

每天懂一味中草药

七月 July

无花果

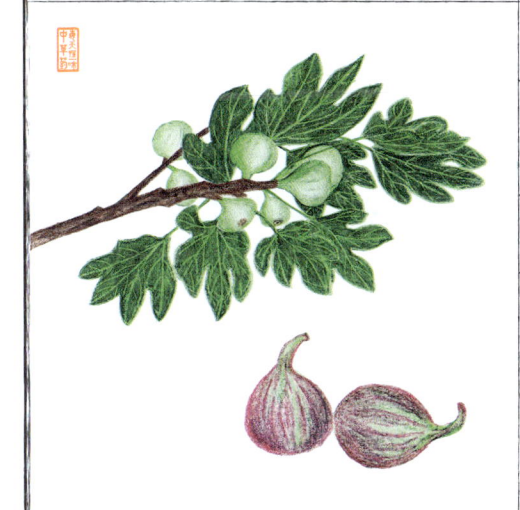

清热生津的蜜果

七月八日

映日仙果枝间隐，无花悖俗优昙钵。
叶实夏秋曝鲜用，桑科多乳树地瓜。
清热生津润咽喉，健脾开胃食谷消。
解毒理邪化痈癣，祛湿除瘰缓痔疮。

注意	脾胃虚寒者慎用。
制作	7—10月果实呈绿色时，分批采摘，或拾取落地的未成熟果实，鲜果用开水烫后，晒干或烘干。
贮藏	易霉蛀，需贮藏干燥处或石灰缸内。

无花果也叫映日果、优昙钵、蜜果、文仙果、奶浆果，能清热生津，健脾开胃，解毒消肿，用于调理咽喉肿痛、燥咳声嘶、乳汁稀少、肠热便秘、食欲不振、消化不良、泄泻等。

蓖麻

我国最常见的油料作物

七月九日

根祛风活血，叶消肿拔脓。
喜高温恶凉，宜惊蛰播耕。
煎抚疹止痒，敷平疮解毒。
主风虚寒热，祛肠内滞积。

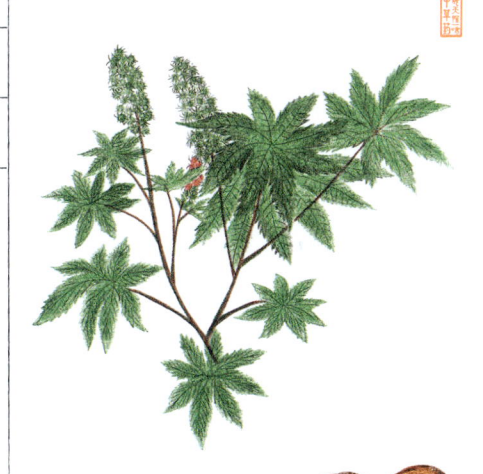

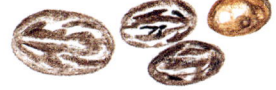

注意	风寒伏肺咳嗽、失音者禁服。
制作	夏、秋季采根及叶，分别晒干或鲜用。
贮藏	置干燥处，防潮、防蛀。

蓖麻也叫大麻子、老麻子、草麻。蓖麻的各个部分都可以入药，蓖麻子可以拔毒、导滞、通络利窍，常被用于调理痈疽肿毒、瘰疬、乳痈、喉痹、疥癞癣疮、烫伤、水肿胀满、大便燥结、口眼歪斜、跌打损伤。

蓖麻是我国一种常见的油脂作物，蓖麻子会被用来榨油，蓖麻油有润肠通便的功效。油粕可以用来做肥料、饲料，它还是活性炭和胶卷的原料。

蜈蚣

七月十日

祛风定惊的百足虫

昼伏夜出性凶猛，赤头蜈蚣百足金。
气血凝聚辟要隘，内达脏腑外传经。
息风镇痉宁心智，味辛性温解肝疾。
通络止痛缓顽痹，攻毒散结化痈积。

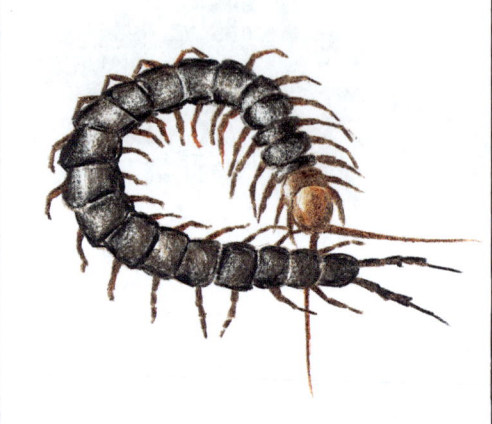

注意	蜈蚣有毒，用量不宜过大。血虚生风者及孕妇禁服。
制作	人工饲养的蜈蚣，一般在7—8月采收；野生蜈蚣在夏季雨后根据栖息环境翻土扒石寻捕。
贮藏	置阴凉干燥处，防霉，防蛀。

　　蜈蚣也叫百足虫、千足虫、金头蜈蚣、百脚，能祛风，定惊，攻毒，散结，用于调理风湿顽痹、疮疡、毒蛇咬伤。医痫丸、宫糜膏、小儿抽风散、活血解毒丸中都含有蜈蚣的成分。

○ 每天懂一味中草药

大蒜

七月十一日

从西域传入的调味食材

杀虫止痢除疥癣，行滞暖胃消症积。
祛邪辟温缓劳疟，解毒化肿疗痈疮。

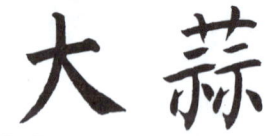

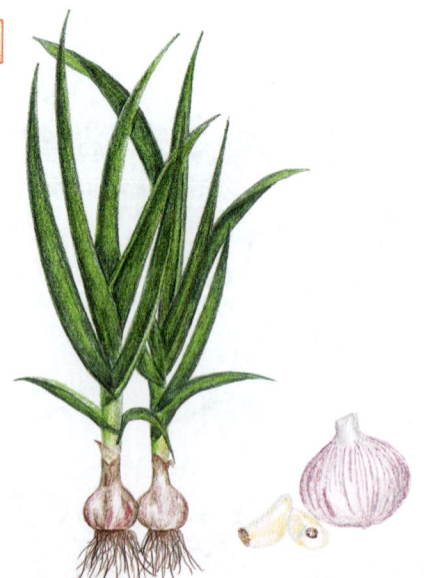

制作	夏季叶枯时采挖，除去须根和泥沙，通风晾晒至外皮干燥。
贮藏	置阴凉干燥处。

　　大蒜也叫蒜头，能解毒消肿，杀虫，止痢，用于调理痈肿疮疡、疥癣、顿咳、泄泻、痢疾。大蒜有浓烈的气味，吃起来辛辣，可以直接食用或调味，也可入药。在秦汉时期，大蒜从西域传入内地，经过人工栽培，成为日常生活中不可缺少的调料，在烹调鱼、肉、禽类和蔬菜时有去腥增味的作用。

草果

七月 July · 七月十二日

注意	气虚或血亏、无寒湿实邪者忌用。
制作	秋季果实成熟时采收，除去杂质，晒干或低温干燥。
贮藏	置阴凉干燥处。

可增进食欲的调味香料

> 多年草本茎粗壮，辛温浮散入太阴。照清炒得焦微鼓，面裹煨熟取仁心。
> 开郁化食利膈气，善涤宿痰振脾阳。辟瘴解瘟化疟母，除寒燥湿益中堂。

草果也叫草果仁、草果子，以干燥成熟果实入药，能燥湿温中，截疟除痰，用于调理寒湿内阻、脘腹胀痛、痞满呕吐、疟疾寒热、瘟疫发热等。很多中成药的配方中都有草果，如益肾丸和开郁舒肝丸。

草果作为调料，能去腥，增进食欲，被人们誉为食品调味料中的"五香之一"。

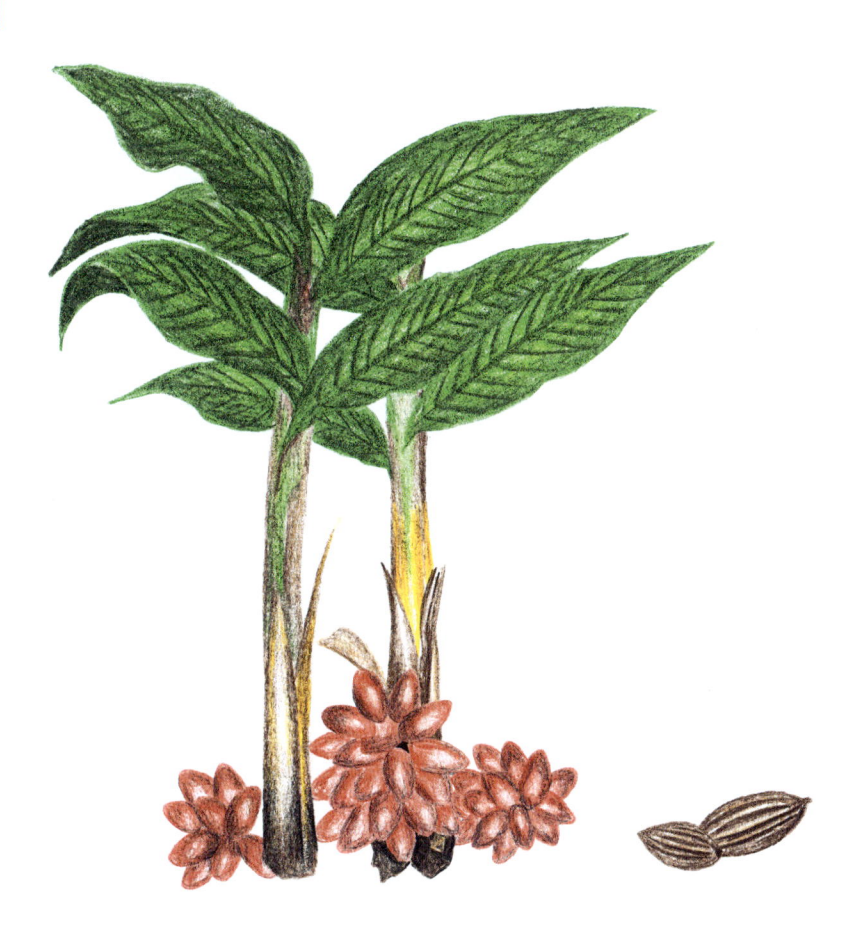

143

鸡娃草

七月十三日

杀虫止痒的刺矾松

琪花瑶枝清风摇,小蓝雪草刺矾松。
矮株灌木缤纷落,生于山坡田地中。
杀虫止痒蚀恶肉,味苦性寒愈肤颜。
调油涂敷除疣痣,捣烂成糊疗癣疮。

每天懂一味中草药

制作	7—8月采收,鲜用或晒干研粉。	贮藏	置通风干燥处。

鸡娃草也叫刺矾松、剌矾松,能杀虫止痒,腐蚀疣痣,用于调理体癣、头癣、手足癣、神经性皮炎、疣(yóu)痣等。

青海民间用鸡娃草调理某些癣疾,效果很好。

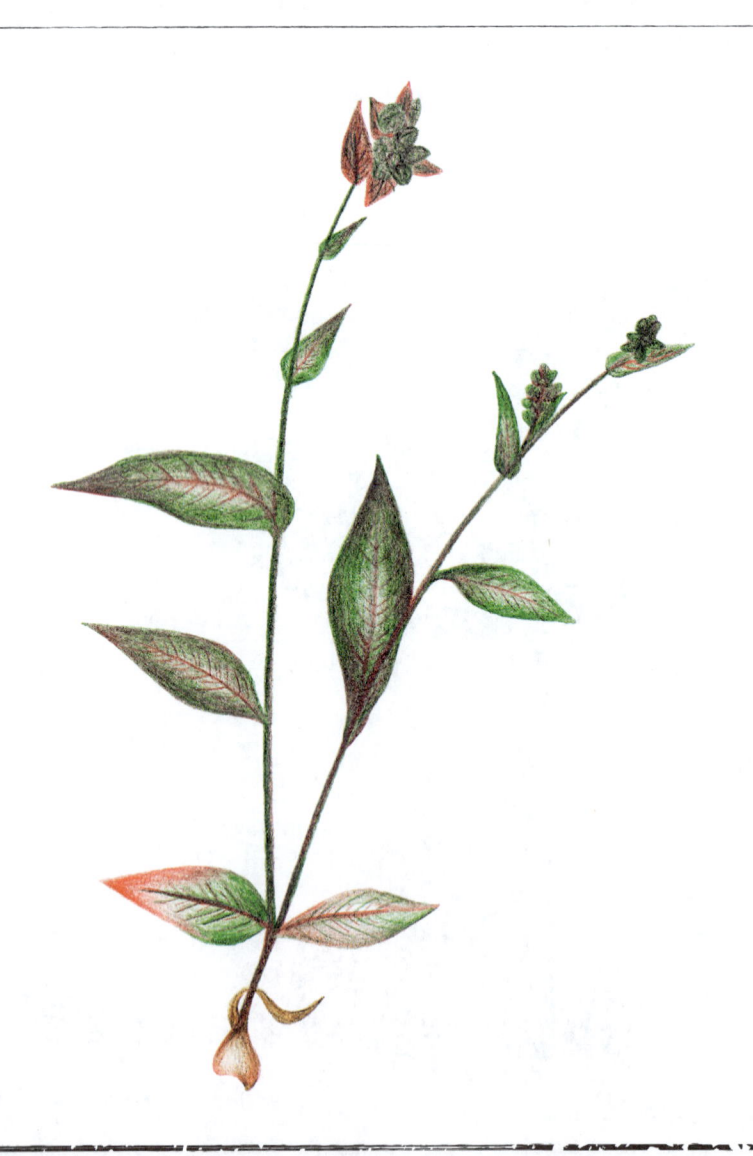

海马

可以抗衰老的鱼类

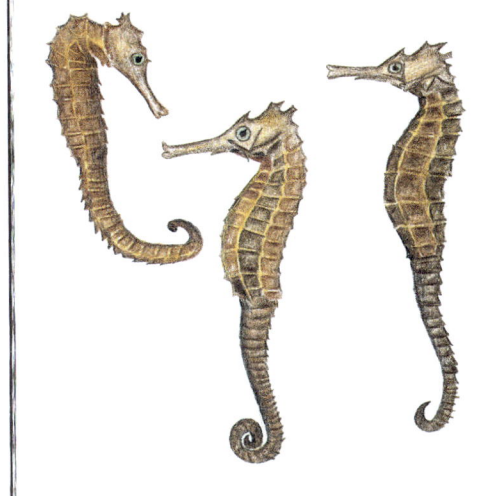

止痛强心龙落子,消肿散结疗痈疮。
舒筋活络归命门,镇咳平喘壮少阴。

七月July
七月十四日

注意	孕妇及阴虚火旺者忌用。
制作	夏、秋季捕捞,洗净,晒干,或除去皮膜和内脏,晒干。
贮藏	置阴凉干燥处,防蛀。

　　海马也叫水马、对海马、海蛆,是海洋中一种小型鱼类,能温肾壮阳,散结消肿,用于调理阳痿、遗尿、肾虚作喘、跌扑损伤;外治痈肿疗疮。

　　海马行动迟缓,却能捕捉到行动迅速的海洋生物,分布在太平洋、大西洋等地区。海马中含有抗氧化成分,具有抗衰老的作用。

雷公藤

扩张血管的黄藤

祛风通络缓痹痛,舒筋活血壮精髓。
杀虫除湿断肠草,清热解毒消疗疮。

七月十五日

注意	孕妇禁服。
制作	夏、秋季采收。
贮藏	置通风干燥处。

　　雷公藤也叫黄藤、黄腊藤、菜虫药、红药、水莽草,根、叶、花都可入药。雷公藤能杀虫,消炎,解毒,用来调理风湿性关节炎、肾小球肾炎、肾病综合征、红斑狼疮等。雷公藤还能使血管扩张,增加血流量,降低血液的黏度,改善微循环。

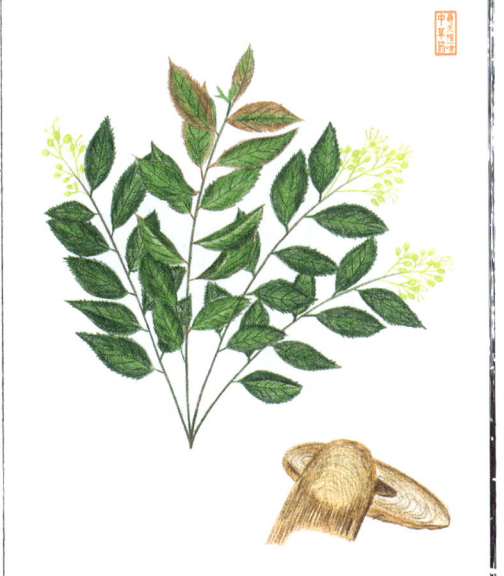

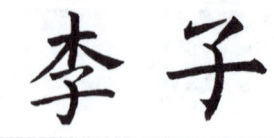

七月十六日	# 李子 抗衰老的"超级水果"	骨间痨癖唯以治,瘤热不调寻李实。 通气导滞散凝血,酸敛苦降食微温。 利水通淋解淋溺,清湿祛热除邪遗。 补肝益肾止烦渴,滋水涵木消骨蒸。
制作	7—8月果实成熟时采摘,鲜用。	贮藏　置阴凉干燥处。

○ 每天懂一味中草药

李子也叫嘉庆子、布霖、玉皇李、山李子,能清热、生津,用于调理虚劳骨蒸、消渴。

李子饱满圆润,口味酸甜,能促进肠胃蠕动,有改善食欲、促进消化的作用。李子中含有多种营养成分,有美容养颜、润滑肌肤的作用,其中抗氧化剂含量非常高,是抗衰老的"超级水果"。

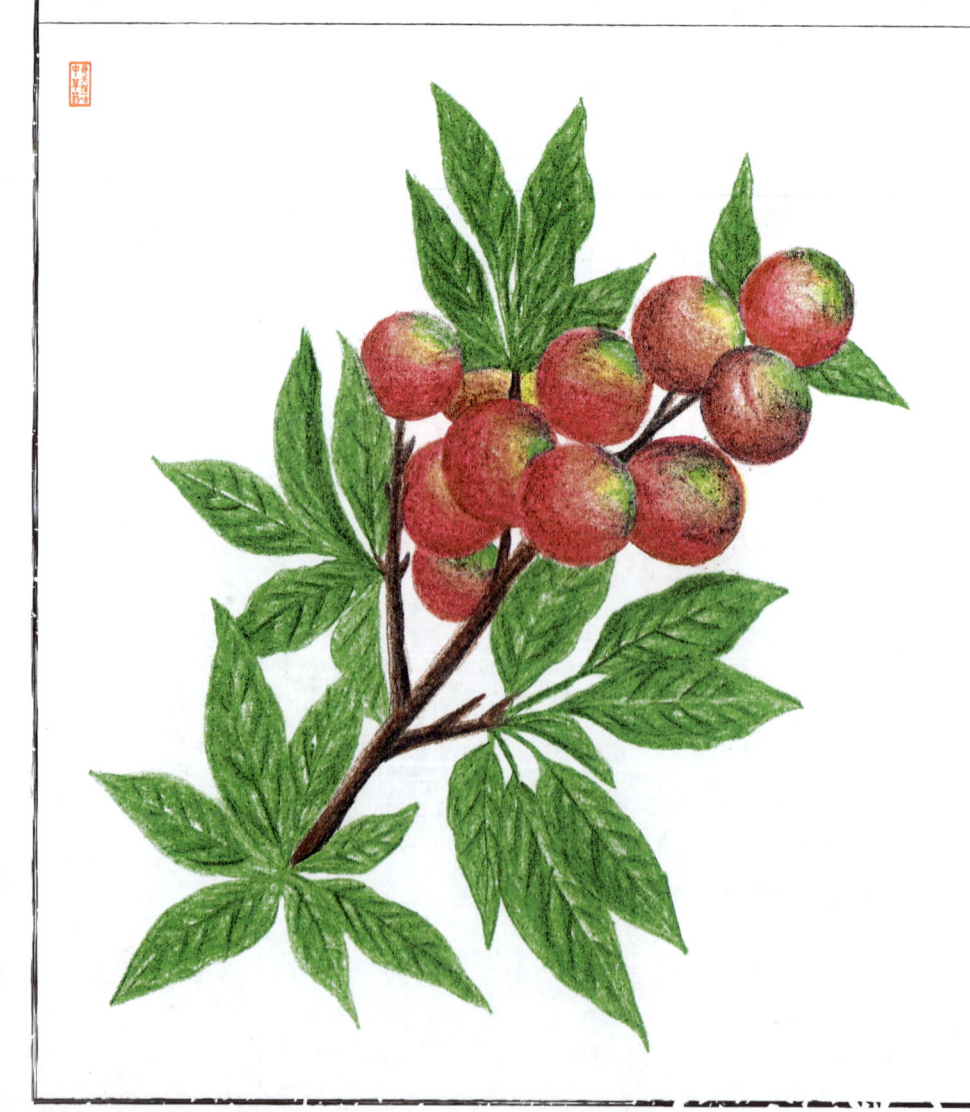

李核仁

七月 July

七月十七日

调理血瘀疼痛的李仁

破核取实蕴甘甜，充裕饱满李仁香。
活僵化浊消骨痹，清晰髓海散浮息。
通经化瘀防跌打，利水润肠祛痞结。
豁痰止饮定喘咳，除热调中苦平方。

注意	脾虚便溏、肾虚遗精者，孕妇禁服。
制作	7—8月果实成熟时采摘，除去果肉收果核，洗净，破核取仁，晒干。
贮藏	置阴凉干燥处。

　　李核仁也叫李仁、李子仁、小李仁，形状是椭圆形，内种皮是褐黄色的，有明显的纵向皱纹，味道有点像杏仁，入药能祛瘀、利水、润肠，用于调理血瘀疼痛、跌打损伤、水肿鼓胀、脚气、肠燥便秘。

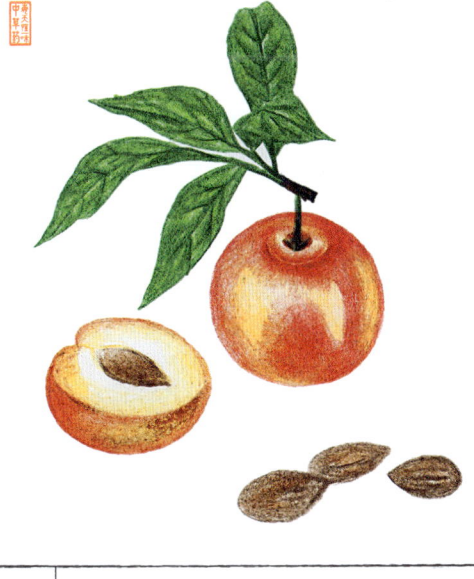

海浮石

七月十八日

可去掉身体死皮的石头

伍吊金去腐解毒，配麦冬煎服滋阴。
咸入下焦利水道，寒引湿热出命门。
消瘿平瘤祛疮肿，肃金降火清宿痰。
化食解郁通淋溺，软坚散结抚滞积。

注意	虚寒咳嗽者慎服。
制作	7—10月自海中捞出，用清水漂洗，除去盐质及泥沙，晒干。
贮藏	置干燥处。

　　海浮石也叫浮石、浮海石、浮水石、海石花，是火山喷发出的岩浆所形成的石块。海浮石能清肺化痰，软坚散结，用于调理痰热咳嗽、疮肿。
　　《本草纲目》曰："浮石乃江海间细沙水沫凝聚，日久结成者。状如水沫及钟乳石，有细孔如蛀窠，白色，体虚而轻。今皮作家用磨皮垢甚妙。海中者味咸，入药更良。"

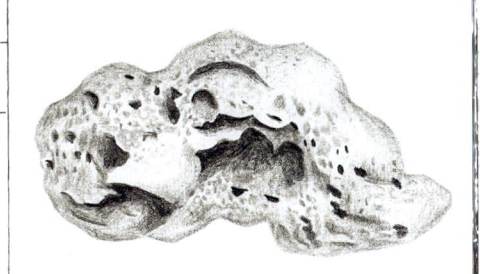

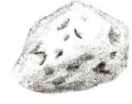

西 瓜

青门绿玉房

注意	中寒湿盛者禁服。
制作	6—8月采收成熟果实，一般鲜用。
贮藏	置阴凉干燥处。

蔓生草本茎细弱，嫩枝微毫叶对生。溽暑琼液滋肺腑，碧玉流霞九酿浆。
祛热解暑除烦渴，宽中下气消痢疾。寒凉增津利小便，味甘爽新清瘊疮。

　　西瓜也叫夏瓜、寒瓜、水瓜、青门绿玉房，能清热利尿，解暑生津，用于调理暑热烦渴、热盛津伤、小便不利、喉痹、口疮。

　　西瓜是夏季常吃的盛夏佳果，解渴多汁，是一种营养丰富的食疗佳品。

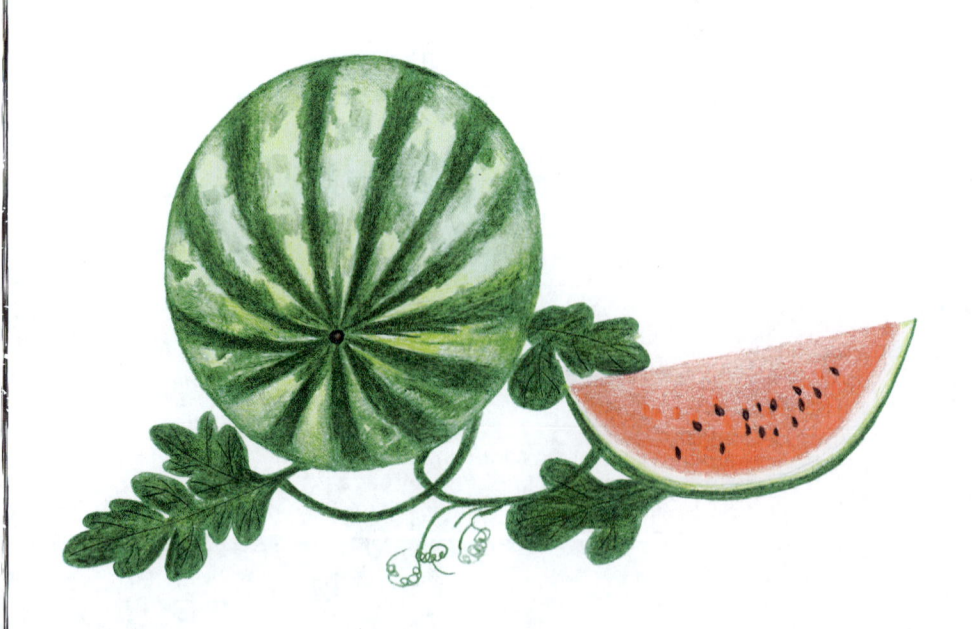

西瓜皮

西瓜翠衣

七月二十日

注意	脾胃虚寒者忌用。
制作	6—8月收集西瓜皮，削去内层柔软部分，晒干。也有将外面青皮削去，仅取其中间部分者。
贮藏	置阴凉干燥处。

欣然忘食盼佳馔，霜月轻取翠瓜衣。
浮而卷曲结燥筒，内素外青遇佳方。
泻热除烦解淋溺，味甘性凉入胃脾。
清透凉惊祛水肿，清瘟化郁涤暑湿。

  西瓜皮也叫西瓜翠衣、碎秋，以西瓜的外层果皮入药。西瓜皮能清热，解渴，利尿，用于调理暑热烦渴、小便短少、水肿、口舌生疮。
  把西瓜皮焙干，研末可以调理口疮。西瓜皮的含糖量不高，适合各类人食用。

西瓜子仁

西瓜的种仁

七月廿一日

平滑印圆边缘拱，品享濡甜取果实。
开豁痰涎依本性，子仁甘平欲益升。
生食化滞涤垢秽，浓煎止嗽清血管。
理肺润肠利通道，和中止渴静烦心。

注意	多食惹咳生痰。
制作	6—8月食用西瓜时，收集瓜子，晒干，去壳取仁用。
贮藏	置阴凉干燥处。

  西瓜子仁是西瓜的种仁，能清肺化痰，和中润肠，用于调理久嗽、咯血、便秘。

丝瓜

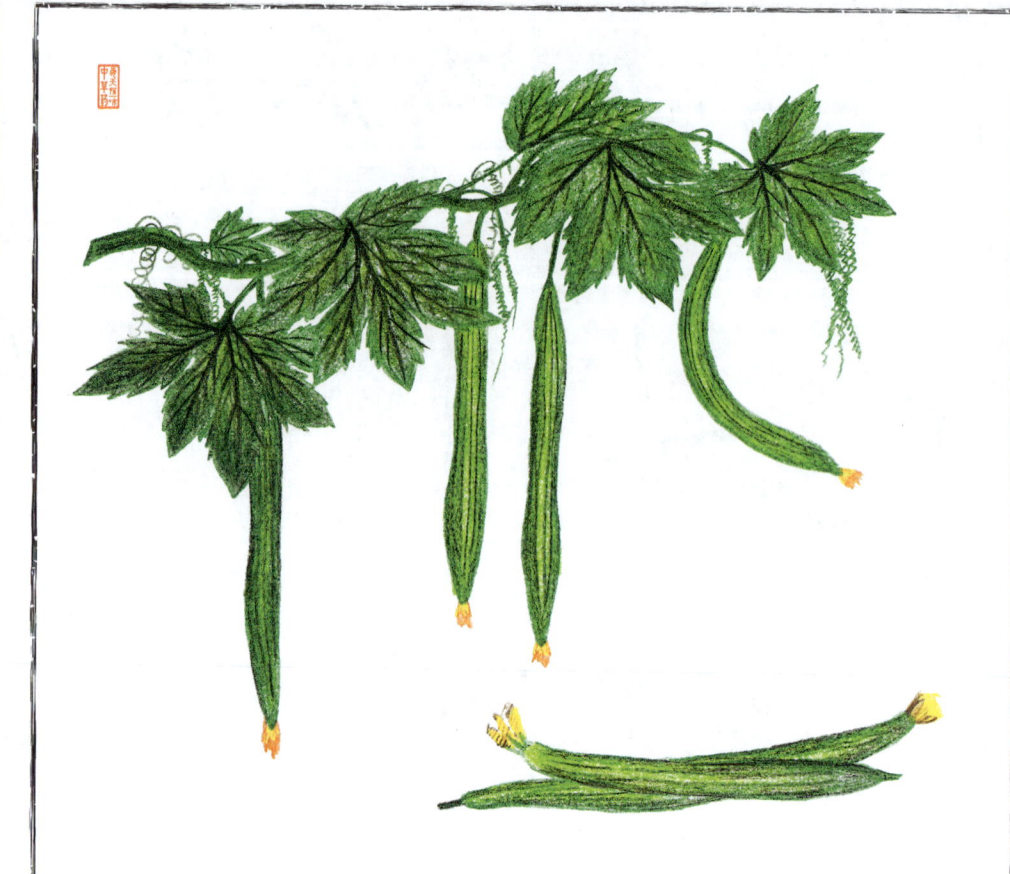

七月廿二日

凉血通络的天罗

天罗布瓜蛮虞刺，南北皆有以常蔬。
枯槁缠筋涤釜器，烹曝美饮鲜如初。
凉血解毒消烦渴，肠风痔漏与血淋。
清热化痰止崩带，逢遇击抵化疮疔。

注意	脾胃虚寒或肾阳虚弱者不宜多服。
制作	嫩丝瓜于7—9月采摘，鲜用。 老丝瓜（天骷髅）于秋后采收，晒干。
贮藏	置干燥处。

丝瓜也叫天丝瓜、天罗、蛮瓜、绵瓜、布瓜等，以鲜嫩果实，或霜后干枯的老熟果实入药。丝瓜能清热解毒，凉血通络，用于调理痘疮、热病、身热烦渴、咳嗽痰喘、喉风、肠风下血、痔疮出血、手足冻疮、乳汁不通、水肿等。

我国南方、北方均种植丝瓜，是夏季常用蔬菜，里面的丝瓜络可作药用，有通经络的作用，还能用来洗刷灶具。

七月 July

桃子

七月廿三日

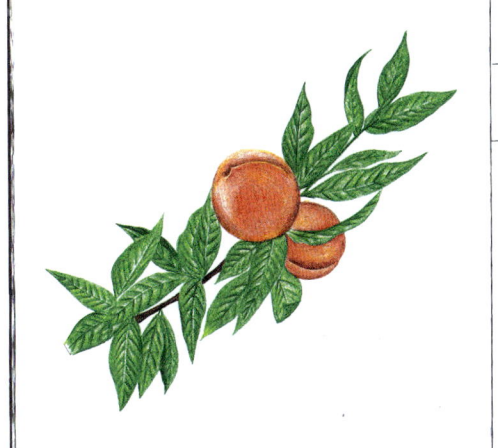

桃蹊柳陌细雨暮，夏山如碧清风拂。
灼灼芳华春烂漫，袅袅轻曳恣芳菲。
敛阴止汗缓虚劳，甘酸性温入肺金。
涤热生津消肠燥，活血养肝解心积。

缺铁性贫血患者的理想辅助食物

注意	不宜多食。
制作	7—8月成熟时采摘，鲜用或作脯。
贮藏	置通风干燥处，防蛀。

　　桃子也叫桃实，是桃树或山桃树的果实。桃子能生津、润肠、活血、消积，用于调理津少口渴、肠燥便秘、闭经、积聚。

　　桃树是常见的一种植物，桃花适合观赏，桃子则是常见的水果，味道鲜美，营养丰富，可生食，也可加工成果脯、果酱、果汁、罐头等。桃子的含铁量很高，是缺铁性贫血患者的理想辅助食物。

桃仁

七月廿四日

活血祛瘀的良药

甘美剔透椭桃果，轻取子实惜良方。
甘养新血消热邪，苦泄滞血清陈壅。
镇心辟巫安温蓄，活血祛瘀缓跌扑。
润燥活血消癥瘕，利便滑肠止疮痈。

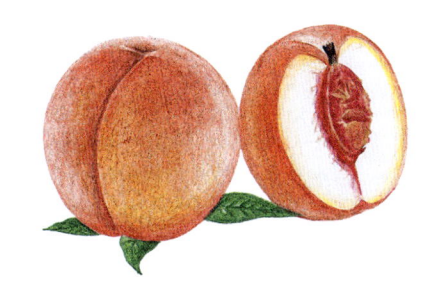

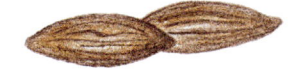

注意	无瘀滞者及孕妇禁用。
制作	7—8月采摘成熟果实，取出果核，或在食用果肉时收集果核，除净果肉及核壳，取出种子，晒干。
贮藏	置阴凉干燥处，防蛀。

　　桃仁是桃或山桃的种子，能活血祛瘀，润肠通便，用于调理痛经、血滞经闭、跌打损伤、瘀血肿痛、肺痈、肠痈、肠燥便秘等。桃仁含油量比较高，可榨取工业用油。血府逐瘀口服液（胶囊）、通经甘露丸、润肠丸中都含有桃仁的成分。

川芎

○ 每天懂一味中草药

七月廿五日

家中常备的煲汤材料

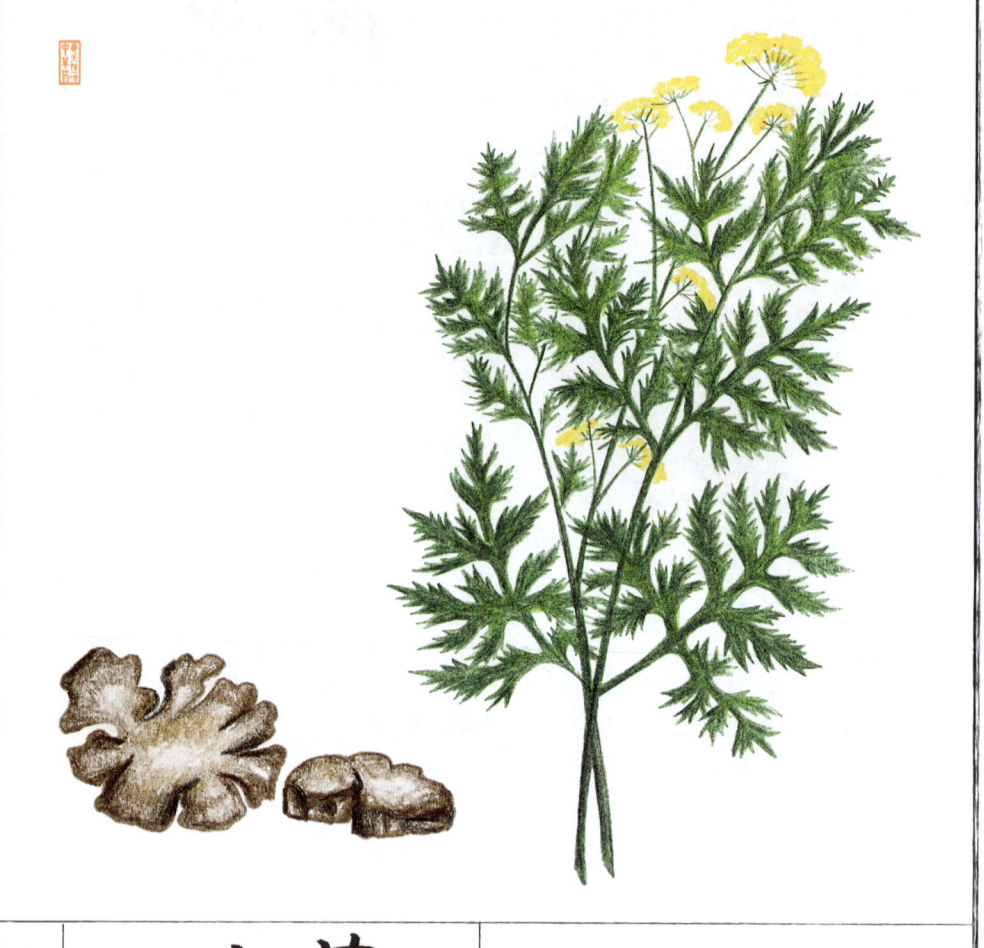

巅顶穹窿天之象，莠叶茗香地之花。
少阳引经消头痛，清阳上行化头湿。
味辛性温补五劳，泻肺降气疗金疮。
行气开郁调肝血，温中散寒扶阳升。

注意	月经过多、孕妇及出血性疾病慎用；阴虚火旺者忌用。
制作	夏季当茎上的节盘显著突出，并略带紫色时采挖，除去泥沙，晒后烘干，再去须根。
贮藏	置阴凉干燥处，防蛀。

　　川芎也叫芎䓖、小叶川芎，以川芎的干燥根茎入药。川芎能活血行气，祛风止痛，用于调理胸痹心痛、胸胁刺痛、跌扑肿痛、月经不调、经闭痛经、癥瘕腹痛、头痛、风湿痹痛。清眩片、速效救心丸、脑安颗粒、消栓通络胶囊都含有川芎的成分。

　　川芎是常见的中药之一，也是家中常备的煲汤材料。2006年，经国家质检总局审查，批准对川芎实施地理标志产品保护。

小蓟

创可贴的原料之一

七月 July · 七月廿六日

小蓟也叫刺儿菜、刺菜、白鸡角刺、小牛扎口、野红花、曲曲菜、青青菜、刺角菜，能凉血止血，散瘀解毒消痈，用于调理衄血、外伤出血、痈肿疮毒。

止血宝胶囊、肾炎灵胶囊、荷叶丸、创可贴中都有小蓟的成分。

小蓟和白茅根都能凉血止血，但小蓟还可以散瘀消痈，白茅根还有清热利尿的功效。

注意	虚寒出血及脾胃虚寒者忌用。
制作	夏、秋季花开时采割，除去杂质，晒干。
贮藏	置通风干燥处。

白鸡角刺曲曲菜，小牛扎口野红花。多年草本茎细长，直立匍匐数根须。
全草祛瘀消肿块，止崩安衄解疮毒。根茎清肝凉血气，退热补虚开胃汤。

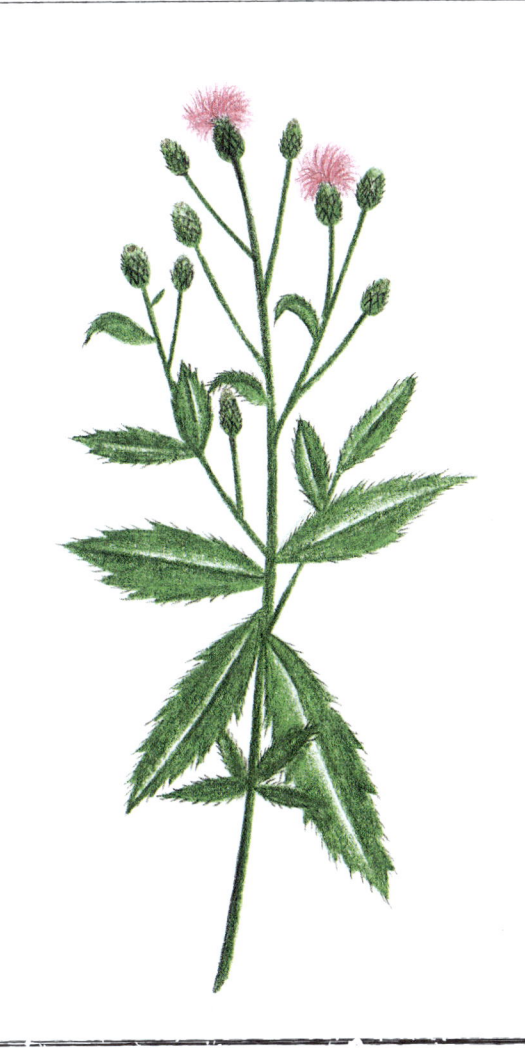

○ 每天懂一味中草药

石决明

清肝明目的真珠母

七月廿七日

味咸性平九孔鲍，通淋愈疽千里光。
潜浮岩礁海畔底，鳆鱼甲骨附石栖。
清肝明目除翳障，滋水涵木缓眩晕。
养阴固肾填精髓，润燥利肠补元虚。

注意	脾胃虚寒者慎用，消化不良、胃酸缺乏者禁用。
制作	一般在夏、秋季进行采捕，将捕捉的鲜鲍除肉，取贝洗净，晒干。
贮藏	置干燥处。

石决明也叫真珠母、鳆鱼甲、九孔螺、千里光，是杂色鲍、皱纹盘鲍、羊鲍、澳洲鲍、耳鲍、白鲍等的贝壳。石决明能平肝潜阳，清肝明目，用于调理头痛眩晕、目赤翳障、视物昏花、青盲雀目。

明目地黄丸、复明片、开光复明丸、黄连羊肝丸中都含有石决明的成分。

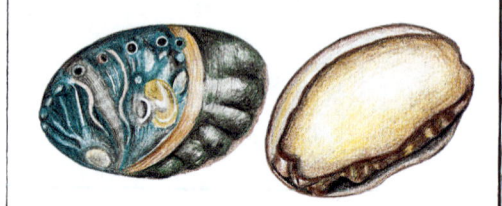

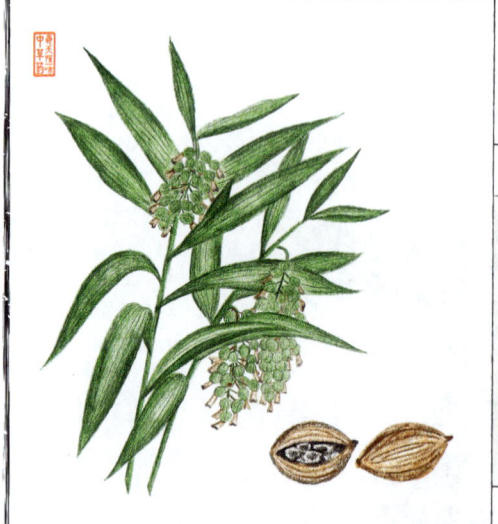

砂仁

化湿开胃的草本植物

七月廿八日

草本豆蔻缩砂蜜，阳春翠衣赋奇香。
润肾补肝安命门，和脾健胃开畅机。
上焦梗逆而不降，下焦抑遏亦难升。
中堂凝聚郁舒达，砂仁调气效捷超。
通畅三焦顺水木，温行六腑暖土金。
辛香走窜温经络，利道润削困与争。

注意	阴虚有热者禁服。维生素C可以将砂仁所含苷类分解成为苷元和糖，从而影响疗效。
制作	夏、秋季果实成熟时采收，晒干或低温干燥。
贮藏	置阴凉干燥处。

砂仁也叫春砂仁，是阳春砂、绿壳砂或海南砂的干燥成熟果实。砂仁能化湿开胃，温脾止泻，理气安胎，用于调理湿浊中阻、脘痞不饥、脾胃虚寒、呕吐泄泻等。

七月 July

麻叶

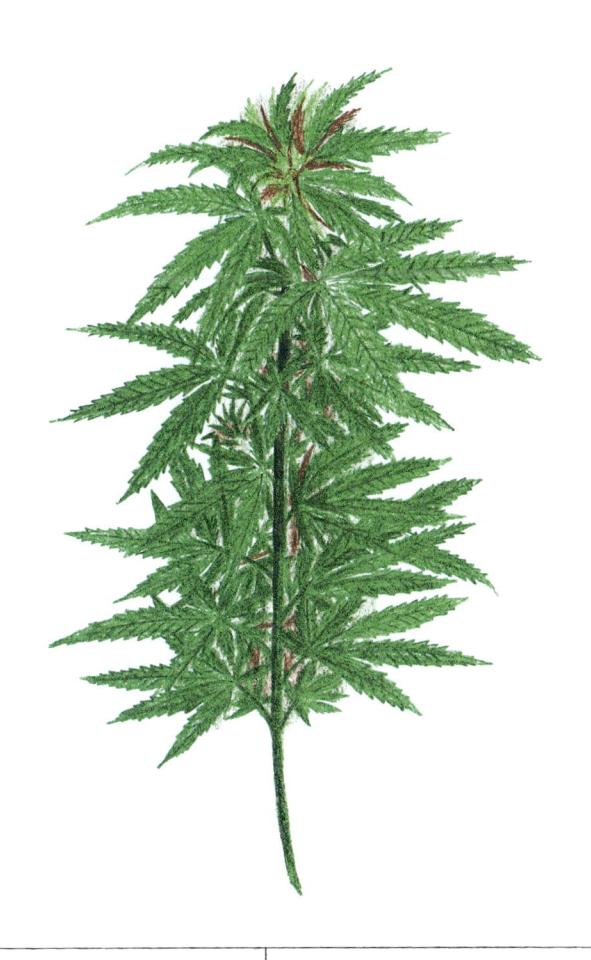

七月廿九日

潮汕人民餐桌上的美食

草质藤本茎缠绕，羽状复叶灌木生。
纤长坚韧织布线，误为寻常百姓天。
火麻润肠理便燥，子实烹油添涂漆。
麻勃清风开经闭，蕡壳化脓愈劳息。
平喘截疟消痰郁，味辛有毒入肺金。
通淋安神缓痹痛，解毒杀虫祛痈疽。

注意	麻叶有毒，内服宜慎。		
制作	7—9月枝叶茂盛时采收，鲜用或晒干。	贮藏	置通风干燥处。

麻叶也叫火麻叶、火麻头，能止痛，定喘，驱蛔，用于调理气喘、跌扑疼痛、蛔虫病。

黄麻叶也叫麻菜，无毒，是一种有药用价值的绿色蔬菜。潮汕有一种红麻，以前人们会用老红麻的皮编绳子，现在大多拿嫩叶当菜吃，口感像番薯叶。还有一种甜麻叶，也是潮汕人民餐桌上的美食。

薄荷

七月三十日

牙膏、口香糖的原料

抚疹固卫银丹草，辛入肺金合皮毛。
苦莲心脉从火化，滋目润睛夜息香。
发汗解表主血脉，清咽利喉消肿伤。
散邪辟秽通诸窍，芳香怡神除浊壅。

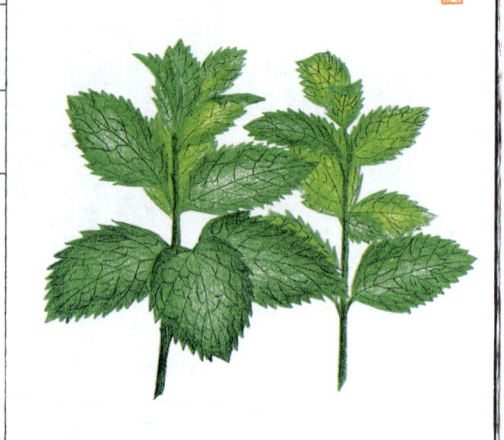

注意	体虚多汗者慎用。阴虚血燥、汗多表虚者忌食。
制作	夏、秋茎叶茂盛或花开至三轮时，选晴天，分次采割，晒干或阴干。
贮藏	置阴凉干燥处。

薄荷也叫蕃荷菜、夜息花、升阳菜，能疏散风热，清利头目，利咽，透疹，疏肝行气，用于调理风热感冒、风温初起、头痛、目赤等。感冒清热颗粒、苦甘颗粒、清眩片、西园喉药散、乳宁颗粒中都含有薄荷的成分。

白芍

七月卅一日

花好看，根为良药

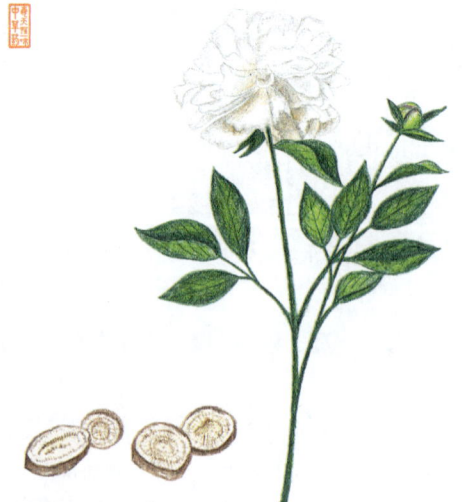

精阳芳华初绽放，皎玉香雪轻曳芳。
祛风补痨缓虚损，味苦性寒固五行。
益气养血安心神，敛阴止汗除邪壅。
柔肝消痹解疼痛，通顺脉道利膀胱。

注意	不宜与藜芦同用。
制作	夏、秋季采挖，洗净，除去头尾和细根，置沸水中煮后除去外皮或去皮后再煮，晒干。
贮藏	置干燥处，防蛀。

白芍也叫白石参、地藕、小白菝、白药、白芪等，能养血调经，敛阴止汗，柔肝止痛，平抑肝阳，用于调理血虚萎黄、月经不调、自汗、盗汗、头痛、眩晕等。妇康宁片、归芍地黄丸、加味逍遥丸、胃舒宁颗粒、更年宁心胶囊中都有白芍的成分。

每天懂一味中草药

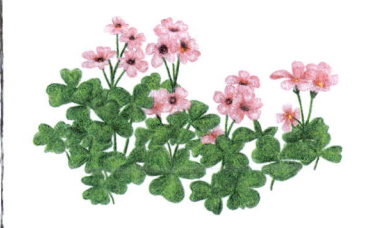

August

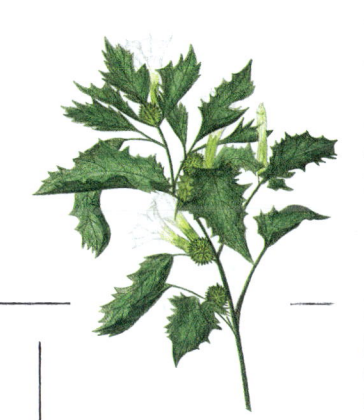

八月八日前后
交立秋节气

八月二十三日前后
交处暑节气

八月

大暑

立秋

处暑

本篇精选31味在八月采收的中药材。
《黄帝内经》中说："秋伤于湿，冬必咳嗽。"
从立秋开始，阳气开始往回收，
我们的生活也要随之调整，少吃生冷食物，少吹空调。

洋金花

八月一日

毛曼陀罗的花

注意	外感痰热喘咳、青光眼、高血压、心脏病及肝肾功能不全者和孕妇禁用。
制作	在7月下旬至8月下旬盛花期，于16:00—17:00采摘花冠伸长且露白的花朵，晒干；遇雨可用50℃~60℃烘4~6小时即干。
贮藏	置通风干燥处。

大麻子花醉仙侣，羊惊马兰曼陀罗。
绿茎碧羽叶如茄，建酉素雨落缤纷。
霜序果实似苍耳，竹春落英若朝颜。
春生夏长与风舞，独茎直上伴月归。
祛风除湿安痹痛，肃金平喘阻惊痫。
道法北斗陀罗使，莞尔酣眠醉情枝。

○ 每天懂一味中草药

　　洋金花为白曼陀罗、毛曼陀罗的花，能平喘止咳，止痛，解痉，用于调理脘腹冷痛、风湿痹痛、肌肉疼痛、麻木、惊风；外科麻醉。

　　洋金花酊、心宝丸、和胃片、止喘灵注射液、风茄平喘膏中都含有洋金花的成分。

　　洋金花和川乌都能止痛，但洋金花是一种麻醉止痛剂，川乌祛风散寒的能力强，善于温经止痛。

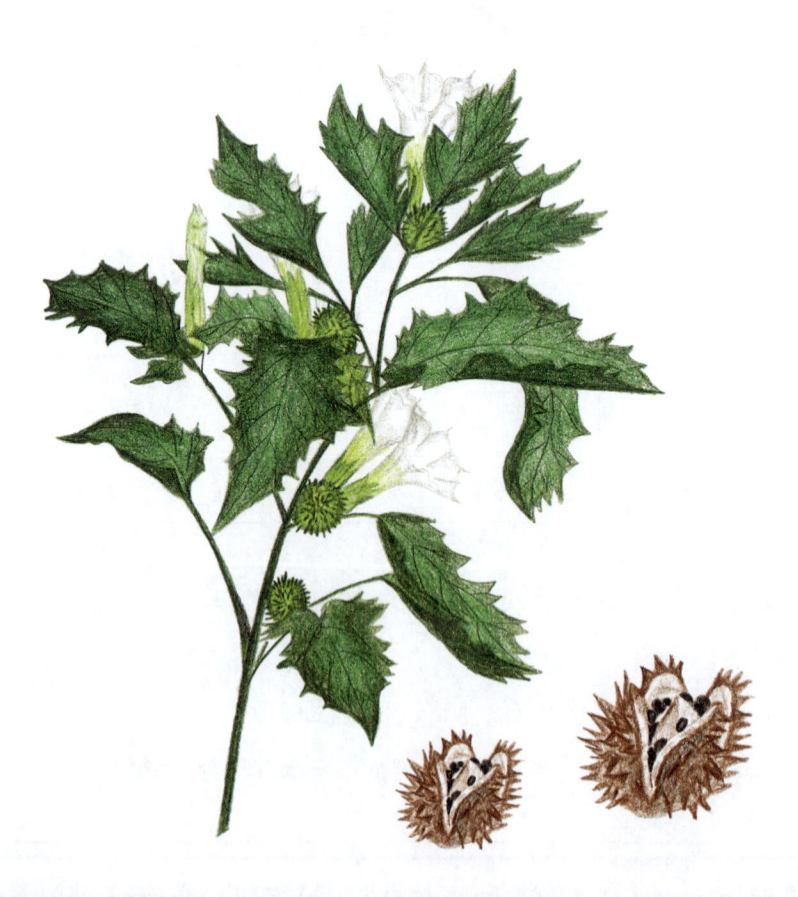

八月 August

望江南

八月二日

凤凰花草山绿豆，金花豹子大夜明。
味苦性寒煎汤饮，获于山地旷野中。
疏肝清目利淋溺，健胃肃肺润胃肠。
通便解毒消浮肿，除邪杀虫化痈疮。

通便解毒的假槐花

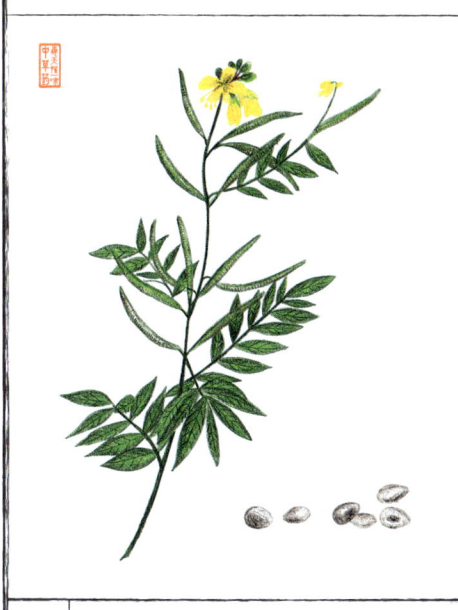

注意	体虚患者慎用。
制作	8月间采收茎叶，晒干。
贮藏	置通风干燥处。

　　望江南也叫羊角豆、山绿豆、假决明、狗屎豆、假槐花，以茎叶入药。望江南能肃肺，清肝，通便，解毒，用于调理咳嗽气喘、头痛目赤、小便血淋、大便秘结、痈肿疮毒、蛇虫咬伤。

青葙子

八月三日

野鸡冠花

牛尾巴行昆仑草，姜蒿犬尾鸡冠花。
枝缕穗花茎直立，苦寒滑利入厥阴。
明目亮睛退翳障，清木泻火解眩晕。
味苦微寒化痈肿，凉血止衄疗创伤。

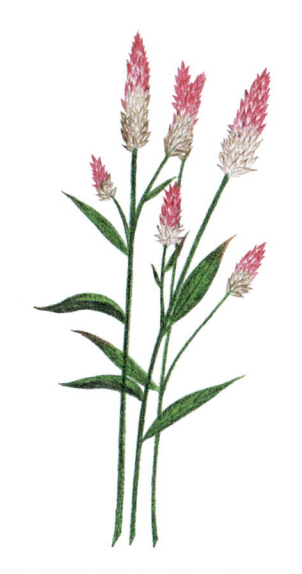

注意	本品有扩散瞳孔作用，青光眼患者禁用。
制作	秋季果实成熟时采割植株或摘取果穗，晒干，收集种子，除去杂质。
贮藏	置干燥处。

　　青葙子也叫野鸡冠花、狗尾花、狗尾苋，能清肝泻火，明目退翳，用于调理肝热目赤、目生翳膜、视物昏花、肝火眩晕。

　　障翳散、石斛夜光颗粒（丸）、琥珀还睛丸中都含有青葙子的成分。

马鞭草

清热解毒的龙芽草

八月四日

紫顶龙芽野荆芥，红藤马鞭鹤膝风。
穗状花序繁花语，利水消肿茗韵香。
辛苦微寒归肝脾，平肝泻火入厥阴。
破血消癥清瘀瘕，通经顺道疗金疮。

注意	孕妇慎用。
制作	7—10月花开放时采收，晒干。
贮藏	置通风干燥处，防潮。

马鞭草也叫马鞭、龙芽草、凤颈草、紫顶龙芽、铁马鞭等，能清热解毒，活血通经，利水消肿，截疟。马鞭草可用于调理感冒发热、咽喉肿痛、牙龈肿痛、湿热黄疸、痛经、跌打损伤等。

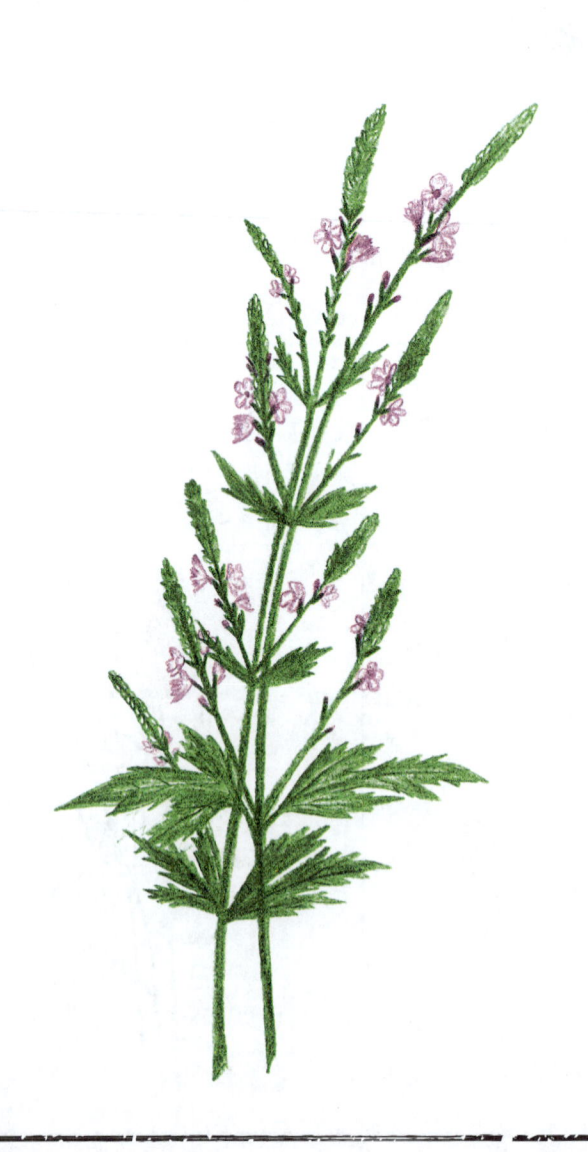

○ 每天懂一味中草药

160

八月 August

三水交汇孕金奴，潺暑驰念得胎珠。
邂逅班章融凡巧，茗语果香醉人汤。
生津清热消烦渴，醒酒利尿解淋溺。
味甘性凉利胃肠，下气除满遇柑香。

柑

夏朝的贡税水果

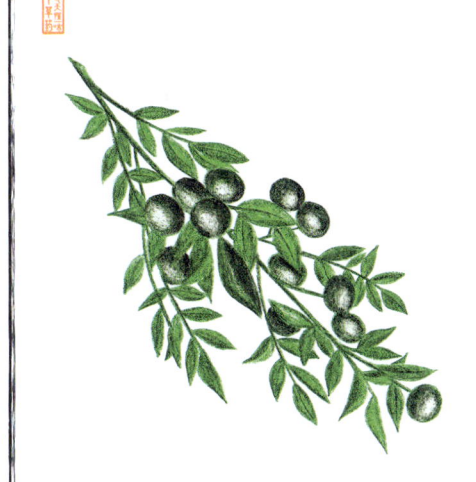

八月五日

注意	脾胃虚寒者忌用。
制作	8—10月果实成熟时采收，鲜用。
贮藏	置通风干燥处，防蛀。

柑也叫金实、柑子、木奴、瑞金奴、桶柑、蜜桶柑、招柑，能清热生津，醒酒利尿，用于调理胸膈烦热、口渴欲饮、醉酒、小便不利。

柑的果皮较厚，易剥，果实比橘子大，是世界上最重要的水果之一。据古籍《禹贡》记载，夏朝时，柑已经是贡税之物了。现在，广东新会的茶枝柑是制作陈皮的主要原料。

八月六日

红花酢浆草

盆栽的好材料

注意	孕妇忌服。
制作	夏、秋季采，鲜用或晒干。
贮藏	置通风干燥处。

红花酢浆微微草，碧叶铜锤慢慢飘。
旷野路旁不足道，土壤细流逸趣芳。
散瘀消肿调经血，平肝定惊宁心神。
味酸性寒归肝木，清热解毒散跌伤。

红花酢浆草也叫大叶酢浆草、三夹莲、铜锤草，能清热解毒，散瘀消肿，调经，用于调理清热、平肝、定惊。

红花酢浆草多长在山地、路旁、荒地中，它的鳞茎极易分离，繁殖迅速，常为田间莠草。现在多在园林、花坛等处种植，是盆栽的好材料。

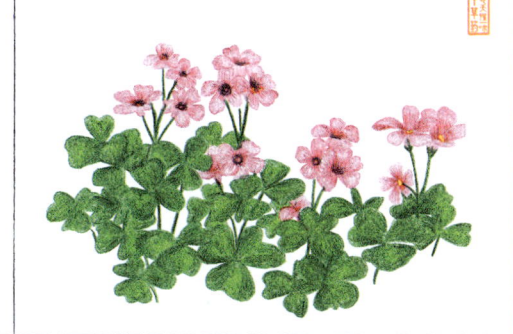

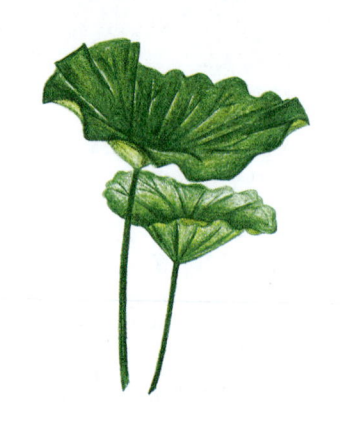

● 八月七日	# 荷叶 减肥的良药	上清头目祛风热，补益元气止眩晕。 裨助脾胃逐水肿，定呕豁痰涩浊精。 清暑化湿消烦渴，升发清阳缓泄泻。 味苦性平归肝脾，凉血收涩化迟瘀。
制作	夏、秋季采收，晒至七八成干时，除去叶柄，折成半圆形或折扇形，干燥。	
贮藏	置通风干燥处，防蛀。	

荷叶也叫蕸（qú），能清暑化湿，升发清阳，凉血止血，用于调理暑热烦渴、暑湿泄泻、脾虚泄泻、血热吐衄、便血崩漏。荷叶炭可收涩，化瘀，止血，用于调理出血症和产后血晕。

自古以来，荷叶就是减肥的良药。因为荷叶有利尿、通便的作用，它含有的荷叶碱，能有效分解体内的脂肪，并且强力排出体外，还能在人体肠道上形成一层膜，防止脂肪堆积，从而越来越瘦。

● 八月八日	# 鬼针草 可双向调节血压的药物	味苦微寒化淋浊，消瘀镇痛敛金疮。 清热利咽鬼针草，解毒止痢祛肠痈。
制作	8—9月花盛期，收割地上部分，鲜用或晒干。	
贮藏	置阴凉干燥处。	

鬼针草也叫鬼钗草、刺儿鬼、鬼蒺藜等，生长在路边、荒地中，是民间常用草药，能清热解毒，祛风，活血，用于调理咽喉肿痛、泄泻、痢疾、黄疸、跌打损伤等。

鬼针草对血压有良好的双向调节作用，用它降血压不仅安全可靠，还可以避免某些降压药造成的副作用。

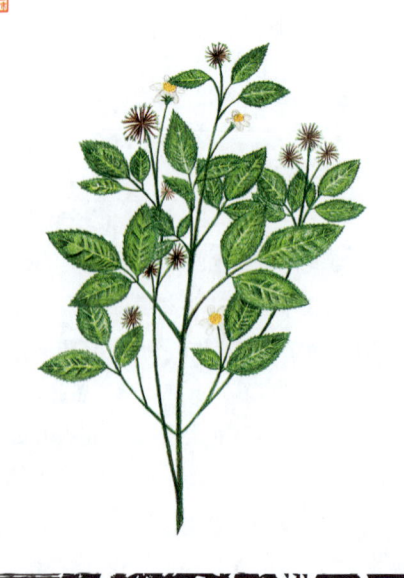

○ 每天懂一味中草药

八月 August

蚕豆

八月九日

世界第三大重要的冬季食用作物

蚕豆也叫南豆、胡豆，是世界第三大重要的冬季食用作物。蚕豆可以健脾利水，解毒消肿，用于调理膈食、水肿、疮毒。

据《太平御览》记载，蚕豆是张骞出使西域引入中原地区的，自古就是重要的食物来源。它属于小杂粮，既可以作为传统口粮，也是绿色食品和营养保健食品，还可以作为动物饲料。

	星点豆花蝴蝶翅，俏丽妖娆艳春栖。 桑蚕英衣马齿豆，清香福饷在其间。 理脾止血和脏腑，味甘性平入阳明。 涩精实肠利淋漓，补中益气健中焦。
注意	7—9月果实成熟呈黑褐色时，拔取全株，晒干，打下种子，扬净后再晒干，或鲜嫩时用。
制作	内服不宜过量，过量易致食积腹胀。对本品过敏者禁服。
贮藏	置通风干燥处。

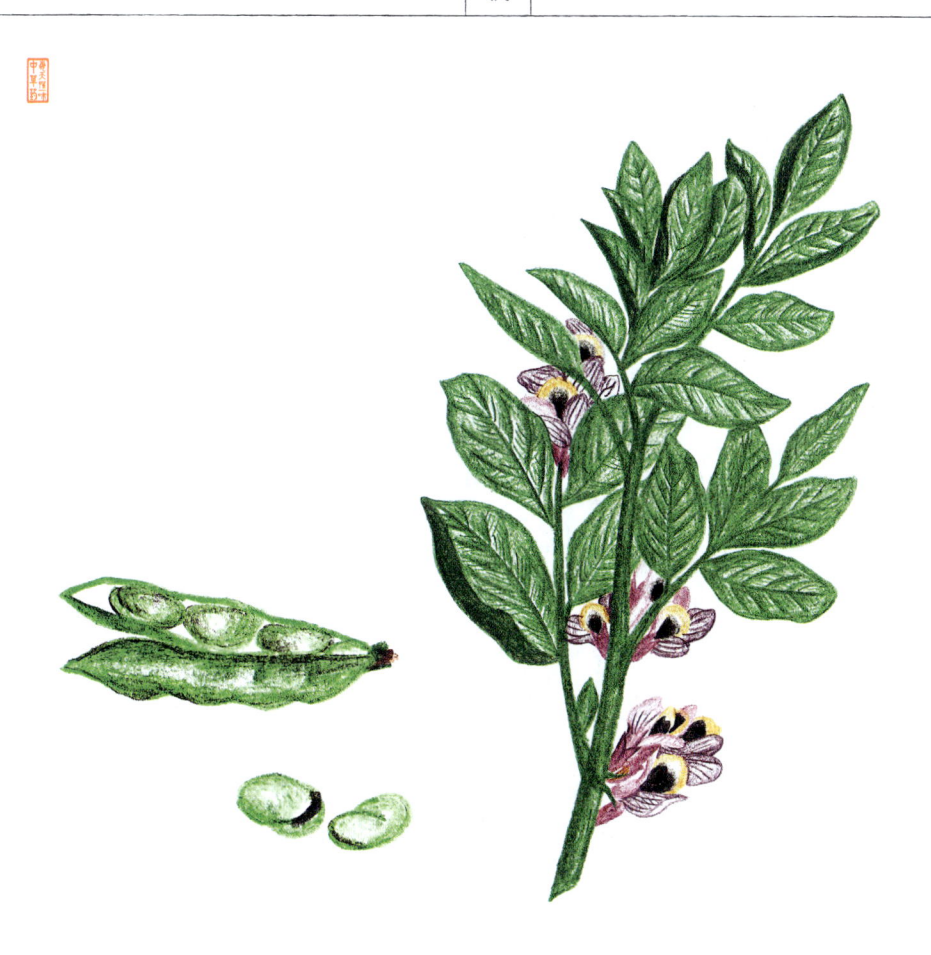

163

白芷

八月十日

解表散寒的香料

遇薄荷菊花解表热，伍防风羌活避风寒。
配石膏黄连消牙痹，和苍耳辛夷祛鼻渊。
与地丁瓜蒌除痈肿，同双花苦薏托疮毒。
愿芳香燥湿增颜色，望破宿生新调血分。

注意	阴虚血热者忌用。
制作	夏、秋季间叶黄时采挖，除去须根和泥沙，晒干或低温干燥。
贮藏	置阴凉干燥处，防蛀。

白芷也叫川白芷、芳香，以根入药，也可以用作香料。白芷解表散寒，祛风止痛，宣通鼻窍，燥湿止带，消肿排脓，用于调理感冒头痛、牙痛、带下、疮疡肿痛等，经常和苍耳子、辛夷配伍，比较有名的药方有九味羌活汤、白神散等。

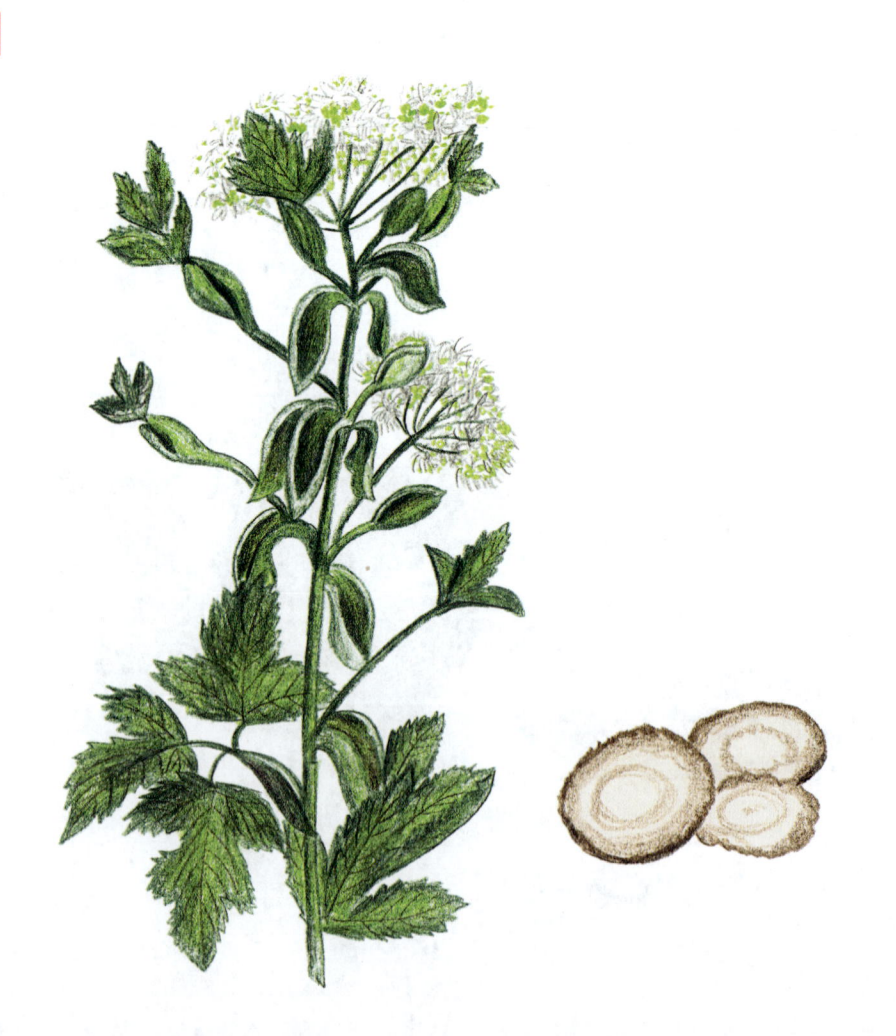

○ 每天懂一味中草药

大蓟

八月十一日

凉血止血的山萝卜

祛瘀消肿解疮毒,凉经除痹疗外伤。
捣汁冷服缓热淋,酒煎温用止血崩。
胎动不安热妄行,溢于上窍吐衄经。
行而带补荣气血,诸证自愈妇心安。

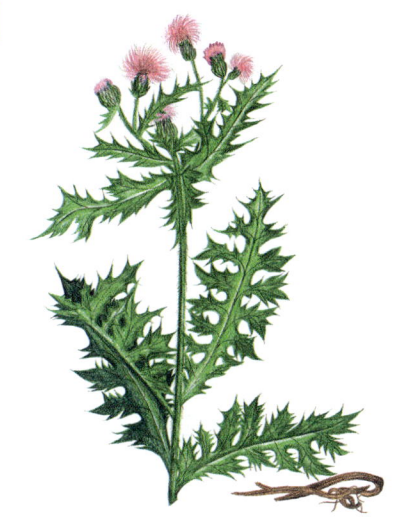

注意	脾胃虚寒而无瘀滞者忌服大蓟。
制作	夏、秋季花开时采割地上部分,除去杂质,晒干。
贮藏	置通风干燥处。

大蓟又叫大刺儿菜、大刺盖、山萝卜、刺萝卜、牛喳（zhā）口、鸡母刺,能凉血止血,散瘀解毒消痈,用于调理尿血、便血、崩漏、外伤出血、痈肿疮毒等。大蓟止血片、血见宁、治红丸、祁门蛇药片中都含有大蓟的成分。

麻黄

八月十二日

利水消肿的狗骨

发汗散寒解表邪,利水消肿止伤风。
宣肺平喘寻卑相,味辛性温治太阳。

制作	秋季采割绿色的草质茎,晒干。
贮藏	置通风干燥处,防潮。

麻黄也叫龙沙、卑相、卑盐、狗骨,是草麻黄、中麻黄或木贼麻黄的干燥草质茎,能发汗散寒,宣肺平喘,利水消肿,用于调理风寒感冒、胸闷喘咳、风水浮肿。蜜麻黄润肺止咳,多用于表证已解,气喘咳嗽。

感冒软胶囊、伤风停胶囊、通宣理肺丸（口服液、胶囊、片、颗粒、膏）、小儿清肺化痰口服液、疏风活络片里都含有麻黄的成分。麻黄汤、小青龙汤等是中药名方。

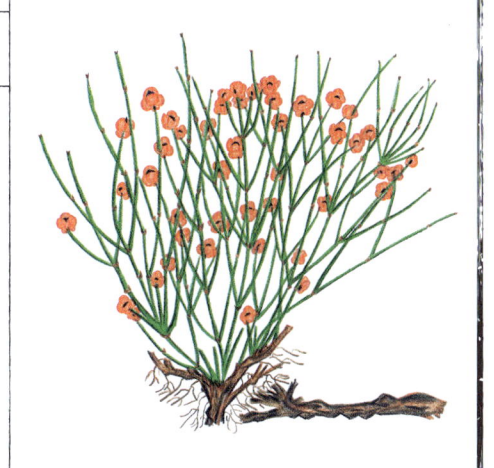

穿心莲

- 八月十三日

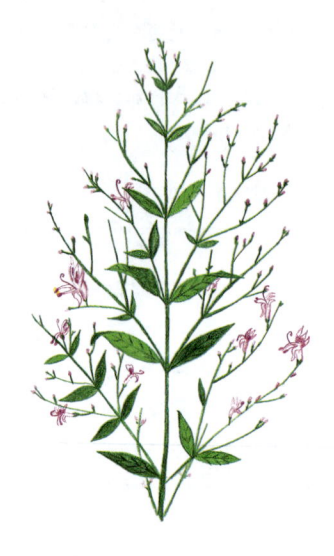

清热解毒一见喜

清热解毒一见喜，凉血消肿缓疮痈。
味苦性寒采秋叶，保肝利胆祛诸伤。

注意	阴虚血热者忌用。
制作	秋初茎叶茂盛时采割，晒干。
贮藏	置干燥处。

穿心莲也叫榄核莲、一见喜、斩舌剑、苦草、苦胆草、四方草，能清热解毒，凉血，消肿，用于调理感冒发热、咽喉肿痛、口舌生疮、蛇虫咬伤等。穿心莲经常被当作蔬菜来吃，也入药，常见的中成药有调理感冒的穿心莲片。

牡丹皮

- 八月十四日

清热凉血的牡丹根皮

遇当归则补，同桃仁可破。
配生地则凉，逢肉桂方暖。
苦辛微寒盖伏火，调气和利入心肾。
清热凉血退虚热，活络化瘀疗痈疮。

注意	孕妇和月经量大的人慎用。
制作	秋季采挖根部，除去细根和泥沙，剥取根皮，晒干，或刮去粗皮，除去木芯，晒干。前者习称"连丹皮"，后者习称"刮丹皮"。
贮藏	置阴凉干燥处。

牡丹皮也叫牡丹根皮、丹皮、丹根，是牡丹的干燥根皮，能清热凉血，活血化瘀，用于调理热入营血、温毒发斑、吐血衄血、夜热早凉等。

血美安胶囊、双丹颗粒（口服液）、归芍地黄丸、加味逍遥丸中都含有牡丹皮的成分，它还是六味地黄丸等著名中药的主要原料。

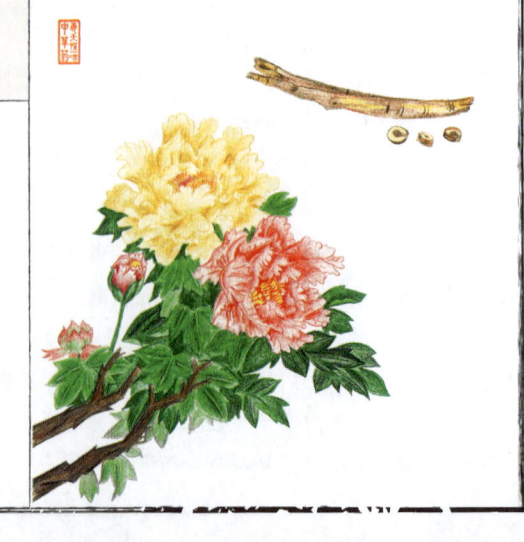

○ 每天懂一味中草药

苍耳子

八月 August

八月十五日

油漆、油墨、肥皂、油毡的原料

苍耳子也叫荆棘狗、老鼠愁、菓耳实、苍子、胡苍子，可以散风寒，通鼻窍，祛风湿，用于调理风寒头痛、鼻塞流涕、风疹瘙痒等。鼻通丸、滴通鼻炎水、利鼻片中都含有苍耳子的成分。

苍耳子全身有钩状硬刺，经常会粘在家畜和人身上，很容易散播，是一种很常见的田间杂草。它的种子可以榨油，可掺和桐油制成油漆，同时也是制作油墨、肥皂、油毡的原料。

发散风寒通鼻窍，味甘性温疗鼻渊。
风湿痹痛寻苍耳，解表补虚扶肺金。

注意	血虚头痛不宜服用。
制作	秋季果实成熟时采收，干燥，除去梗、叶等杂质。
贮藏	置干燥处。

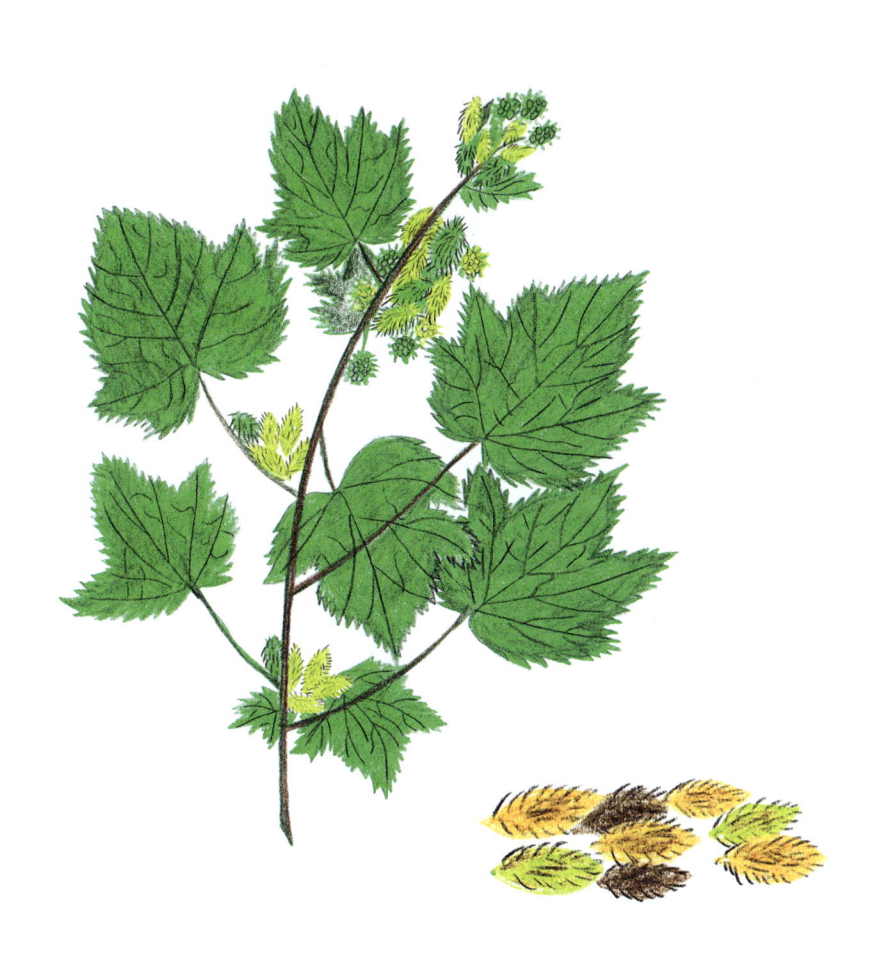

○ 每天懂一味中草药

蜀漆

常山的嫩枝叶

八月十六日

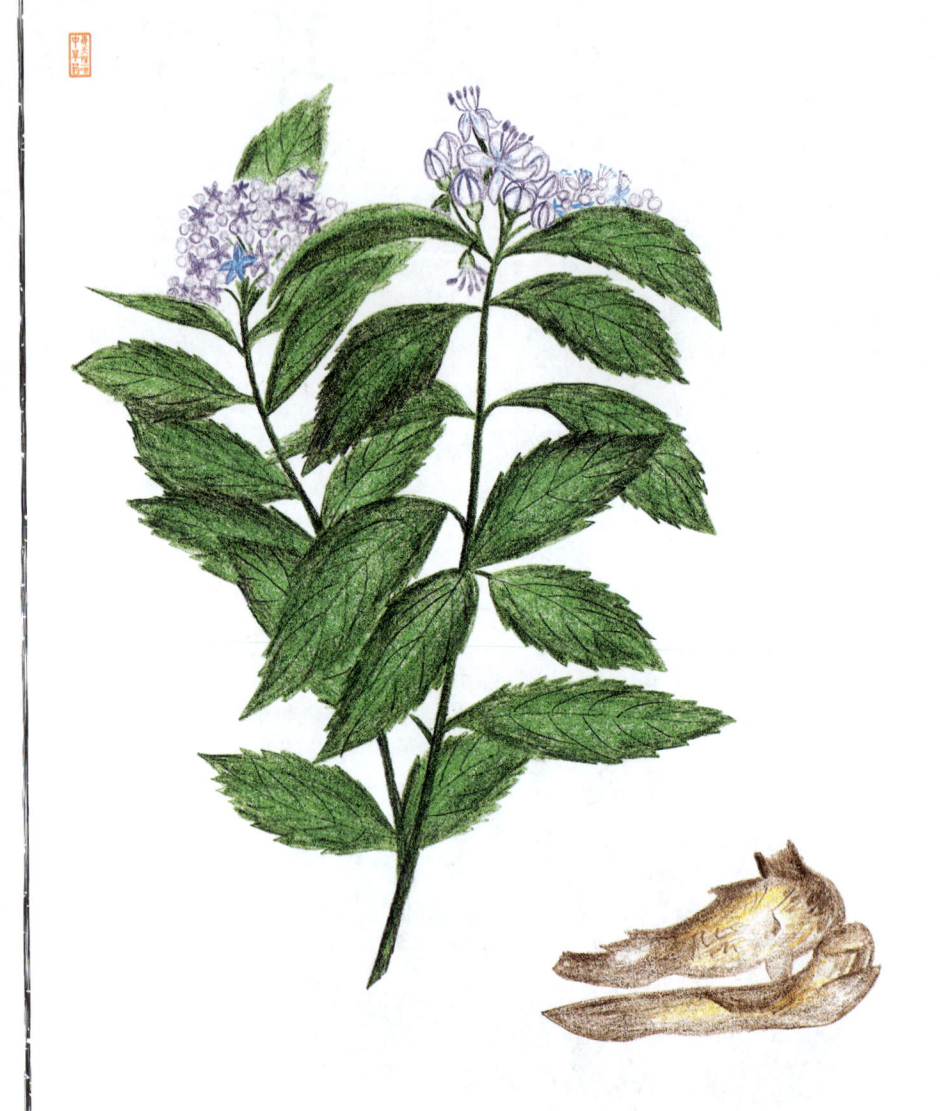

常山之苗气升散，叶若香茗性飞腾。
蒲月枝繁建酉蔓，江林幽谷蜀汉中。
味苦性温消痞满，拂去阴伏邪痊气。
醒豁蓄结积滞痰，破血行水止疟汤。

蜀漆也叫鸡屎草、鸭屎草，是常山的嫩枝叶。蜀漆能祛痰，截疟，用于调理瘕瘕积聚、疟疾。

注意	正气虚弱、久病体弱者慎用。
制作	6—8月采收，晒干。
贮藏	置阴凉干燥处。

八月 August

葱白

八月十七日

子实温中养乌发，须根涩肠缓痢疾。
汁液解毒化瘀血，茎叶滋养明目睛。
通阳益气散阴寒，发汗解表入肺金。
化毒止衄通关节，达表和里安胎心。

最常见的厨房调味品

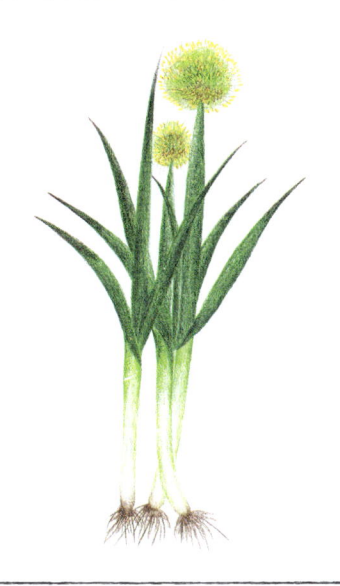

注意	表虚多汗者慎服。
制作	7—9月采挖，除去须根、叶及外膜，鲜用。
贮藏	置通风干燥处。

葱白是葱的鳞茎，能发表，通阳，解毒，用于调理感冒风寒、阴寒腹痛、二便不通、痢疾、疮痈肿痛、虫积腹痛。

葱，主要为厨房调味品，也用来入药。葱白中含有挥发油，油中的主要成分蒜素，对多种病菌有抑制作用。

鸡冠花

八月十八日

收敛止血的鸡公花

遥天艳冶傲彩阳，凤尾鸡冠赤髻花。
瑰丽芬芳地锦红，旖旎婀娜醉金秋。
清风退热助疮愈，味甘性凉归肝肠。
止衄敛营收残血，停带止痢缓崩中。

制作	秋季花盛开时采收，晒干。
贮藏	置通风干燥处。

鸡冠花也叫鸡公花、鸡髻花、鸡冠头，能收敛止血，止带，止痢，用于调理吐血、崩漏、便血、痔血、赤白带下、久痢不止。

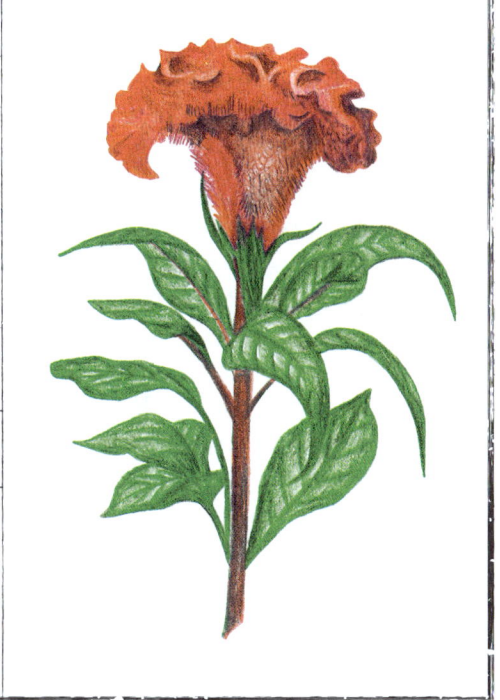

169

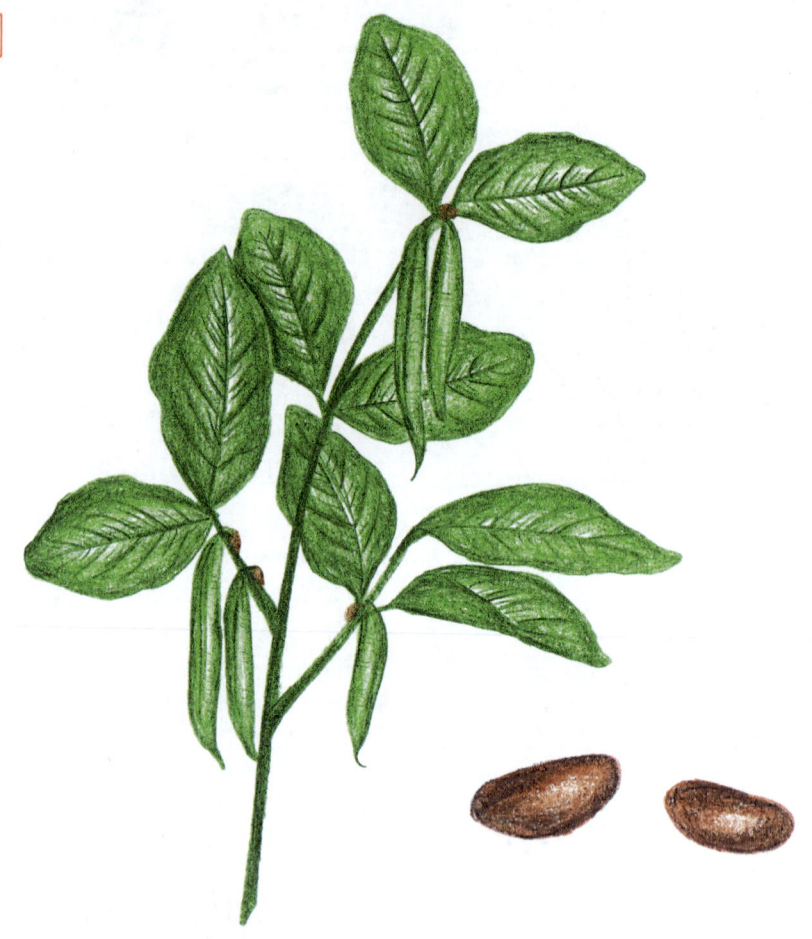

刀豆

每天懂一味中草药

八月十九日

可食用，可入药，可做肥

注意	胃热患者忌用。
制作	秋季采收成熟果实，剥取种子，晒干。
贮藏	置通风干燥处，防蛀。

刀豆也叫挟剑豆、野刀板藤、葛豆、刀坝豆、大刀豆、刀豆角、刀鞘豆，能温中，下气，止呃，用于调理虚寒呃逆、呕吐。

刀豆的嫩荚和种子可以吃，但必须用盐水煮熟吃。刀豆还可以作为绿色肥料、饲料等。

脆利清爽无穷味，玉盘珍馐口留香。温中下气止呃逆，培元固本益肾方。
烧灰酒送除湿气，研粉冲服抚疝儿。猪腰滚熟填精髓，文火焙干理鼻渊。

八月 August

一茎一叶自曼舞，两伴两惜互相怜。
不与朝阳添辉泽，愿随皓月落缤纷。
飘摇悬聚浮生叶，水培草本似莲花。
除烦止渴解热邪，健脾养胃福禄增。

菱

八月二十日

是佳果，也是粮食

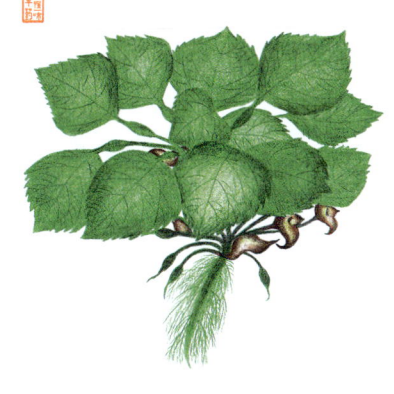

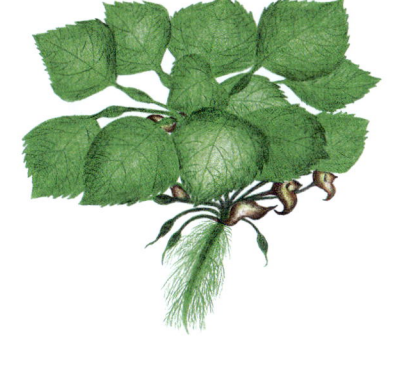

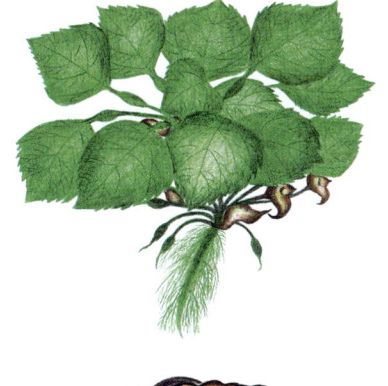

注意	脾胃虚寒、中焦气滞者慎用。
制作	8—9月采收，鲜用或晒干。
贮藏	置干燥处。

菱也叫风菱、乌菱、菱实、薢茩（xièhòu）、芰（jì）实、蕨攗（juéméi），是菱、乌菱、无冠菱及格菱等的果肉。菱角皮脆肉美，蒸煮后剥壳食用，味道可口，是佳果，也可做粮食食用。

菱能的根、茎、叶有各种营养成分，可以健脾益胃，除烦止渴，解毒，用于调理脾虚泄泻、暑热烦渴、消渴、饮酒过度、痢疾。

八月廿一日

佛手

形状像手指的中药

柔荑无骨非苶弱，五指香橼佛手柑。
安谧恬心得掌控，除病祛邪遇平安。
和胃止痛除痞满，燥湿清痰定喘咳。
疏肝调气化郁滞，辟恶解酲理壅积。

制作	阴虚有热、气虚无滞者慎用。
制作	秋季果实尚未变黄或变黄时采收，纵切成薄片，晒干或低温干燥。
贮藏	置阴凉干燥处，防霉、防蛀。

佛手也叫佛手柑、手柑，细长弯曲的果瓣，状如手指，以干燥果实入药。佛手还可以作为盆景观赏，它香气扑鼻，能疏肝理气，和胃止痛，燥湿化痰，用于调理肝胃气滞、胸胁胀痛、胃脘痞满、食少呕吐、咳嗽痰多。山海丹胶囊、乌军治胆片、胃苏颗粒、黄疸肝炎丸、升血调元汤中都有佛手的成分。

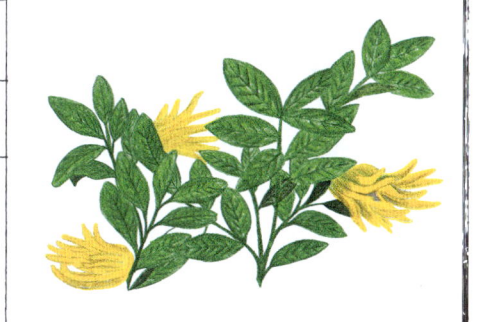

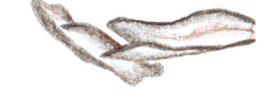

昆布

八月廿二日

营养价值很高的海产蔬菜

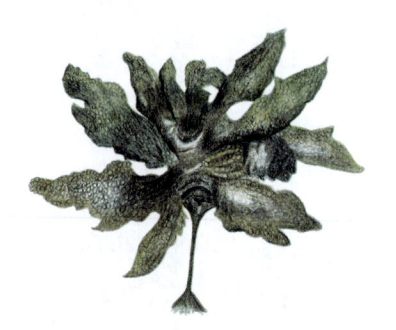

卷曲结缠裙带菜，庞强褐藻波纹褶。
味咸性寒黑昆布，孕于冷海岩礁中。
消痰软坚祛瘰疬，破积散结化瘿瘤。
清热利水除鼓胀，益气填虚散恶疮。

注意	胃虚者慎用。
制作	夏、秋季采捞，晒干。
贮藏	置干燥处。

昆布也叫裙带菜、面其菜、鹅掌菜，以干燥叶状体入药。昆布是一种营养价值很高的蔬菜，它的维生素C、粗蛋白、钙、铁的含量比菠菜、油菜高出几倍。昆布还是一种含碘量很高的海藻，被广泛应用于医药、食品和化工。

自古以来，昆布也是一味中药，《本草经疏》《本草汇》等古代诸多医书中都有记载。昆布能消痰软坚散结，利水消肿，用于调理瘿（yīng）瘤、睾丸肿痛、痰饮水肿。

莲房

八月廿三日

莲的干燥花托

水阁玲珑纤葱语，蓬纱罗裙碧玉香。
化瘀安魠停崩漏，味苦性温入肝方。
经血不止瑞莲散，陈药研末热酒汤。
漏胎下顺翠房糊，每服百丸残症通。

制作	秋季果实成熟时采收，除去果实，晒干。
贮藏	置干燥处，防霉。

莲房就是莲蓬，是莲的干燥花托，能固肾涩精，用于调理遗精滑精、带下、尿频。用莲房煮茶味道苦涩，可预防糖尿病。

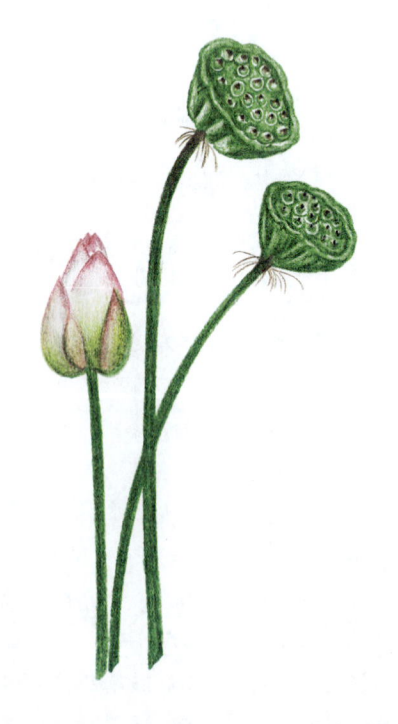

○ 每天懂一味中草药

莲子

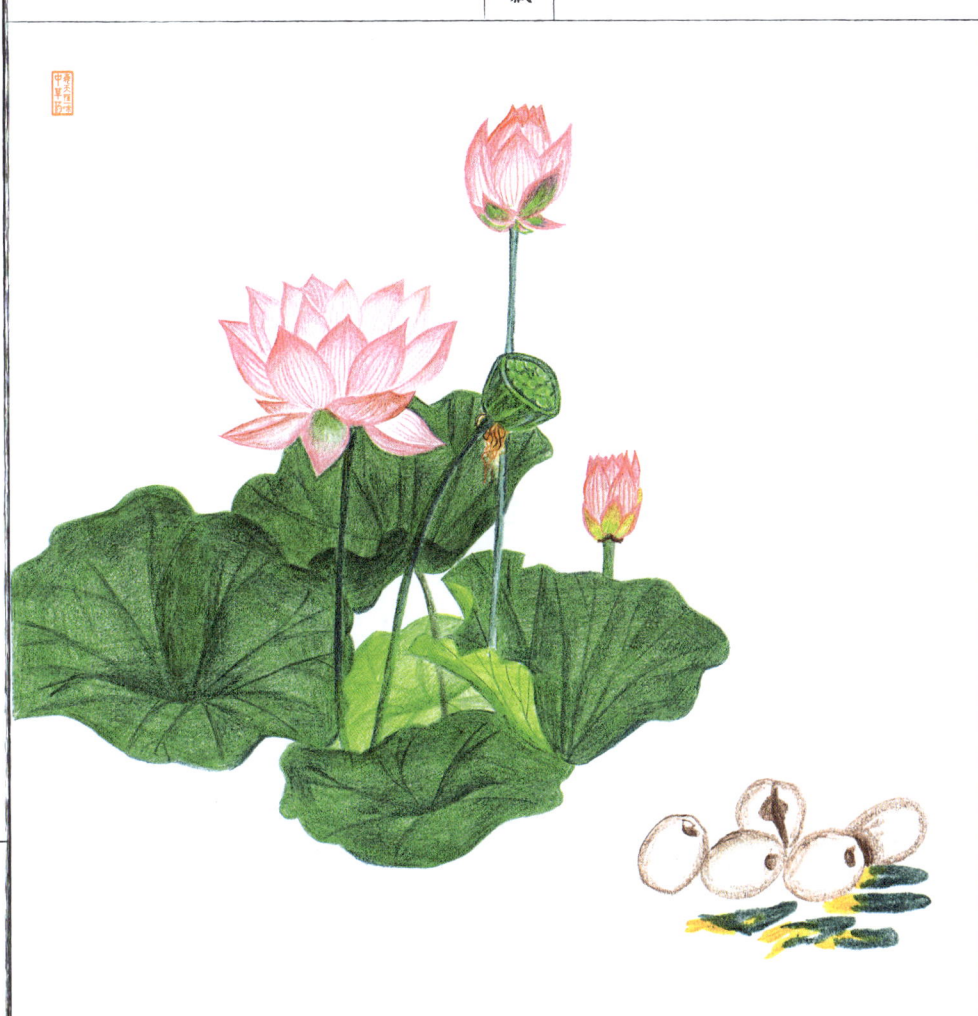

老少皆宜的滋补品

八月 August

八月廿四日

莲子也叫莲肉、莲米、莲实、水芝，是莲的干燥成熟种子。莲子能补脾止泻，止带，益肾涩精，养心安神，用于调理脾虚泄泻、遗精、心悸失眠。

莲子能补五脏不足，有一定的防癌、抗癌的保健功效，它所含有的生物碱，具有显著的强心作用。

莲子是一种老少皆宜的滋补品，特别对于老人、产后体虚者，是非常好的营养品。莲子中间的莲子心，还能清心火，祛除雀斑。

水芝别艳藏清雅，素花真合隐瑶池。
活血清热添姿色，味甘性凉补元脾。
莲蓬苦湿诸带止，散瘀止衄腹痛消。
藕实甜腻养心神，助火醒土益肾精。

制作	秋季果实成熟时采割莲房，取出果实，除去果皮，干燥，或除去莲子心后干燥。
贮藏	置干燥处，防蛀。

○ 每天懂一味中草药

猕猴桃

八月廿五日

猕猴喜欢吃的水果

注意	脾胃虚寒者慎用。
制作	8—9月果实成熟时采收，鲜用或晒干。
贮藏	置干燥处。

藤梨木子山洋桃，瓤厚而莹味绝佳。
单叶互生卵圆侣，藤本老枝红褐衣。
子实理气化结节，生津润燥抚中焦。
和顺疏肝利黄疸，消渴除烦定劳心。
根皮清热解邪毒，活血消肿祛痈疮。
祛风利湿缓痢疾，味甘性寒入少阴。

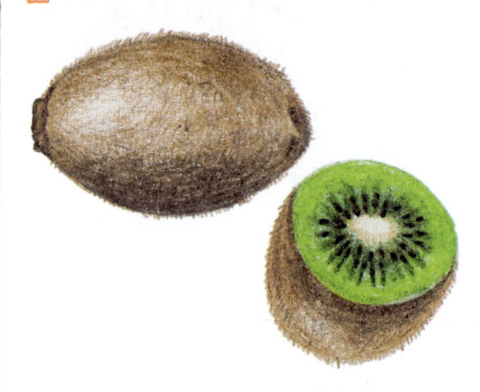

　　猕猴桃也叫藤梨、阳桃、白毛桃、毛梨子，能清热、止渴、和胃、通淋，用于调理烦热、消渴、消化不良、黄疸、石淋、痔疮。

　　猕猴桃是一种营养丰富的水果，含有人体需要的多种有机物、微量元素、维生素等，还可以调理高血压、糖尿病。

禀天秋平之金气，得地西方之金风。
肃降阴生益中气，合于皮毛除风伤。
辛凉解表大力子，滋阴补阳固本元。
文火炒得微香鼓，宣肺祛痰入肺经。
利咽透疹除风痒，培土添津味苦辛。
疏散风热抵外邪，化毒消肿安痈疮。

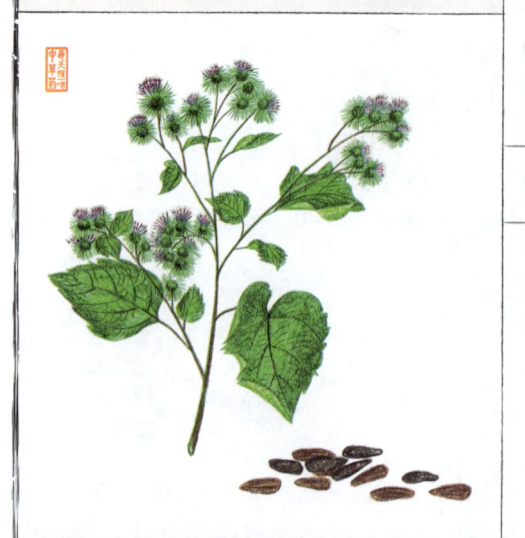

牛蒡子

八月廿六日

牛蒡的种子

制作	秋季果实成熟时采收果序，晒干，打下果实，除去杂质，再晒干。注意，牛蒡子的外壳上有很多坚硬的钩刺，采摘选在早晨或者阴天刺软的时候。如果在晴天，要戴上手套。
贮藏	置通风干燥处。

　　牛蒡子又叫大力子、恶实，是蔬菜牛蒡的种子。牛蒡子可以疏散风热、宣肺透疹，解毒利咽，经常用于调理风热感冒、咳嗽痰多、麻疹、风疹、咽喉肿痛、痄腮、丹毒、痈肿疮毒等。

174

八月 August

绿豆

清热消暑的豆子

八月廿七日

绿豆也叫青小豆，能清热、消暑、利水、解毒，用于调理暑热烦渴、感冒发热、霍乱吐泻、痰热哮喘、头痛目赤等。护肝片、清宁丸、白避瘟散、消络痛片中都含有绿豆的成分。

炎热的夏季，人们习惯喝绿豆汤来消暑，也做成海带绿豆粥、绿豆南瓜汤等，是人们餐桌上常见的食材。

直立草本青小豆，春播秋实绿衣荚。
珠圆玉润厚肠胃，润肤滋脾玉琼浆。
消暑利水除烦渴，清热解毒化肿痈。
味甘性寒入阳明，静心润燥祛浮风。

制作	立秋后种子成熟时采收，拔取全株，晒干，打下种子。
贮藏	置通风干燥处。

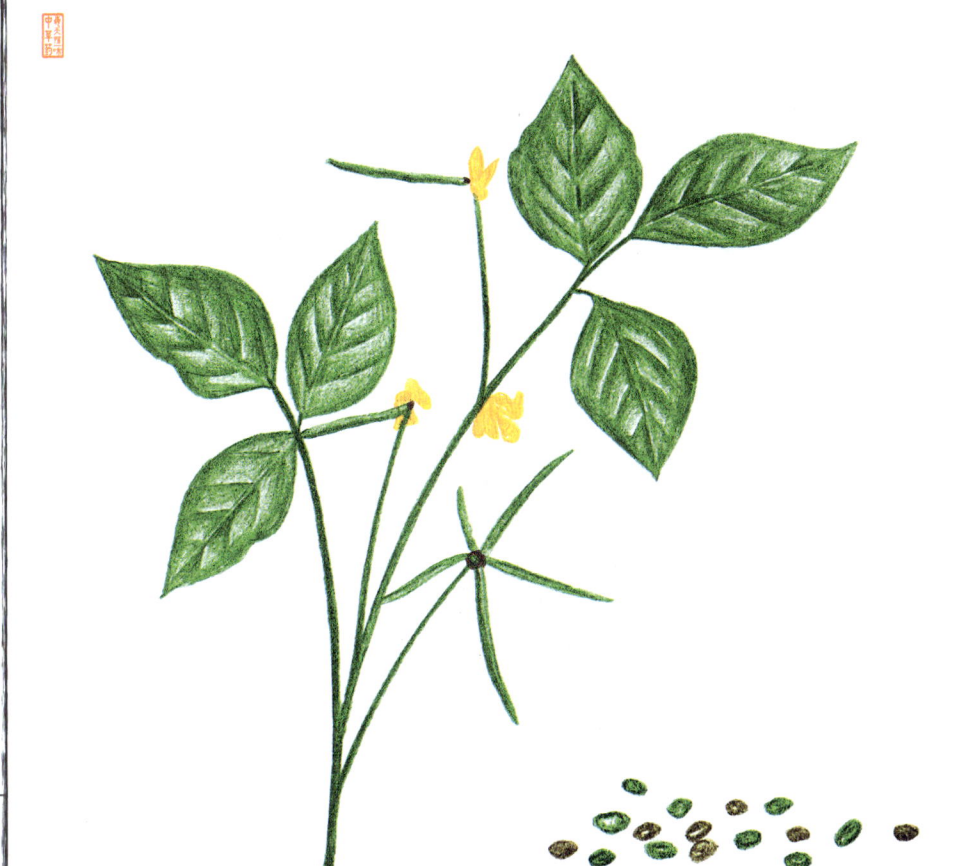

175

八月廿八日	# 茯苓 长在松树根上的中药	制作	多于7—9月采挖，挖出后除去泥沙，堆置"发汗"后，摊开晾至表面干燥，再"发汗"，反复数次至现皱纹、内部水分大部散失后，阴干，称为"茯苓个"，或将鲜茯苓按不同部位切制，阴干，分别称为"茯苓块"和"茯苓片"。
健脾宁心开腠理，利窍祛湿安心神。 补中健胃厚肠脏，淡渗利水增阴津。		贮藏	置干燥处，防潮。

○ 每天懂一味中草药

  茯苓也叫茯苓个、茯苓皮、茯苓块、赤茯苓、白茯苓，是真菌茯苓的干燥菌核。茯苓寄生在松树根上，形状像甘薯，外皮淡棕色或黑褐色，内部是粉色或白色。

  茯苓入药能利水渗湿，健脾，宁心，用于调理水肿尿少、痰饮眩悸、脾虚食少、便溏泄泻、心神不安、惊悸失眠。苓桂咳喘宁胶囊、小儿止泻安颗粒中都含有茯苓。

  古代把茯苓列为上品，有安魂养神、不饥延年的作用。在魏晋时期，茯苓就被当作养生佳品，王公大臣们常把茯苓与白蜜同服。

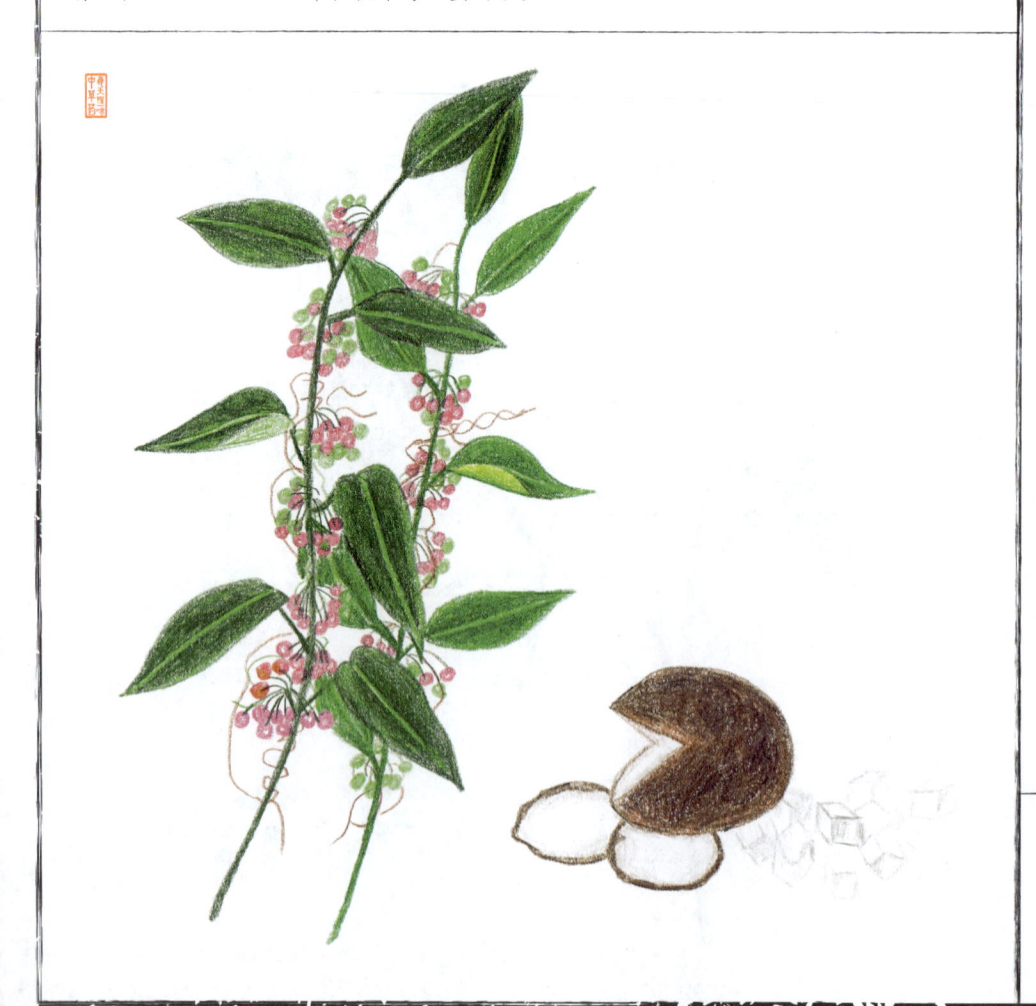

八月 August

党参

八月廿九日

常用的传统的补益药

补中益气中灵草，生津养血上党参。
味甘性平健脾胃，温而不凉敛肺阴。

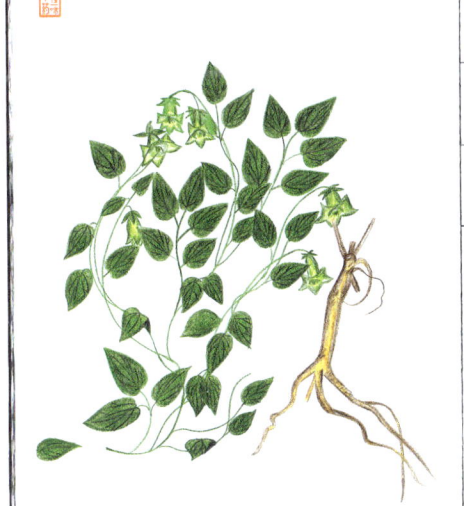

注意	不宜与藜芦同用。
制作	秋季采挖，洗净，晒干。
贮藏	置通风干燥处，防蛀。

　　党参也叫东党、台党、潞党、口党，以干燥根入药。党参是我国常用的传统的补益药，能健脾益肺，养血生津，用于调理脾肺气虚、食少倦怠、咳嗽虚喘、气血不足、面色萎黄、心悸气短、津伤口渴、内热消渴。

　　党参的抗寒性、抗旱性、适生性都很强，全国各地都已引种栽培，是党参片的主要原料。

通草

八月三十日

通脱木的干燥茎髓

清热利尿白通草，顺气下乳除寒热。
通利九窍舒关节，散瘀化结疗金疮。

注意	孕妇慎用。
制作	秋季割取茎，截成段，趁鲜取出髓部，理直，晒干。
贮藏	置干燥处。

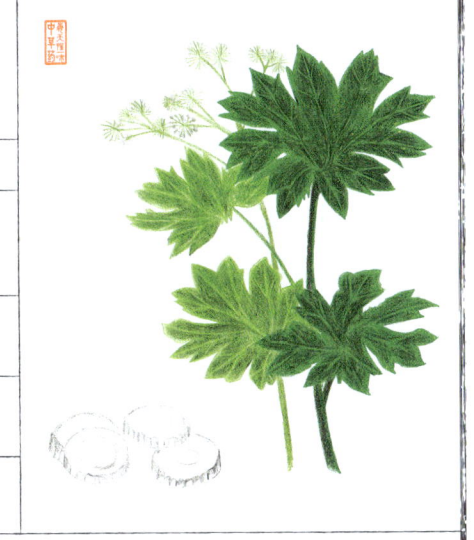

　　通草也叫通花根、大通草、白通草、方通、泡通，是通脱木的干燥茎髓。通草能清热利尿，通气下乳，用于调理湿热淋证、水肿尿少、乳汁不下。通乳颗粒中就有通草的成分。

　　通草和木通名称比较相近，功效也大致相同，在有些古书上，甚至把木通称为通草。木通和通草都能清热利水，通乳，不同的是，木通善于清心热和小肠实火，能通经下乳，通利关节，而通草善于清肺热，通气上达而下乳。

○ 每天懂一味中草药

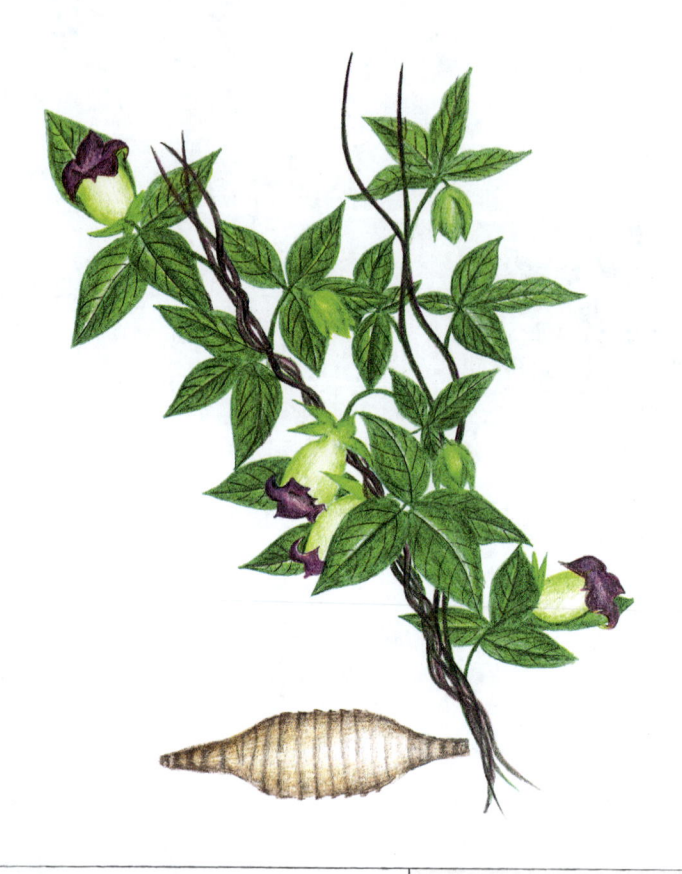

山海螺

● 八月卅一日

羊乳的根

注意	外感初期,无汗者慎用。
制作	8—9月采挖,鲜用或切片晒用。
贮藏	置干燥处。

乾坤之精聚泰灵,
缠绕草本叶互生。
秧蔓若葛依四瓣,
质润多滋成药医。
化脓通乳山海螺,
味甘性平四叶参。
益气养阴扶虚正,
消肿解毒祛疮疔。

　　山海螺也叫白河车、牛奶子、乳薯、奶参、土党参等,是羊乳的根。山海螺能益气养阴,解毒排脓,通乳,用于调理头晕头痛、肺痈、乳痈、肠痈、疮疖肿毒、产后乳少、白带、毒蛇咬伤等。

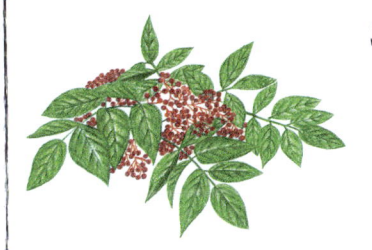

September

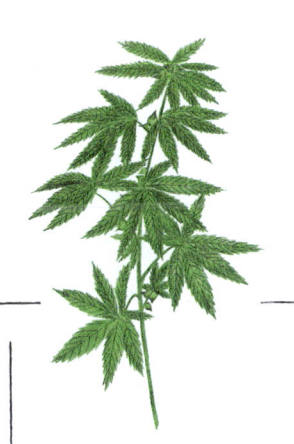

九月八日前后
交白露节气

九月二十二日前后
交秋分节气

九月

处暑

白露

秋分

本篇精选30味在九月采收的中药材。
从9月开始，天气渐凉，风寒容易侵袭我们的肺脏，
此时要注意养肺。如果这个月感觉口干、鼻子干、皮肤干，
可多吃清润的食物。

龙胆

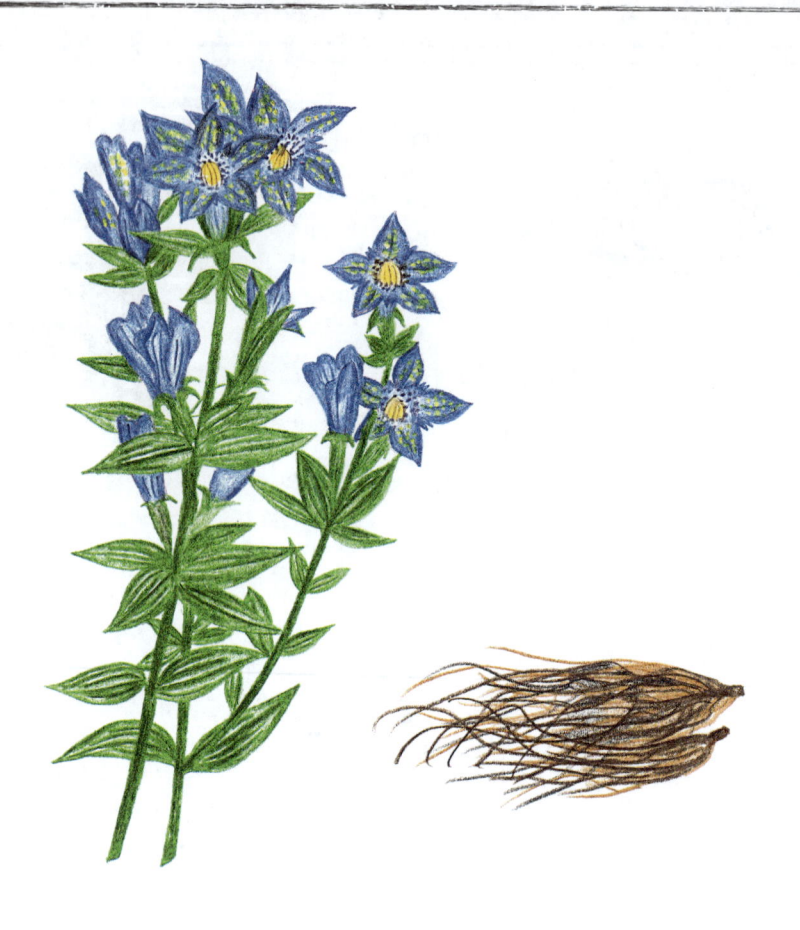

九月一日

对肝、胆、胃都有很好保护作用的本草

注意	脾胃虚弱及无湿热实火者忌用。
制作	9—10月采收，切断，晒干。
贮藏	置通风干燥处。

直上生苗高逾尺，
宿根十余似牛膝。
春叶若柳轻步摇，
细茎仿竹节节高。
疏肝泻胆清实火，
解热除湿理下焦。
定惊止痫消躁狂，
利水通淋化痈疮。

　　龙胆也叫苦地胆、地胆头、磨地胆，以根和根茎入药。龙胆能清肝胆实火，泻下焦湿热，用于调理头胀头痛、目赤肿痛、耳聋耳肿、口苦胁痛、湿热黄疸等。

　　龙胆对我们的肝、胆、胃都有很好的保护作用，它能减轻肝细胞坏死，还能让我们的身体分泌更多的胆液，还可以加速胃液的产出，保护我们的肠胃。

九月 September

枸杞子
九月二日

却老子

春叶得名天精草，夏花看似紫灵仙。
秋实唤为枸杞子，冬根化作地骨皮。
清热明目滋肝肾，补虚益精润肺金。
添血升阳阴可长，降火祛湿气可生。

制作	夏、秋季果实呈红色时采收，热风烘干，除去果梗；或晾至皮皱后，晒干，除去果梗。
贮藏	置阴凉干燥处，防闷热，防潮，防蛀。

　　枸杞子也叫苟起子、甜菜子、枸杞果、红耳坠、却老子、血枸子，以干燥成熟果实入药。枸杞子能滋补肝肾，益精明目，用于调理虚劳精亏、腰膝酸痛、眩晕耳鸣、阳痿遗精、内热消渴、血虚萎黄、目昏不明。

制作	9—10月将鳞茎挖出，选大者洗净，晒干入药，小者做种。野生者四季均可采挖，鲜用或晒干。
贮藏	置通风干燥处。

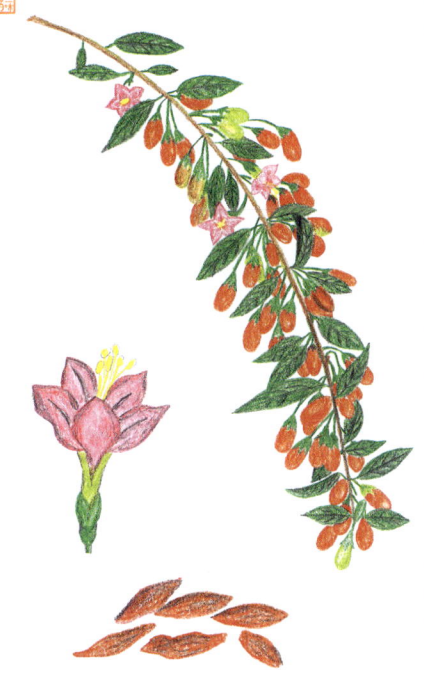

石蒜
九月三日

花开时无叶的植物

清丽水麻银锁匙，春初见叶龙爪花。
遇于山坡溪沟旁，红花石蒜避蛇生。
解毒散结消痈肿，豁痰催吐止壅涎。
味辛性温归肝肺，祛核除瘰化滞积。

　　石蒜也叫蟑螂花、老鸦蒜、龙爪花、红花石蒜、山乌毒，以鳞茎入药。石蒜能祛痰催吐，解毒散结，用于调理喉风、乳蛾、痰喘、食物中毒、胸腹积水等。

　　石蒜是常见的园林观赏植物，冬赏叶，秋赏花，花开时无叶，可以当花坛材料，也可做切花。

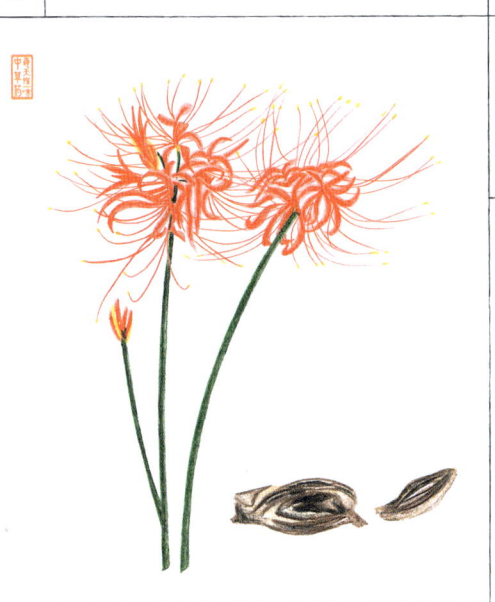

○ 每天懂一味中草药

赤小豆

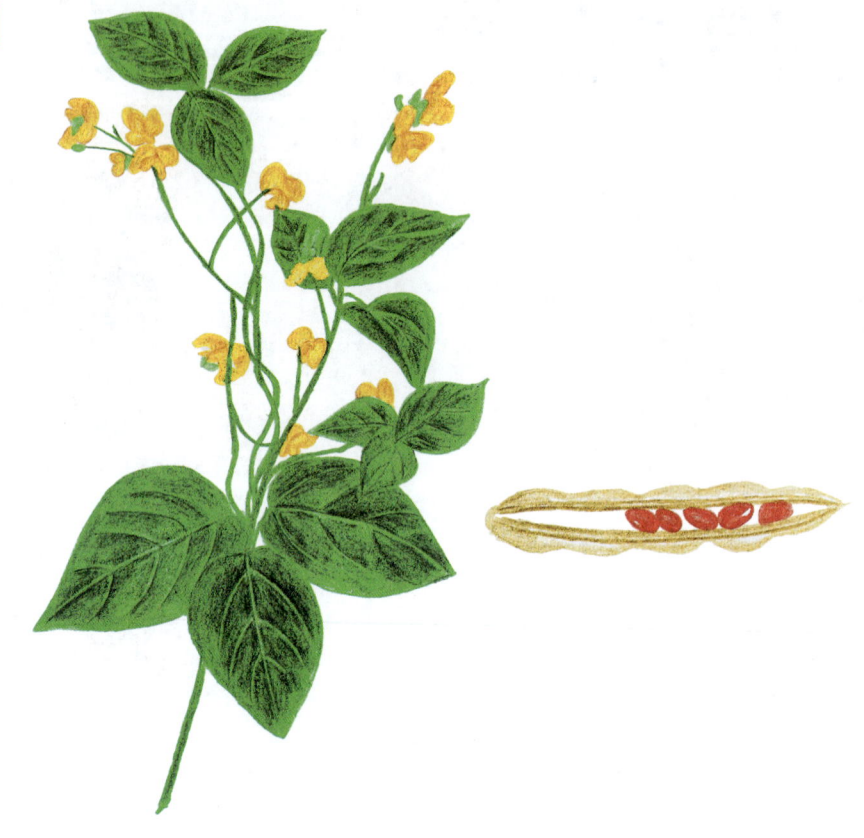

九月四日

营养价值高,但并非人人适合

制作	秋季果实成熟而未开裂时拔取全株,晒干,打下种子,除去杂质,再晒干。
贮藏	置干燥处,防蛀。

一年草本赤小豆,
红幼珠盘金蝶花。
苗高尺许若豇豆,
纤弱羽叶茎缠攀。
宽肠祛邪消腹痛,
味甘性平入小肠。
利水消肿除胀满,
解毒排脓缓痈疮。

　　赤小豆也叫红小豆、赤豆、朱豆,可以利水消肿,解毒排脓,用于调理水肿胀满、脚气浮肿、黄疸尿赤、风湿热痹、痈肿疮毒、肠痈腹痛。

　　我国是赤小豆产量最大的国家,也是主要的出口国。赤小豆的营养价值非常高,但并非人人适合,比如小孩食欲不佳、营养欠佳、便溏的时候就不适合吃赤小豆。

　　中医典籍中有很多记录赤小豆的方子,如《圣济总录》中的赤小豆汤、《伤寒论》中的麻黄连翘赤小豆汤、《圣惠方》中的赤小豆散等。

182

九月 *September*

侧柏叶

九月五日

多寿之本

小枝扁平骨为梁，鳞叶互生侧伏贴。
碧翠透黄脆易折，味苦微辛气清新。
凉血止衄解肺热，化痰止咳安素金。
苦寒燥涩祛湿热，补肾乌发清血分。

制作	多在夏、秋季采收，阴干。
贮藏	置干燥处。

　　侧柏叶也叫香柏叶、扁柏叶、柏树叶，能凉血止血，化痰止咳，生发乌发，用于调理吐血、肺热咳嗽、血热脱发、须发早白等。止红肠澼丸、小儿消咳片、癣湿药水、九华痔疮栓中都有侧柏叶的成分。

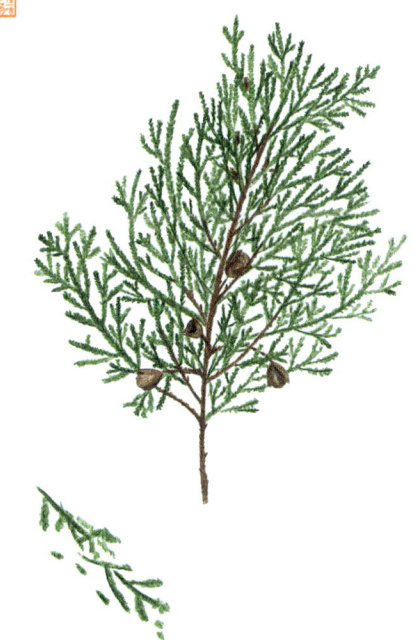

注意	风寒咳嗽及中寒便溏者忌用。
制作	秋季采挖，洗净，剥去鳞叶，置沸水中略烫，干燥。
贮藏	置通风干燥处。

百合

九月六日

清心安神的食材

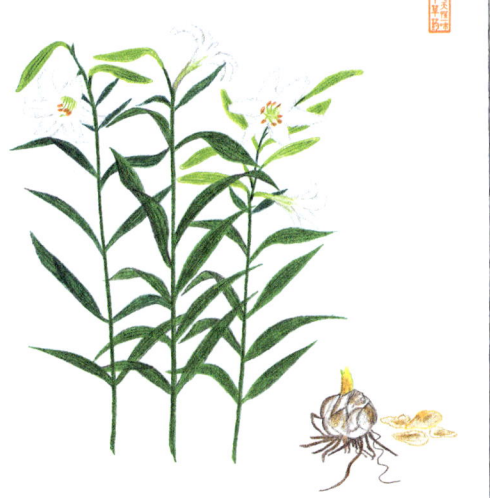

宁志安神润心肺，退热止咳愈阴虚。
补土清金利小便，养阴润燥益中焦。

　　百合也叫摩罗、重箱、中逢花，可以养阴润肺，清心安神，用于调理阴虚燥咳、劳嗽咳血、虚烦惊悸、失眠多梦、精神恍惚。百合固金丸、川贝雪梨膏、解郁安神颗粒中都含有百合的成分。
　　全球已发现的百合有120个品种，其中55个产自中国。其中，兰州百合口味清甜，用来做膳食比较好。

○ 每天懂一味中草药

● 九月七日

蚤休

七叶一枝花的根茎

清热解毒消痈肿，平喘止咳入肺金。
息风定惊解癫疾，壮精益肾升胃清。

注意	孕妇禁用。
制作	移栽3—5年后，在9—10月倒苗时，挖起根茎，晒或炕干后，撞去粗皮、须根。
贮藏	置干燥处。

蚤休为华重楼、云南重楼或七叶一枝花的根茎，能清热解毒，消肿，定惊，用于调理痈肿疮毒、咽肿喉痹、乳痈、蛇虫咬伤、跌打伤痛、肝热抽搐。

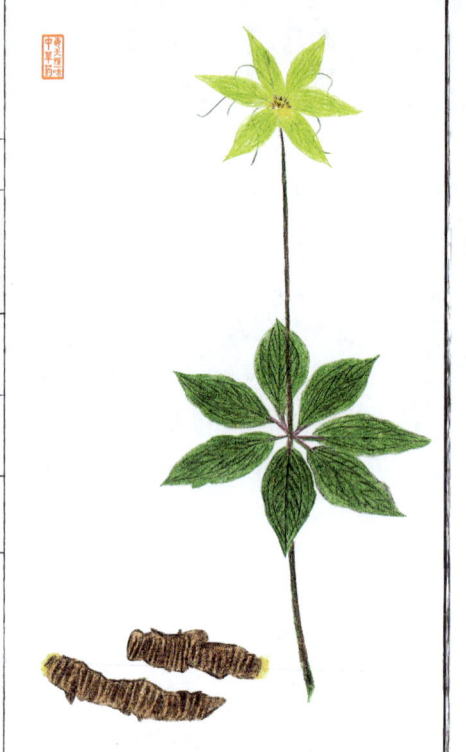

制作	6—9月采收，晒干或鲜用。
贮藏	置通风干燥处。

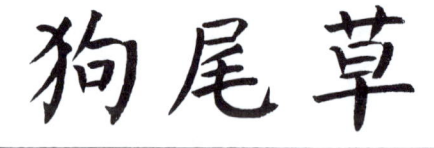

● 九月八日

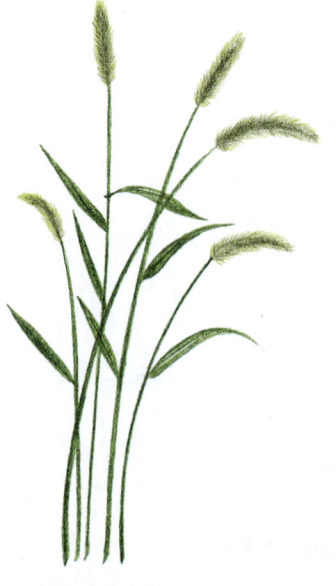

狗尾草

中国各地都能见到的杂草

一年草本秆直立，圆锥花序微根须。
荒野道旁遇娇影，阿罗汉草喜光明。
除邪化疣愈痈疾，味淡性平入心肝。
清热祛湿消痈肿，祛风亮睛定癣疮。

狗尾草也叫金毛狗尾草、谷莠子、毛毛草、毛嘟嘟、狗毛尾，能清热利湿，祛风明目，解毒，杀虫，用于调理风热感冒、黄疸、痢疾、小便涩痛等。

荒野，路旁，中国各地都能见到这种杂草，它的茎叶可以当饲料，也可以入药，加水煮沸20分钟，可以杀死菜虫。

184

九月 September

荜澄茄

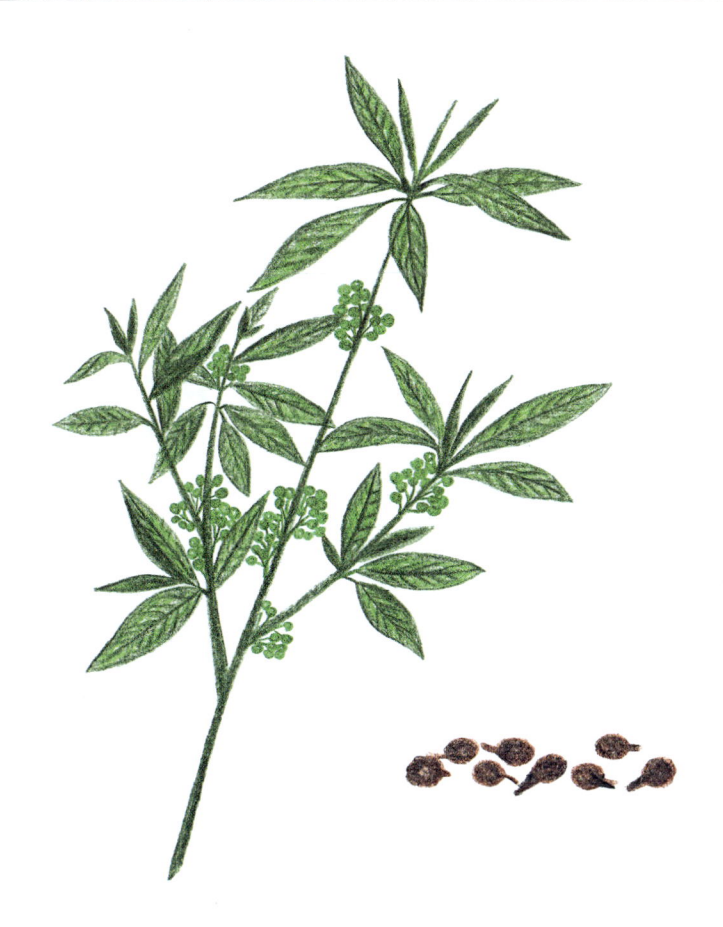

九月九日

芳香开胃的调味品

黄棕油果气浓厚,攀援藤本叶互生。
灌丛疏林草路旁,毗陵茄子满山香。
味辛性温入脾肾,消积止泻缓淋疾。
暖中散寒煦脾胃,行气止痛化瘀伤。

注意	阴虚火旺及实热火盛者忌用。阴虚血分有热、发热咳嗽者禁用。		
制作	秋季果实成熟时采收,除去杂质,晒干。	贮藏	置阴凉干燥处。

　　荜澄茄也叫毕茄,为山鸡椒的干燥成熟果实,能温中散寒,行气止痛,用于调理胃寒呕逆、脘腹冷痛、寒疝腹痛、寒湿瘀滞、小便浑浊。中医名方荜澄茄散、荜澄茄丸、神效散中都含有荜澄茄。

　　荜澄茄和胡椒都能温中散寒,但胡椒散寒作用时间短,能帮助开胃进食,多用作调味品。荜澄茄散寒持久,还能祛除下焦寒邪,多作药用。

○ 每天懂一味中草药

番泻叶

九月十日

强效泻药

通便利水化积滞，泻热行瘀缓秘结。
苦下消胀顺肠腑，甘寒微毒壮水方。

注意	体虚者及孕妇忌用。
制作	通常于9月采收，晒干，除去枝梗、枯叶及杂质。
贮藏	避光，置通风干燥处。

　　番泻叶也叫泻叶，能泻热行滞，通便，利水，用于调理热结积滞、便秘腹痛、水肿胀满，是一种刺激性泻药。通便宁片、通便灵胶囊，包括一些减肥保健品中常含有番泻叶。

　　番泻叶调理便秘效果不错，早上空腹的时候喝效果相对较好，但不可常喝，否则会引起药物依赖，还会损伤人体正气。

色黑体润似肾水，固精填髓年寿增。
善解五金百草毒，炒食热盛煮寒珠。
补中下瘀止淋露，活血祛风利湿邪。
逐水消胀除热痹，润燥解毒散结积。

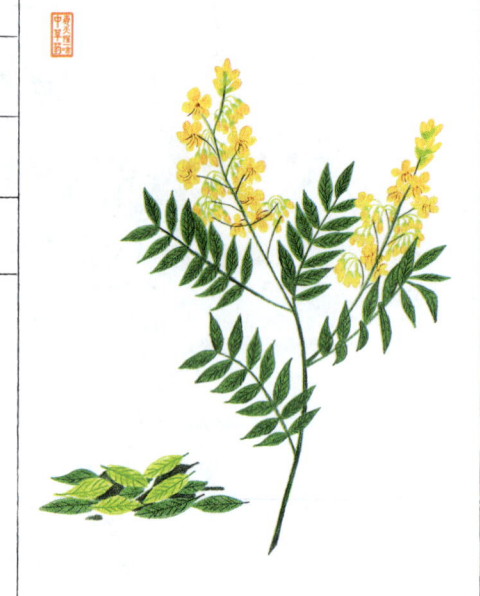

黑豆

九月十一日

豆中之王

制作	秋季采收成熟果实，晒干，打下种子，除去杂质。
贮藏	置通风干燥处，防蛀。

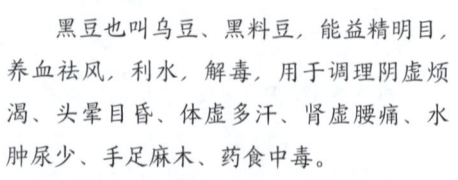

　　黑豆也叫乌豆、黑料豆，能益精明目，养血祛风，利水，解毒，用于调理阴虚烦渴、头晕目昏、体虚多汗、肾虚腰痛、水肿尿少、手足麻木、药食中毒。

　　黑豆含有不饱和脂肪酸，能满足人体对脂肪的需要，还有降低胆固醇的作用。黑豆含有丰富的维生素、矿物质等，具有良好的营养保健作用，还能延缓衰老、降低血液黏度等，有"豆中之王"的美称。

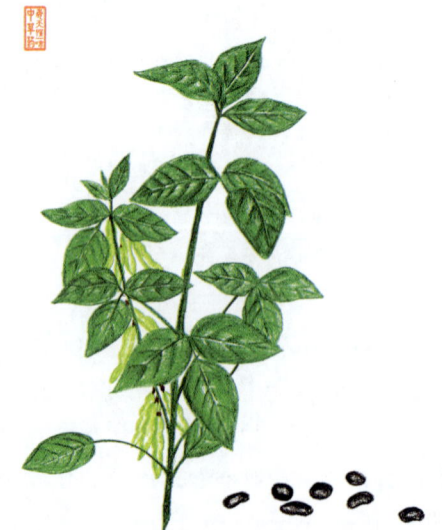

九月 *September*

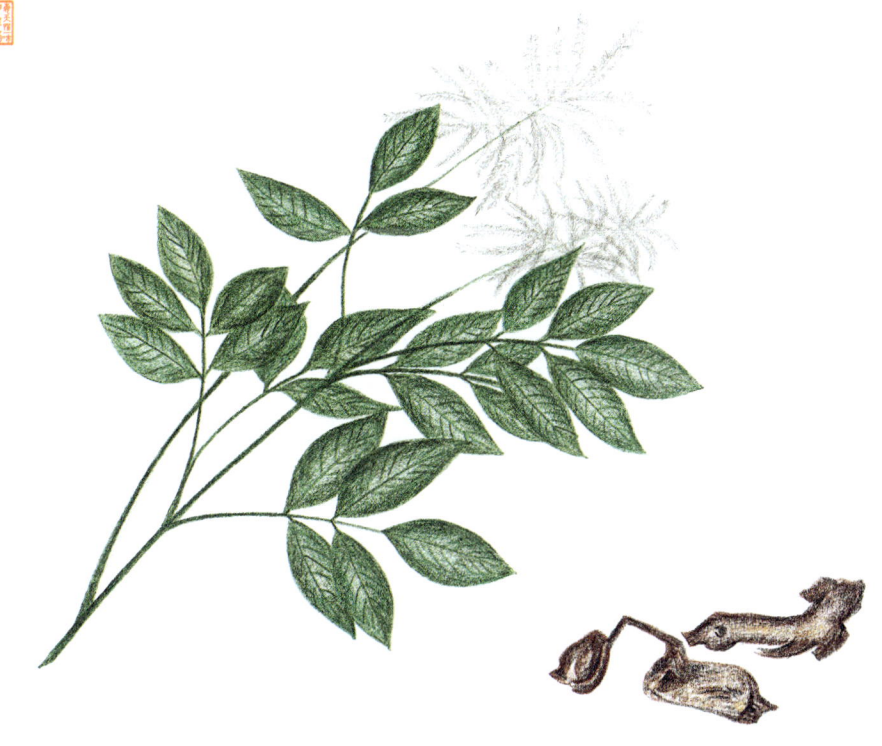

升麻

九月十二日

发表透疹的龙眼根

注意	麻疹已透、阴虚火旺或阳亢者忌用。
制作	秋季采挖，除去泥沙，晒至须根干时，燎去或除去须根，晒干。
贮藏	置通风干燥处。

遇石膏止阳明齿痛，
引葱白散大肠风邪。
填亏虚劳禀赋素弱，
解劳役饥饱缓内伤。
善发表宣透消斑疹，
益清热解毒辟温疾。
可升阳举陷行瘀血，
亦安魂定魄宁心焉。

  升麻也叫龙眼根、周麻、窟窿牙根，以干燥根茎入药。升麻能发表透疹，清热解毒，升举阳气，用于调理风热头痛、齿痛、口疮、咽喉肿痛、麻疹不透、脱肛等。

  宫血停颗粒、绿雪（胶囊）和中药汤方升麻葛根汤、清胃散、普济消毒饮、补中益气汤、举元煎中含有升麻的成分。

  柴胡、升麻、葛根三者皆为辛凉之品，都能发表、升阳，三者对于风寒、风热表证，皆可配伍使用。

三七

九月十三日

散瘀止血的田七

生啖活血熟服补,添津散瘀解虚劳。
味甘性温金不换,止血定痛志可坚。

注意	孕妇慎用。
制作	秋季花开前采挖,洗净,分开主根、支根及根茎,干燥。支根习称"筋条",根茎习称"剪口"。
贮藏	置阴凉干燥处,防蛀。

三七也叫田七、滇七、参三七、汉三七,以干燥根和根茎入药。三七能散瘀止血,消肿定痛,用于调理便血、崩漏、外伤出血、胸腹刺痛、跌扑肿痛等。

三七片、舒胸片、康尔心胶囊、稳心胶囊、颈痛颗粒中都含有三七的成分。有些人会在家里用三七做药膳,一定要注意用量,若摄入过量三七,可致恶心、频繁呕吐、齿龈出血、月经过多等。

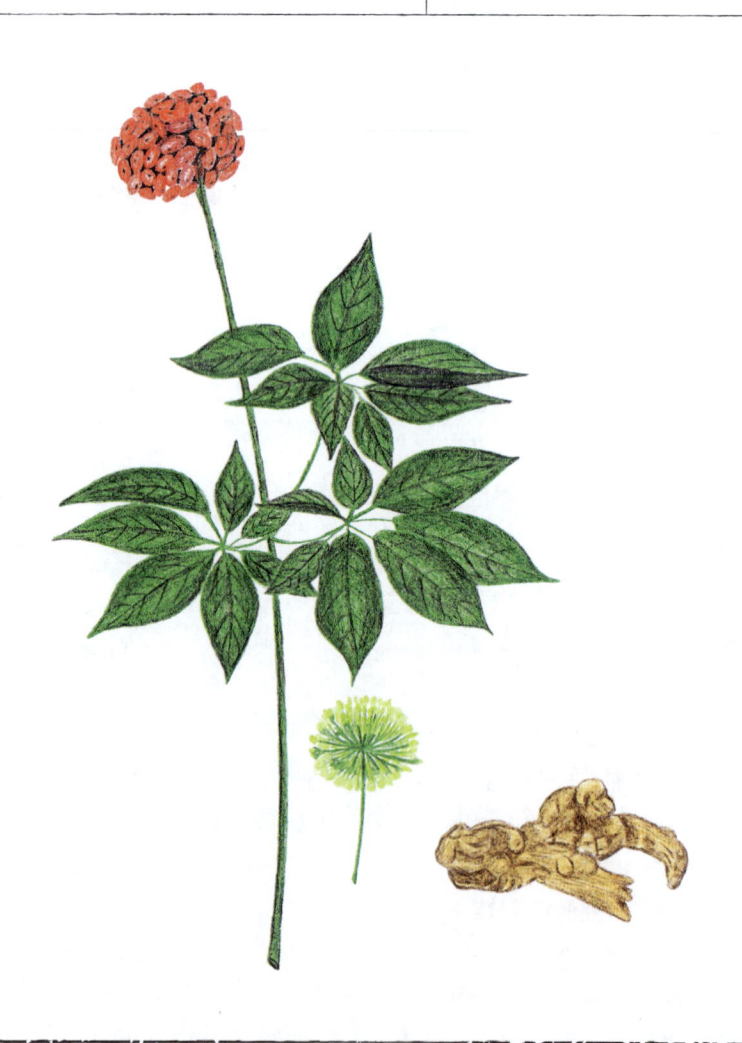

○每天懂一味中草药

九月 September

蒺 藜

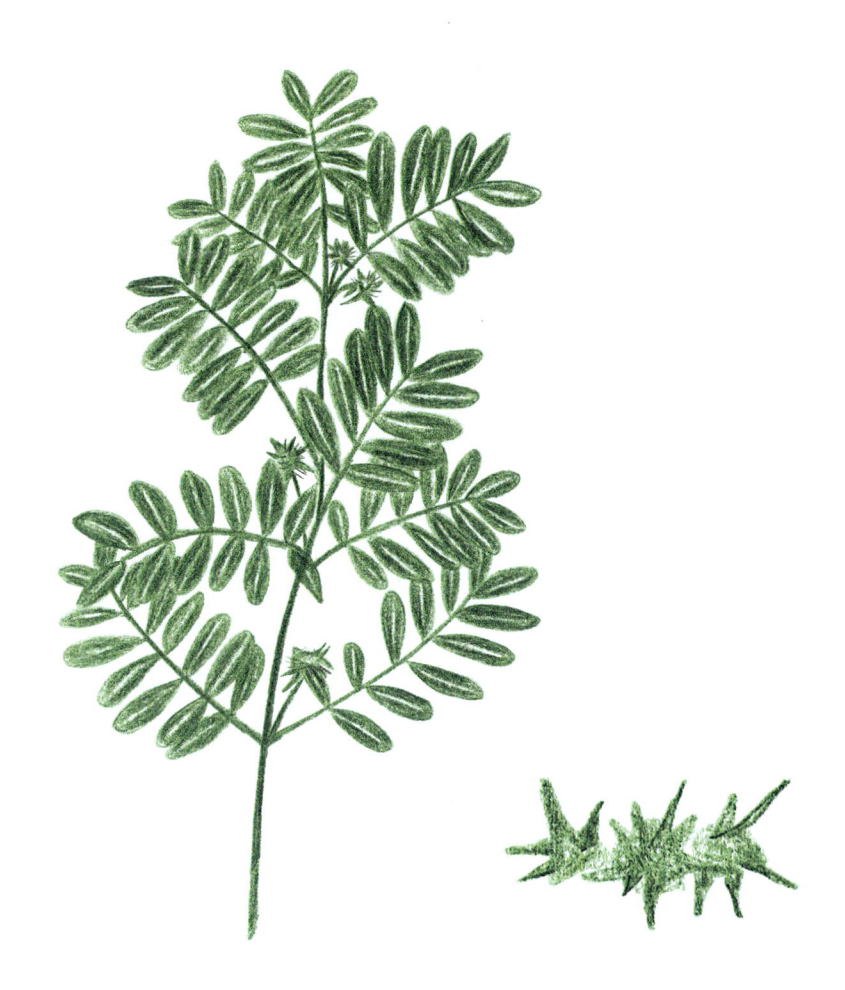

九月十四日

平肝解郁的刺蒺藜

制作	秋季果实成熟时采割植株，晒干，打下果实，除去杂质。
贮藏	置干燥处，防霉。

春时布地蔓叶展，
夏日缤纷小黄花。
秋深结实若菱米，
羽状复叶互相依。
平肝解郁除烦满，
活血祛风止眩晕。
明目止痒消翳障，
化痈抚疹苦温方。

　　蒺藜也叫刺蒺藜、白蒺藜、硬蒺藜。它可以平肝解郁、活血祛风、明目、止痒，用于调理头痛眩晕、胸胁胀痛、乳闭乳痈、目赤翳障、风疹瘙痒。
　　蒺藜的果实容易粘附在牲畜的毛上，会损伤皮毛质量，是草场有害植物。

常山

九月十五日

形如鸡骨的风骨木

鸡骨常山蜀漆叶，霜序得根效尤佳。
林荫湿润山林砾，抵岚拂瘴建奇功。
祛邪散痞消瘰疬，治狂除痫缓癫厥。
拒涌痰涎通停聚，破澼下水血辅功。

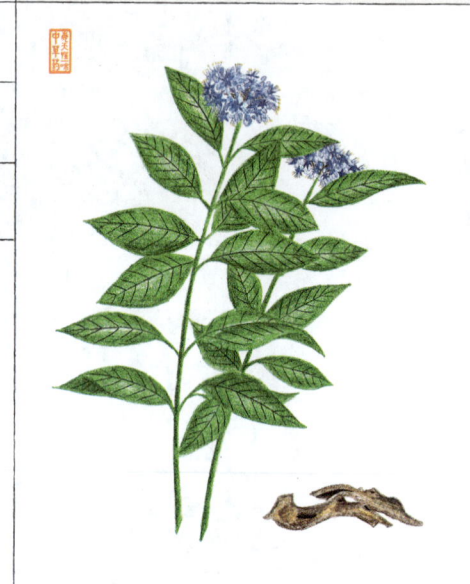

注意	有催吐副作用，用量不宜过大；孕妇慎用。
制作	栽培4年以上收获，秋季采挖，除去须根，洗净，晒干。
贮藏	置通风干燥处。

常山也叫鸡骨风、风骨木、白常山、大金刀等，以干燥根入药。中药饮片中有生常山、酒常山、醋常山，生常山涌吐痰涎力强，可以调理痰饮停聚，酒常山多用于截疟，醋常山则善化痞而不吐。九龙化风丸中用到的是酒常山。

花椒

九月十六日

"十三香"之首

芸香小乔短刺木，卵圆稀针叶互生。
温中通脉坚齿发，开腠利脏调关节。
补肾培元温脾胃，杀虫止痒消宿积。
解痹止痛破癥瘕，散寒除湿入太阴。

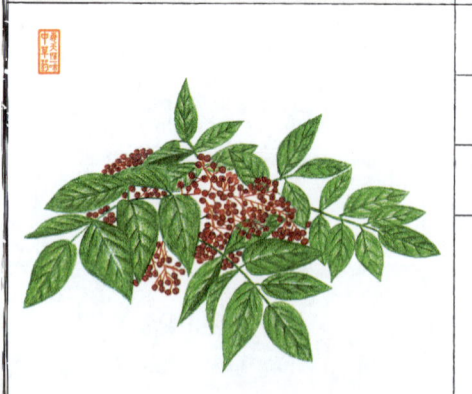

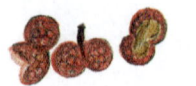

制作	阴虚火旺之人忌食；孕妇忌食。
制作	秋季采收成熟果实，晒干，除去种子和杂质。
贮藏	置通风干燥处。

花椒也叫檓（huī）、大椒、秦椒、蜀椒，以干燥成熟果皮入药，也是一种常见的调味料。花椒能温中止痛，杀虫止痒，用于调理脘腹冷痛、呕吐泄泻、虫积腹痛；外治湿疹、阴痒。花椒是中国特有的香料，位列调料"十三香"之首，可提取芳香油，也可入药，种子可提取花椒油，也可加工制作肥皂。花椒叶也可以做调料、食用或者做花椒茶。

每天懂一味中草药

九月 September

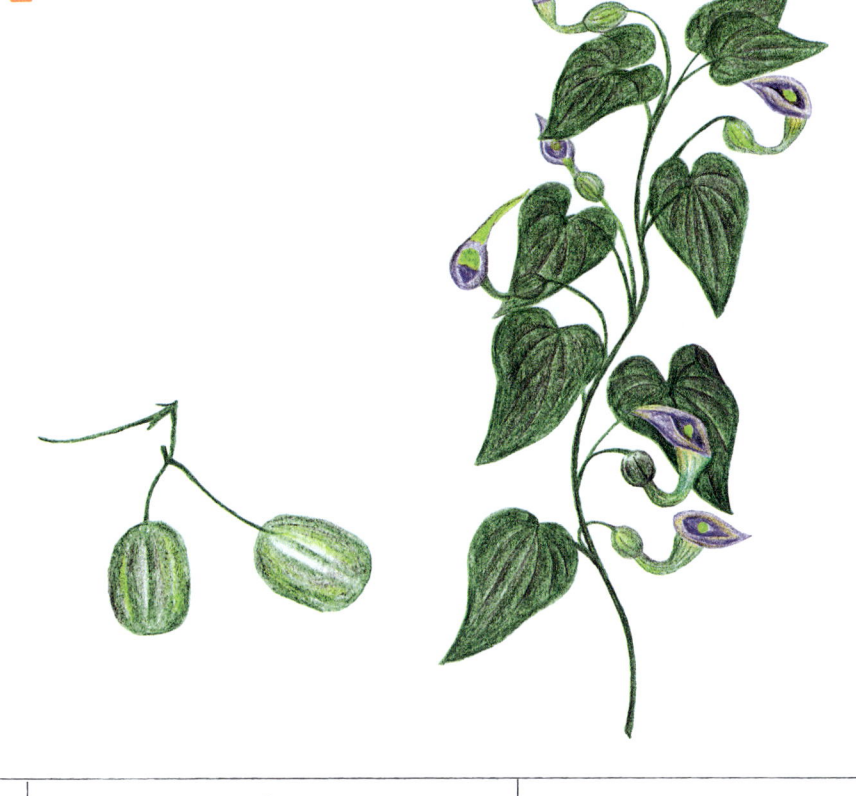

马兜铃

九月十七日

止咳平喘的蛇参果

注意	虚寒喘咳及脾虚便溏者禁服，胃弱者慎用。
制作	9—10月果实由绿变黄时连柄采摘，晒干。
贮藏	置通风干燥处，防潮。

苍野林绿溪流岸，
路畔山丘灌丛中。
味苦性寒虽无毒，
泻下伤水摄金威。
清肺降火马兜铃，
止咳平喘独行根。
理气祛湿天香藤，
通络止痛青木香。

　　马兜铃也叫兜铃、马兜零、水马香果、葫芦罐、臭铃铛、蛇参果，以干燥成熟果实入药，能清肺降气，止咳平喘，清泄大肠。主治肺热咳嗽、痰壅气促、肺虚久咳、肠热痔血、痔疮肿痛、水肿。

　　马兜铃的根叫青木香，果实叫马兜铃，这两种都可以平肝降压。青木香善于行气止痛，解毒消肿，马兜铃则重于清肺化痰，止咳平喘。

191

落新妇

● 九月十八日

可以做切花和盆栽的本草

制作	9—10月采收，晒干或鲜用。
贮藏	置通风干燥处。

纤细雾花裹素罗，丰润羽叶守芳芬。
烂漫娇柔落新妇，宛若美眷闺阁出。
散瘀解毒缓痹痛，祛风除湿化表邪。
清热止咳敛浮汗，入方苦凉马尾参。

落新妇也叫小升麻、术活、马尾参、山花七、阿根八、铁火钳，能祛风、清热、止咳，用于调理风热感冒、头身疼痛、咳嗽。

落新妇可以作为切花或盆栽，看起来纯朴、典雅。

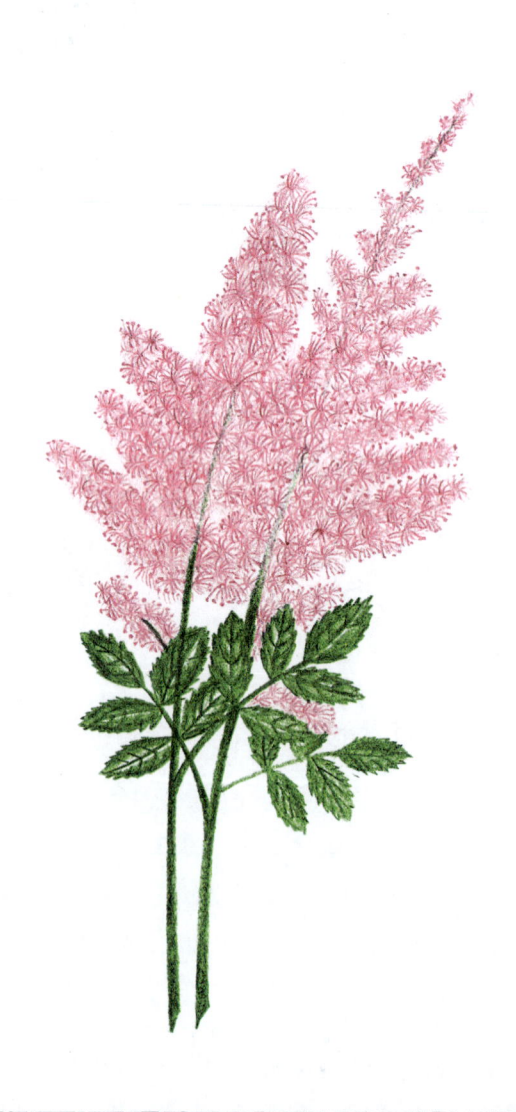

○ 每天懂一味中草药

九月 September

玉蜀黍

· 九月十九日

世界上总产量最高的农作物

制作	成熟时采收玉米棒，脱下种子，晒干。
贮藏	置通风干燥处。

珍珠粟粟西番麦，玉露秫秫荍高粱。
浮光灿灿金剪影，珠玑粒粒谷满仓。
益肺肃金宁心志，味甘性平入阳明。
利尿排石退肿痹，调中利肝健胃脾。

玉蜀黍也叫玉米、玉麦、红须麦、薏米苞，以种子入药。玉蜀黍能开胃，利尿，用于调理食欲不振、小便不利、水肿、消渴、尿路结石。

玉蜀黍是我国主要的粮食作物和饲料作物之一，也是世界上总产量最高的农作物。玉蜀黍的营养比较全面，它含有的纤维素不容易被人体吸收，可降低人体内致癌物质的浓度，从而减少发病率。

疏松团簇花柱线，玉蜀黍蕊龙须茶。
顶戴花翎金丝缕，翠羽微赤见佳方。
利尿消肿解淋漓，清肝利胆化疸瘀。
宽肠下气破乳结，祛风除热抚疹虚。

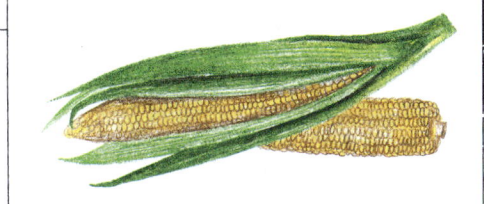

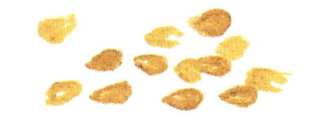

玉米须

· 九月二十日

利尿消肿的棒子毛

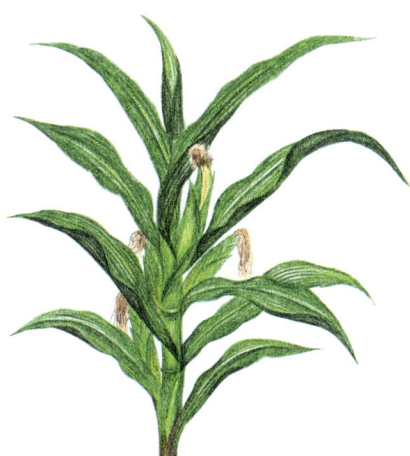

制作	于玉米成熟时采收，摘取花柱，晒干。
贮藏	置通风干燥处。

玉米须也叫玉麦须、玉蜀黍蕊、棒子毛，是玉蜀黍的花柱和柱头。玉米须能利尿消肿，清肝利胆，利尿通淋，用于调理水肿、淋证、白浊、消渴、黄疸、胆囊炎、胆石症、乳汁不通等。

玉米须和冬瓜皮都能利水消肿，但冬瓜皮性寒，可以清热利水。

黄连

苦却很好用的中药

九月廿一日

泻火解毒秋满园，清热燥湿理上焦。
味苦性寒消心火，和胃止呕平痈疮。

注意	脾胃虚寒者忌用。
制作	秋季采挖，除去须根和泥沙，干燥，去残留须根。
贮藏	置通风干燥处。

黄连是黄连、三角叶黄连或云连的干燥根茎，分别习称"味连""雅连"。黄连可以清热燥湿，泻火解毒，用于调理泻痢、黄疸、心烦不寐、心悸不宁、目赤、牙痛、消渴等；外治湿疹、湿疮、耳道流脓。黄连胶囊、黄连上清片等都以黄连为主要原料。

黄连特别苦，俗语"哑巴吃黄连，有苦说不出"，可以体会其中滋味。

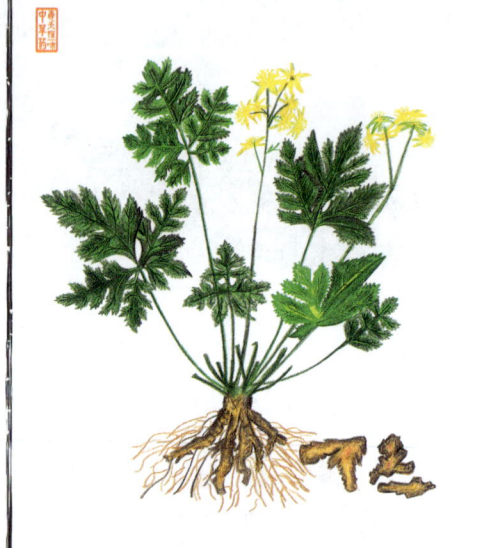

半夏

夏至过半半夏生

九月廿二日

花开似锦日光城，黄叶霜前地文枝。
喜见一面一见喜，连边半夏半边连。
燥湿化痰麻芋果，降逆止呕扣子莲。
消痞散结除腹胀，味辛性平阳中芳。

注意	阴虚燥咳、津伤口渴者忌用，孕妇慎用。不宜与川乌、制川乌、草乌、制草乌、附子同用；生品内服宜慎。
制作	夏、秋季采挖，洗净，除去外皮和须根，晒干。
贮藏	置通风干燥处，防蛀。

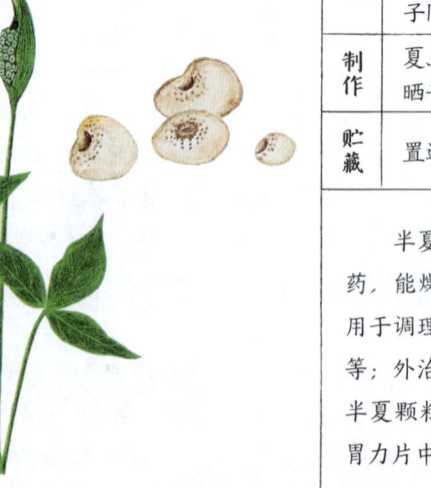

半夏又叫地文、守田，以干燥块茎入药，能燥湿化痰，降逆止呕，消痞散结，用于调理湿痰寒痰、咳喘痰多、呕吐反胃等；外治痈肿痰核。半夏止咳糖浆、橘贝半夏颗粒、恒制咳喘胶囊、半夏天麻丸、胃力片中都含有半夏的成分。

○ 每天懂一味中草药

九月 September

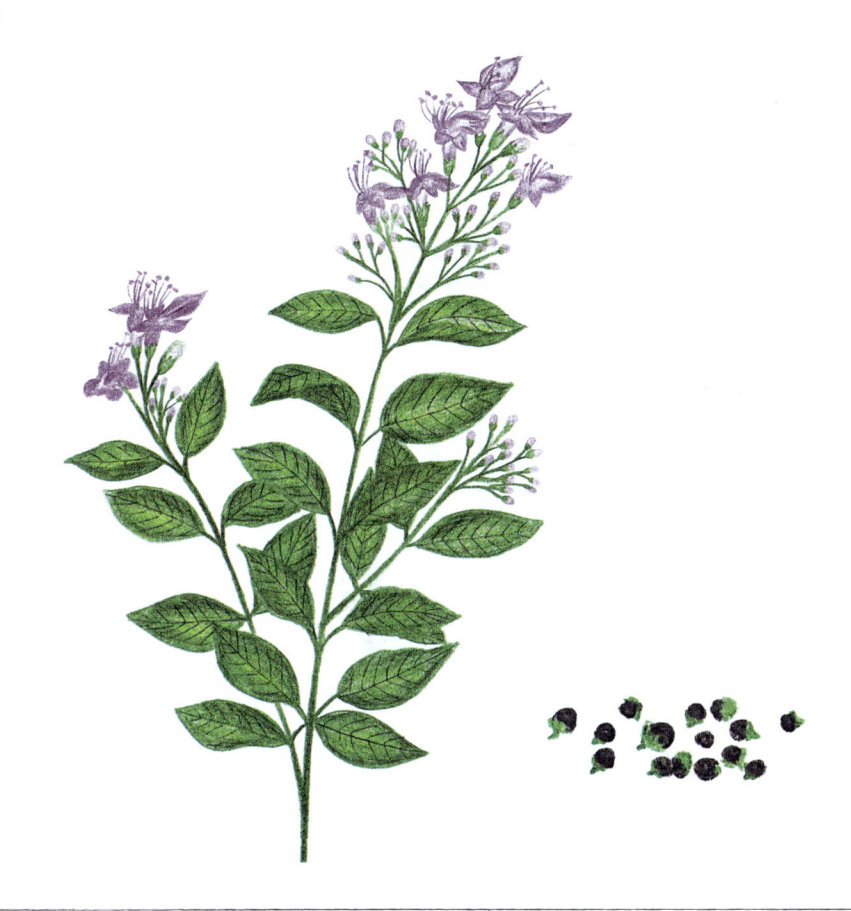

蔓荆子

九月廿三日

疏散风热的白背木耳

气味苦辛体轻浮，小刀豆藤白背风。
久服轻身延年岁，头面风疾顺势消。
阳中之阴蔓荆子，明目坚齿利关节。
清利耳目通九窍，疏散浮热除表伤。

注意	血虚有火之头痛目眩及胃虚者慎用。
制作	秋季果实成熟时采收，除去杂质，晒干。
贮藏	置阴凉干燥处。

蔓荆子也叫白背木耳、白背杨、水捻子、白布荆，是蔓荆的干燥成熟果实。蔓荆子能疏散风热，清利头目，用于调理风热感冒头痛、齿龈肿痛、目赤多泪、目暗不明、头晕目眩。

蔓荆子还有一定的镇静、止痛、退热作用，里面含的蔓荆子黄素有抗菌、抗病毒作用。拨云退翳丸、芎菊上清丸、辛芳鼻炎胶囊，还有中药方剂益气聪明汤、顺气和中汤、羌活胜湿汤中都含有蔓荆子的成分。

○ 每天懂一味中草药

火麻仁

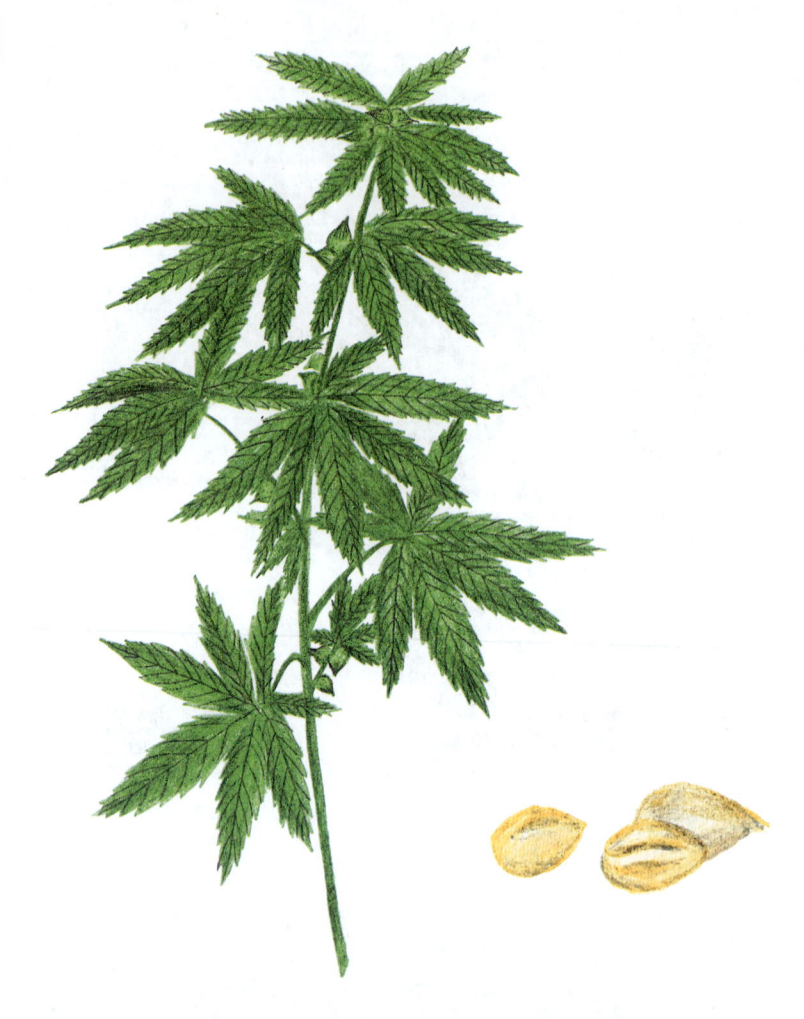

九月廿四日

降低胆固醇的好药

制作	秋季果实成熟时采收，除去杂质，晒干。
贮藏	置阴凉干燥处，防热，防蛀。

枝具纵沟线麻子，密生灰白贴伏毛。润燥滑道解淋溺，味甘性平归胃肠。
活血通络破积䱌，除烦消渴缓辛劳。荣卫调和风邪去，补脾益气自汗消。

　　火麻仁也叫大麻仁、火麻、线麻子，以干燥成熟果实入药。火麻仁能润肠通便，用于调理血虚津亏、肠燥便秘。麻仁胶囊、麻仁润肠丸、麻仁滋脾丸都以火麻仁为主要原料。
　　火麻仁食品中含有很低的胆固醇，还有可降低胆固醇的物质，它的蛋白质含量远高于坚果、牛奶制品等。火麻仁油含有不饱和脂肪酸，是目前世界上唯一能溶于水的植物油。

九月 September

五味子
九月廿五日

收敛固涩的果子

益气生津消烦渴，收敛固涩止滑脱。
味酸性温缓虚寒，补肾宁心元神安。

注意	外有表邪，内有实热，或咳嗽初起、痧疹初发者忌用。
制作	秋季果实成熟时采摘，晒干或蒸后晒干，除去果梗和杂质。
贮藏	置通风干燥处，防霉。

五味子也叫北五味子、辽五味子，以干燥成熟果实入药。五味子能收敛固涩，益气生津，补肾宁心，用于调理久咳虚喘、梦遗滑精、遗尿尿频、久泻不止、自汗盗汗、津伤口渴、内热消渴、心悸失眠。

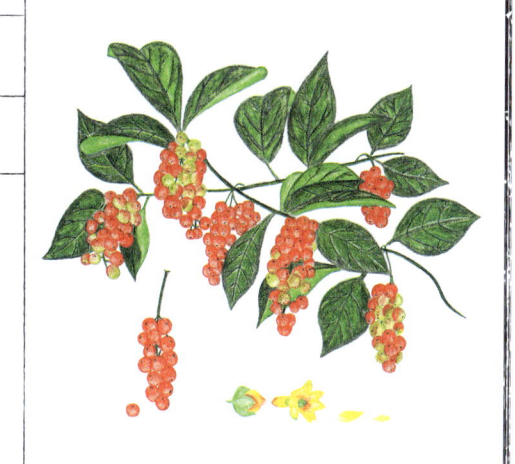

掌上旋赏转日月，通活气血定乾坤。
朴实无华长寿果，青皮翠衣护其身。
定喘润肠祛寒聚，温补肺肾喜容颜。
健脑益思安神志，补虚强体壮腰膝。

核桃仁
九月廿六日

延年益寿的上品

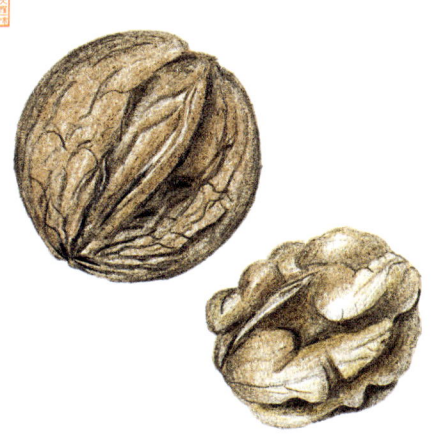

制作	秋季果实成熟时采收，除去肉质果皮，晒干，再除去核壳和木质隔膜。
贮藏	置阴凉干燥处，防蛀。

核桃仁也叫胡桃仁、胡桃肉、核桃，是核桃的干燥成熟种子。核桃仁能补肾，温肺，润肠，用于调理肾阳不足、腰膝酸软、虚寒喘嗽、肠燥便秘。

《神农本草经》将核桃列为久服轻身益气、延年益寿的上品。核桃仁中含有丰富的蛋白质、氨基酸和矿物质，营养价值很高，能预防冠心病，长期食用还能益寿养颜。

分心木

九月廿七日

可以入药的胡桃夹

落叶乔木灰白皮，羽状复叶互相依。
质朴无华播师罗，习遇隔膜胡桃衣。
解溺通淋停崩血，消暑止痢利水行。
补肾涩精填元髓，健脾固本滋脏阴。

制作	秋、冬季采收成熟核果，击开核壳，采取核仁时，收集果核内的木质隔膜，晒干。
贮藏	置阴凉干燥处，防潮。

　　分心木也叫胡桃衣、胡桃夹、胡桃隔，是胡桃果核内的木质隔膜。分心木能涩精缩尿、止血止带、止泻痢，用于调理遗精滑泄、尿频遗尿、崩漏、带下、泄泻、痢疾。

　　以原产核桃的分心木入药，嫁接核桃因其分心木退化，不建议入药。

黄大豆

九月廿八日

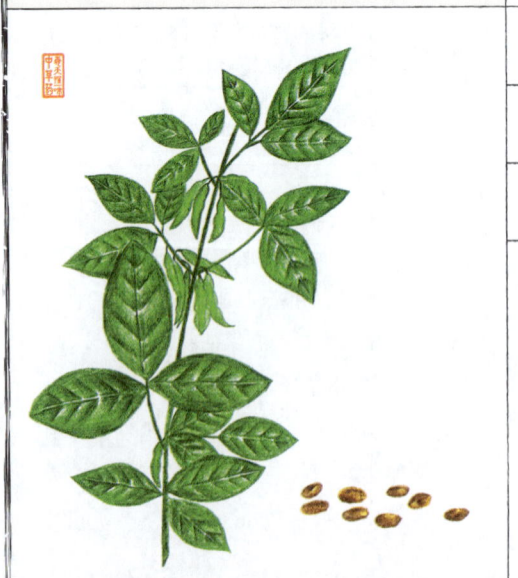

中国人最重要的食物原料之一

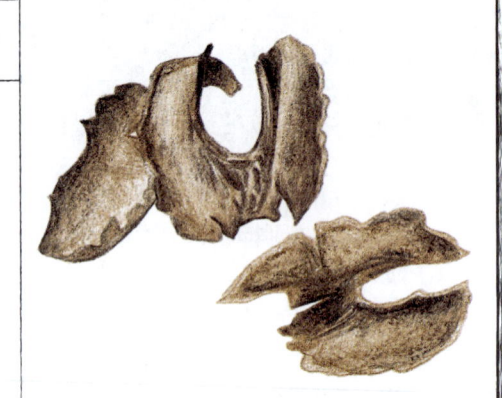

黍稷粟麦秕菽稻，庖厨举炊民以生。
味甘性平入脾土，疏泄理壅辨生熟。
通运化食善导滞，健胃宽中止痢疾。
解毒消肿缓痈肿，润燥清痔利水通。

注意	内服不宜过量。
制作	8—10月果实成熟后采收，取其种子晒干。
贮藏	置通风干燥处。

　　黄大豆也叫黄豆，能健脾消积，利水消肿，用于调理食积泻痢、腹胀食呆、脾虚水肿、疮痈肿毒、外伤出血。我国早在新石器时代已经栽培黄大豆，3 000年前，大豆就已经成了中国人最重要的食物原料之一。黄大豆含有磷脂，是聪明大脑的重要物质。

每天懂一味中草药

九月 September

瓜蒌

清热涤痰的栝楼

九月廿九日

攀缘藤本糖瓜蒌，荆棘崖石缝依生。
根结生津天花粉，子实润肠亦良方。
清热涤痰除痞满，味甘微苦性大寒。
润燥滑利祛痈肿，宽胸散结缓痹伤。

注意	不宜与乌头类药材同用。
制作	秋季果实成熟时，连果梗剪下，置通风处阴干。
贮藏	置阴凉干燥处，防霉，防蛀。

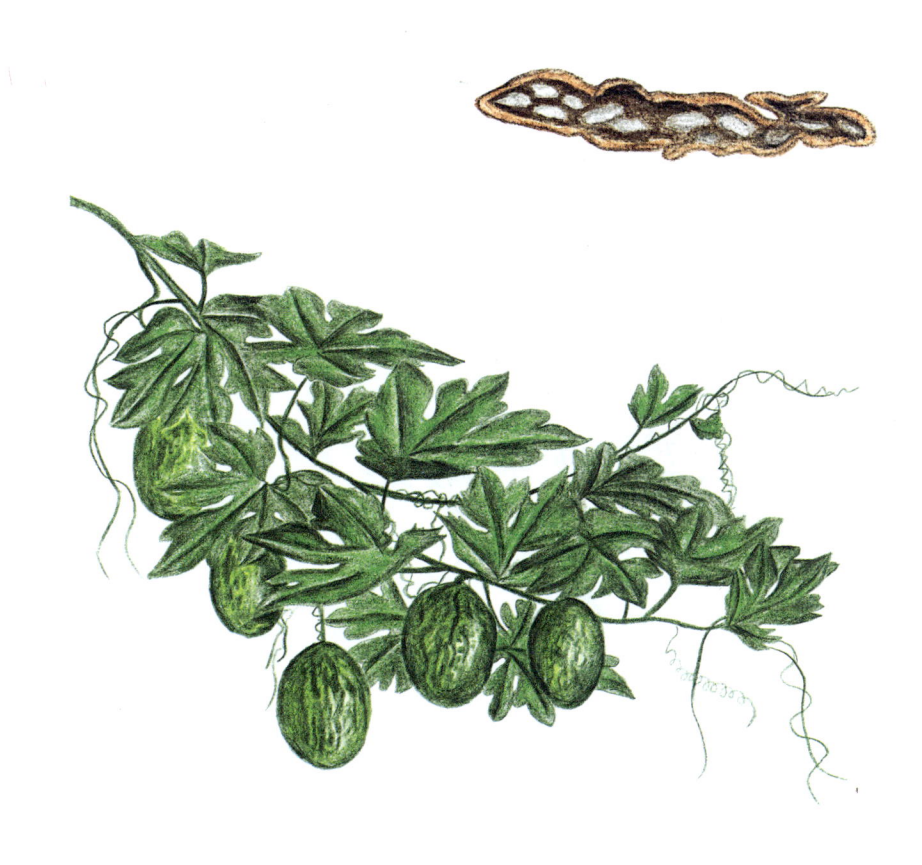

　　瓜蒌也叫栝楼、天撤、山金匏，以干燥成熟果实入药。瓜蒌能清热涤痰，宽胸散结，润燥滑肠，用于调理肺热咳嗽、痰浊黄稠、胸痹心痛、结胸痞满、乳痈、肺痈、肠痈、大便秘结。咳喘静糖浆、解心痛片、双虎清肝颗粒、延枳丹胶囊是常见的跟瓜蒌相关的药物。

徐长卿

祛风化湿的英雄草

九月三十日

竹叶细辛逍遥竹，对节莲草徐长卿。
披针对叶连理望，晓于碧甸石砾旁。
味辛性温入肝胃，祛风化湿抚痹伤。
止疫缓疾消温疟，除邪扶正益气汤。

贮藏	体弱者慎用。
制作	秋季采挖，除去杂质，阴干。
贮藏	置阴凉干燥处。

徐长卿也叫嘹（liáo）刁竹、逍遥竹、遥竹逍、瑶山竹、了刁竹、对节莲、竹叶细辛、铜锣草、一枝香、英雄草，以干燥根和根茎入药。徐长卿能祛风、化湿、止痛、止痒，用于调理风湿痹痛、胃痛胀满、牙痛、腰痛、跌扑伤痛、风疹、湿疹。

骨刺消痛片、复方南星止痛膏、风湿定片（胶囊）、骨刺丸中都含有徐长卿的成分。

徐长卿和威灵仙都可以祛风湿，徐长卿还可以调理皮肤痒疹、慢性支气管炎，威灵仙还可用于调理跌打损伤、外伤肿痛。

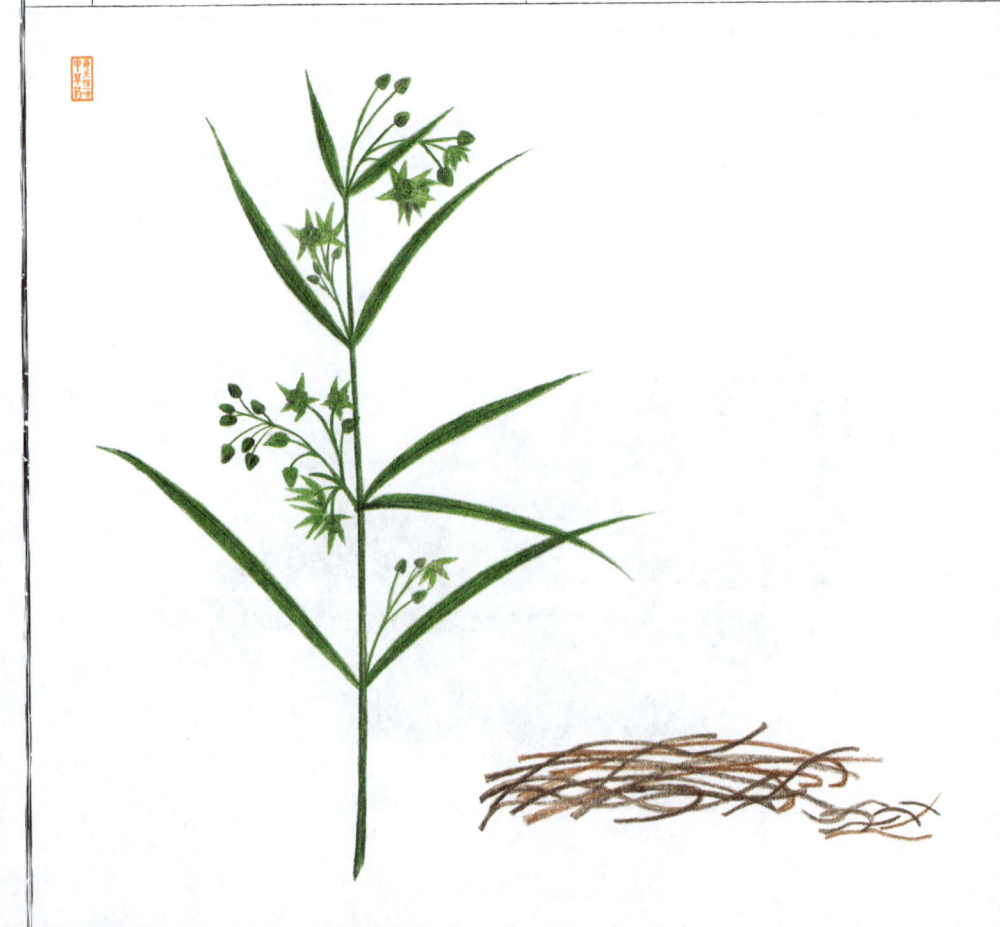

○ 每天懂一味中草药

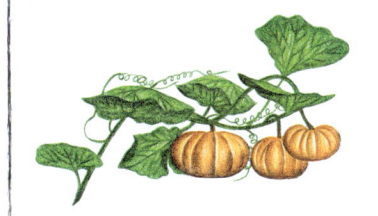

October

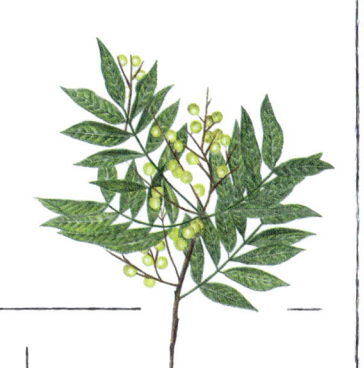

十月

秋分 / 寒露 / 霜降

十月八日前后
交寒露节气

十月二十三日前后
交霜降节气

本篇精选31味在十月采收的中药材。
这个月属于深秋，容易出现晚上睡不着，
或者子夜醒来情况，这是秋气伤肝的表现，
要注意滋养肝血。

○ 每天懂一味中草药

大枣

五果之一

● 十月一日

秋实安神除脏燥，枝皮消炎解痢疾。
木根摄血止崩带，滋水涵木治本虚。
益气生津和营卫，润肺止嗽入太阴。
安火培土通九窍，补脾养胃调中焦。

制作	秋季果实成熟时采收，晒干。
贮藏	置于燥处，防蛀。

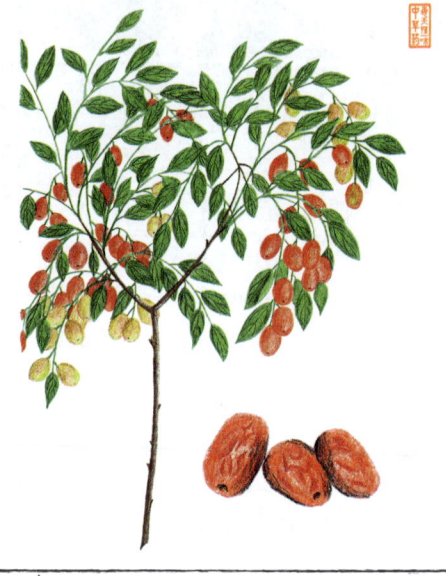

　　大枣也叫枣、红枣、枣子，在中国有八千多年的种植历史，自古就被列为"五果之一"。它富含多种营养物质，维生素C的含量在果品中名列前茅，能补中益气，养血安神，用于调理脾虚食少、乏力便溏、妇人脏燥。

落花生

素中之荤

● 十月二日

注意	肠滑便泄者慎用。
制作	10月挖取果实，剥去果壳，取种子，晒干。
贮藏	置通风干燥处。

炒用燥火行气血，盐水煮食肃金钟。
滋燥润火诚佳品，适口助茗香宜增。
体润质滑形坚满，润肺和中缓干咳。
健脾养胃长生果，番豆及地落花参。

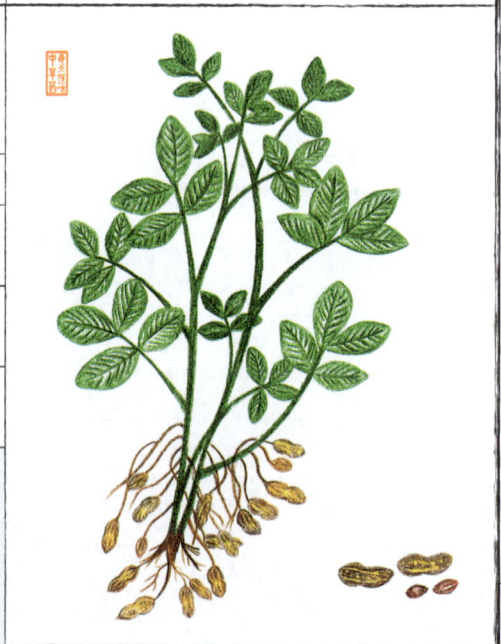

　　落花生也叫花生、落花参、番豆、土露子、长生果、落地松、地果，以成熟种子入药。落花生能健脾养胃，润肺化痰，用于调理脾虚反胃、乳妇奶少、脚气、肺燥咳嗽、大便燥结。

十月 October

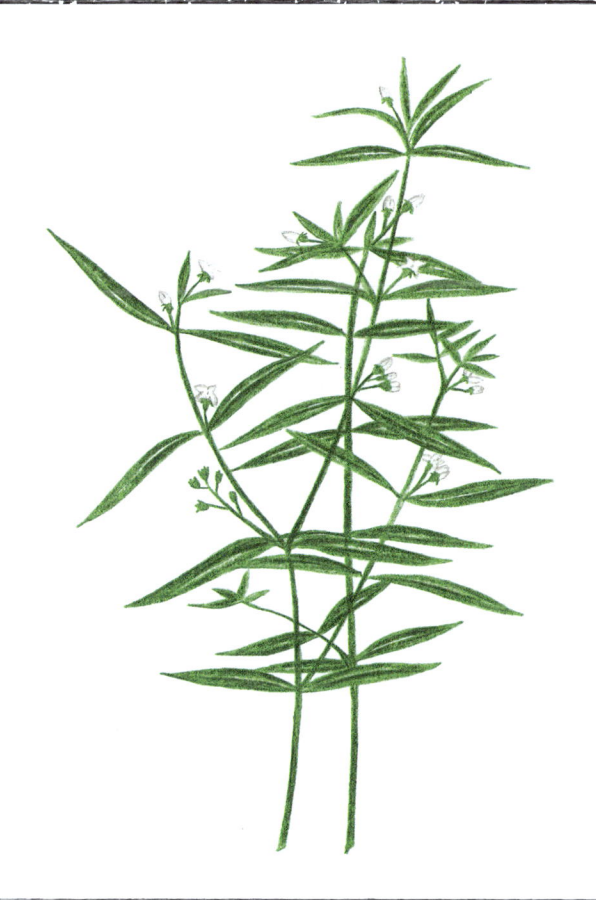

白花蛇舌草

不起眼却很有效的野草

十月三日

注意	脾胃虚寒者、孕妇忌用。
制作	8—10月采收，鲜用或晒干。
贮藏	置阴凉干燥处，防蛀。

星点白花十字草，
不露圭角自逍遥。
披散草本根细长，
纤纤弱枝奇效方。
利尿消肿通淋溺，
清热解毒化疮疖。
甘苦性寒入肠道，
活血止痛缓痹伤。

　　白花蛇舌草也叫蛇舌草、羊须草、蛇总管，它能清热解毒，活血消肿，利湿退黄，用于调理肺热喘嗽、咽喉肿痛、热淋涩痛、水肿、湿热黄疸等。复方瓜子金颗粒、炎宁颗粒、乙肝清热解毒颗粒中都含有白花蛇舌草的成分。

　　白花蛇舌草本身抗菌、抗病毒的能力不强，但它的成分被人体吸收后，能促进人体形成抗体，增加白细胞的吞噬能力。

防风

既能祛风寒，又能祛风湿的药

● 十月四日

龙山白毛草，沙苑川泽生。
祛风解表证，胜湿止痹方。
清肝除烦满，舒筋利关节。
五劳七伤缓，安神满心欢。
定志匀气脉，行经逐湿淫。
止痉抚风疹，健脾益中珍。

注意	血虚发痉及阴虚火旺者慎服。
制作	一般于栽种2—3年的10月上旬采挖，晒至九成干时，按粗细长短分别扎成小捆，再晒或炕干。
贮藏	置通风干燥处。

　　防风也叫铜芸、回云、回草、百枝、百种，以根入药，是我国东北地区著名药材之一，能祛风解表，胜湿止痛，止痉，止痒，经常被用于调理外感风寒、偏正头痛、风湿痹痛、腹痛泄泻、肠风下血、破伤风、小儿惊风、风疹瘙痒、疮疡初期等症。

　　防风既能祛风寒而解表，又能祛风湿而止痛，药性微温而不燥，是防风丸、防风散、玉真散等多个药方中的君药。

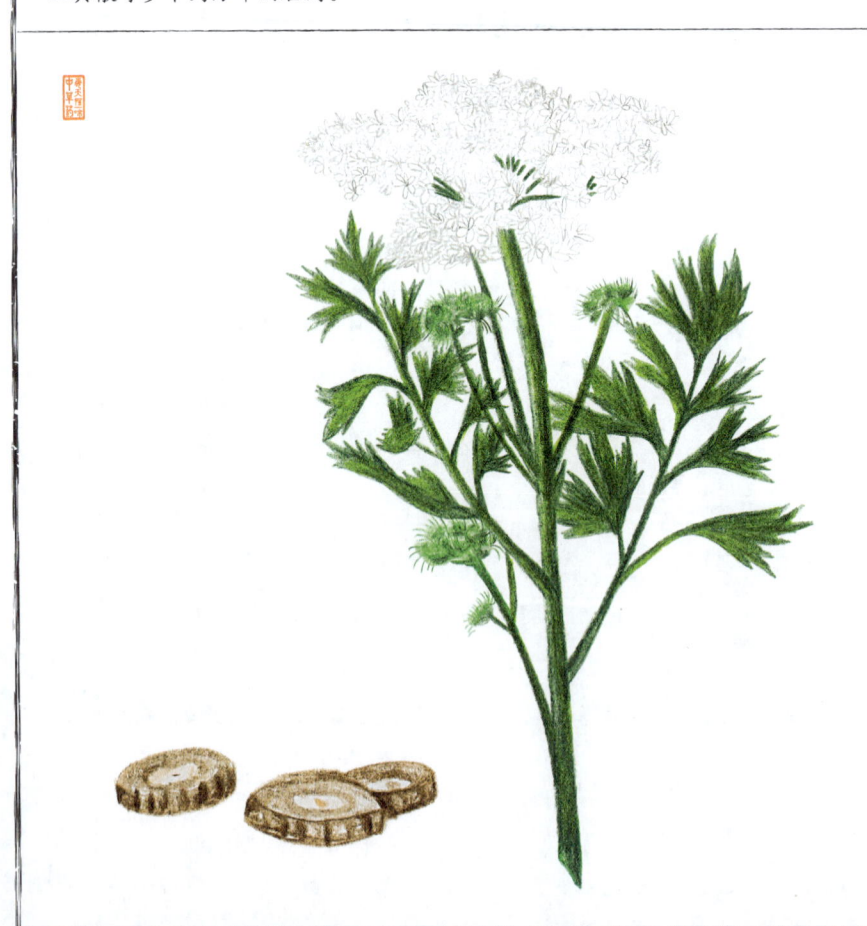

○ 每天懂一味中草药

十月 October

菩提果实无患子，唯取紫红以念珠。
烧灰研末治声哑，煮膏轻敷拔肿邪。
散热祛痰消喉痹，化积杀虫除疳积。
清咽止泻利肠道，解毒散瘀疗癣疮。

无患子

十月五日

清热祛痰的鬼见愁

制作	9—10月采摘成熟果实，除去果肉和果皮，取种子晒干。
贮藏	置通风干燥处，防蛀。

　　无患子也叫油患子、苦患子、洗手果、木患、木患树、肥皂树、假龙眼、鬼见愁等，以种子入药。无患子能清热祛痰，消积杀虫，用于调理延后肿痛、肺热咳喘、嗓子干涩不能说话、食积、疳积、蛔虫腹痛、滴虫性阴道炎、癣疾、肿毒。

防己

十月六日

治疗高血压非常有效的药物

制作	秋季采挖，洗净，除去粗皮，晒至半干，切段，个大者再纵切，干燥。
贮藏	置干燥处，防霉，防蛀。

　　防己也叫瓜防己、石蟾蜍、长根金不换，以干燥根入药。防己能祛风止痛，利水消肿，用于调理风湿痹痛、水肿脚气、小便不利、湿疹疮毒。防己关节丸、风湿镇痛膏、肾炎舒片、风痛安胶囊、伸筋丹胶囊等都含有防己的成分。

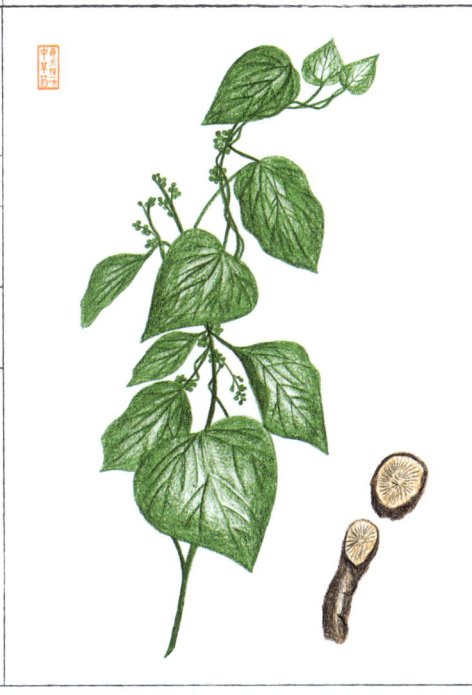

茎空藤蔓伏硝石，根纹车辐白木香。启水扶精善升逐，通经疏脉达表初。
祛风除邪缓痹痛，解火破血入气分。化痰燥湿健脾胃，利水消肿解浮臃。

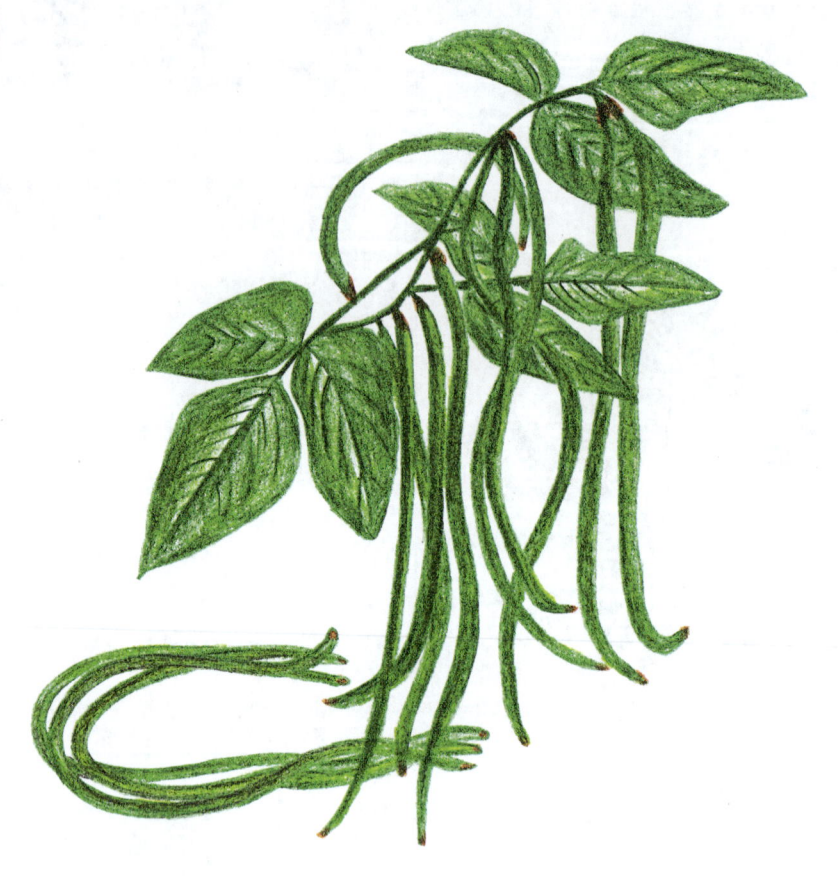

豇豆

健脾利湿的长豆

十月七日

注意	气滞便结者禁用。
制作	8—10月果实成熟后采收，晒干，打下种子。
贮藏	置通风干燥处。

草质藤本茎缠绕，
花序腋生长梗间。
理中益气调营卫，
补肾健脾生精髓。
止泻缓痢消烦渴，
降浊升清和五行。
补心泻肾利小便，
散血消肿解热毒。

每天懂一味中草药

豇豆也叫姜豆、长豆，以种子入药。豇豆能健脾利湿，补肾涩精，用于调理脾胃虚弱、吐泻痢疾、肾虚腰痛、遗精、消渴、白带白浊、小便频数。

豇豆作为一种蔬菜，它能给人类提供优质蛋白质、碳水化合物和多种维生素、微量元素等，而且味道鲜美，有多种食用方法，不但能健胃补肾，还能美颜养生。

十月 October

石燕三七金丝草，岩白小荷华东佛。
夏秋盼实入五脏，采于裸岩峭壁间。
舒筋壮骨止痹痛，微苦性平补劳伤。
祛风解表清头目，活血祛邪消痈疮。

佛肚花

十月八日

植株不易老化的草本植物

制作	夏、秋季采收，鲜用或晒干。
贮藏	置阴凉干燥处。

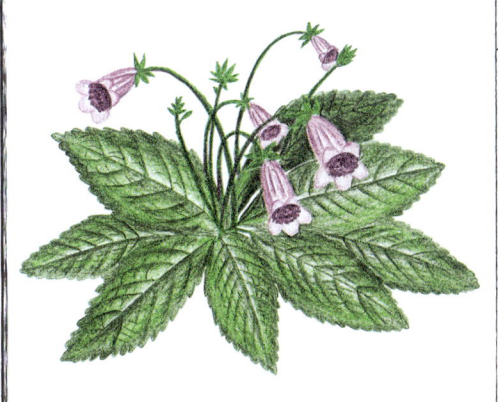

　　佛肚花也叫华东佛、肚苣苔、岩青菜、石燕三七、金丝草、虎皮、岩白菜、小荷草，是浙皖粗筒苣苔的根或全草。佛肚花能祛风解表，活血消痈，用于调理感冒头痛、劳伤、筋骨酸痛、痈疮、无名肿毒。

苦瓜

十月九日

常吃苦瓜，皮肤变细嫩

注意	脾胃虚寒者慎用。
制作	秋季采收果实，切片晒干或鲜用。
贮藏	置通风干燥处。

祛暑涤热除烦渴，清心明目消翳障。
味苦性寒入心脾，解毒止痢平痈疮。
生遇色青以性寒，熟而姿赤且得温。
短者子涩藏真火，壮阳益气有殊归。

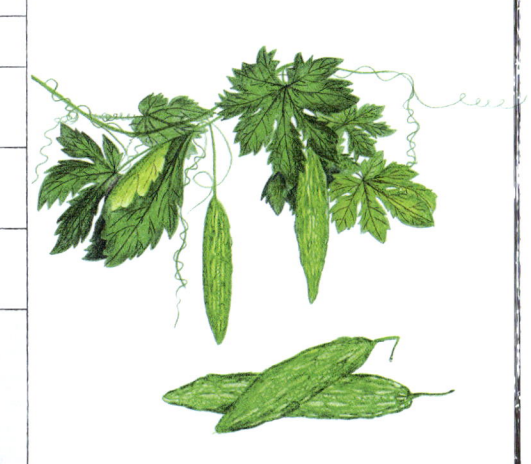

　　苦瓜也叫锦荔枝，味道甘苦，主要作蔬菜食用，它的成熟果肉和假种皮也能吃。苦瓜也入药，能祛暑涤热，明目，解毒，用于调理暑热烦渴、消渴、赤眼疼痛、痢疾、疮痈肿毒。

续断

能"接续断骨"的药

· 十月十日

蔓延叶细茎如茬，高丈余许叶似蘴。
年生草本茎直立，褐黄外衣根长须。
生肌止痛抚疮疡，通行百脉补绝伤。
养肝益肾强筋骨，调血止崩安女科。

制作	秋季采挖，除去根头和须根，用微火烘至半干，堆置"发汗"至内部变绿色时，再烘干。
贮藏	置干燥处，防蛀。

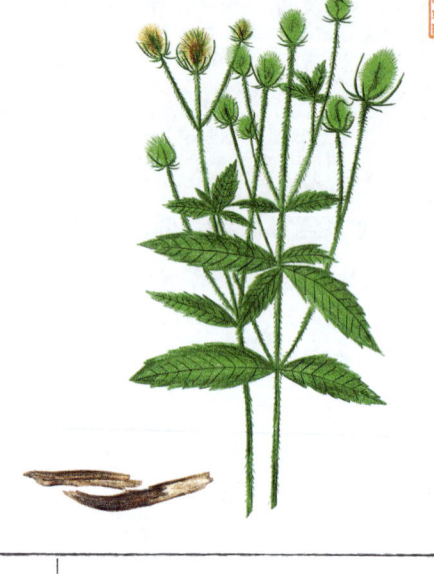

续断也叫川续断、和尚头、山萝卜，一般用根入药。续断能补肝肾，强筋骨，续折伤，止崩漏，用于调理肝肾不足、腰膝酸软、风湿痹痛、跌打损伤、筋伤骨折、崩漏、胎漏等。中医也经常用续断做药膳，比如续断杜仲茶、续断散茶、沉香续断丸等。

当归

妇科圣药

· 十月十一日

制作	秋末采挖，除去须根和泥沙，待水分稍蒸发后，捆成小把，上棚，用烟火慢慢熏干。
贮藏	置阴凉干燥处，防潮，防蛀。

当归也叫秦归、云归、西当归、岷当归，以干燥根入药。当归能补血活血，调经止痛，润肠通便，经常用于调理月经不调、经闭痛经、虚寒腹痛、风湿痹痛等，可以说是妇科圣药。当归流浸膏、当归补血口服液、当归养血丸、当归苦参丸、当归龙荟丸都以当归为主要原料。

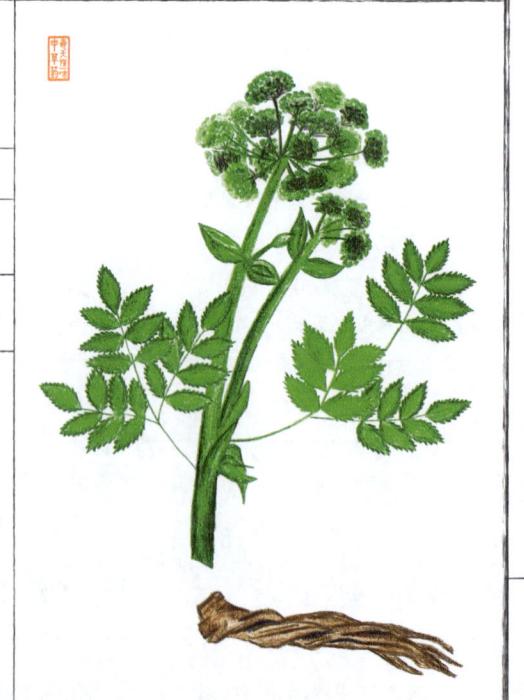

头破尾止身和血，泻肺温中补心脾。乾归味甘调经痛，祛虚扶弱祛疽痈。

○ 每天懂一味中草药

薏苡仁

利水渗湿的杂粮

十月十二日

注意	孕妇慎用。
制作	秋季果实成熟时采割植株，晒干，打下果实，再晒干，除去外壳、黄褐色种皮和杂质，收集种仁。
贮藏	置通风干燥处，防蛀。

薏苡明珠诽马援，
朝建旌旄斩丹天。
世人唯知璐珍宝，
哪晓将士志难援。
健脾益胃补中堂，
淡渗逐津化水汤。
舒筋展挛除风痹，
利道消肿解肠依。

　　薏苡仁也叫薏苡、薏米、薏仁米、沟子米，以干燥成熟种仁入药。薏苡仁能利水渗湿，健脾止泻，除痹，排脓，解毒散结，用于调理水肿、脚气、小便不利、脾虚泄泻、湿痹拘挛、肺痈、肠痈、赘疣。

　　四妙丸、风痛安胶囊、参苓健脾胃颗粒、前列舒丸中都含有薏苡仁的成分。薏苡仁富含淀粉和人体所需的多种氨基酸，能增强人体免疫力，有抗炎作用，经常被人们作为杂粮食用。

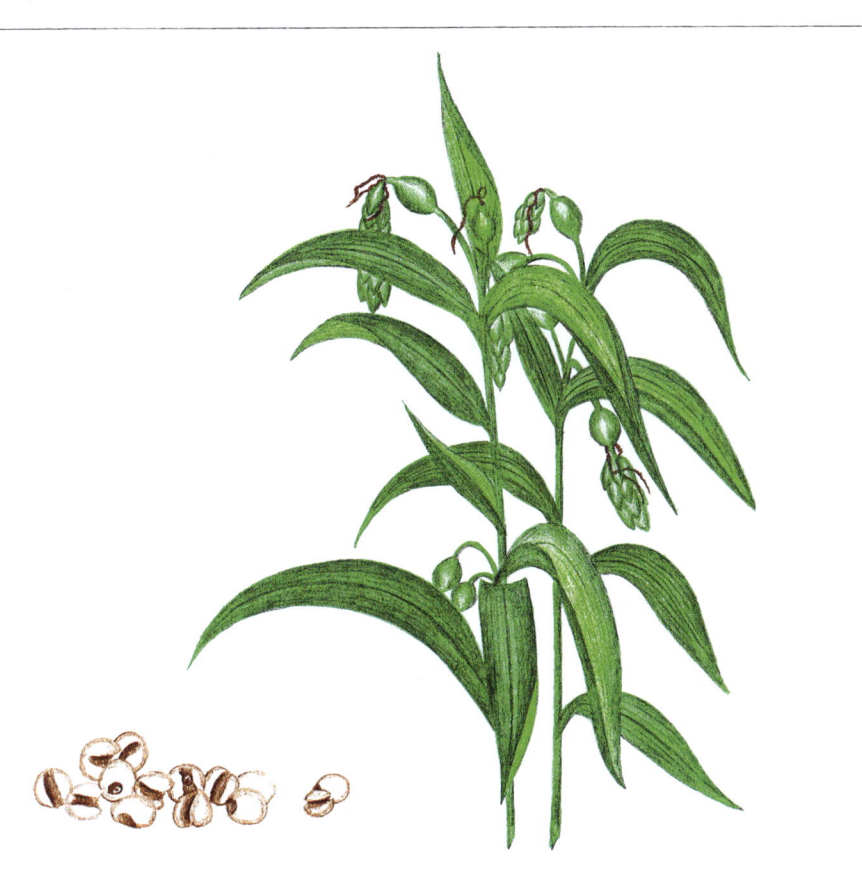

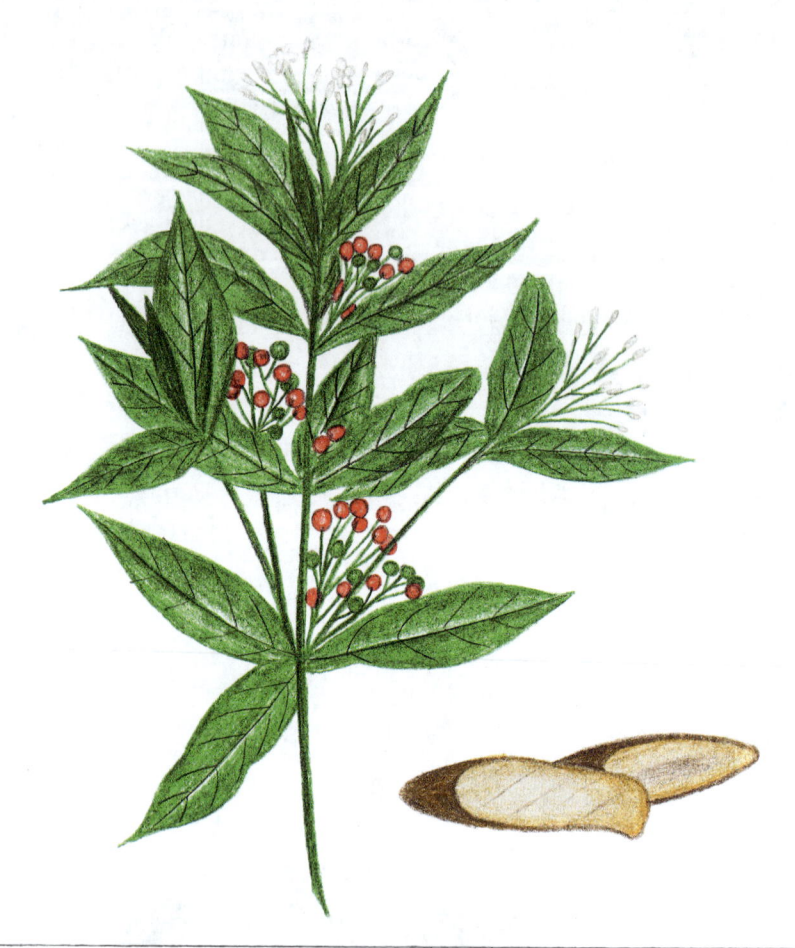

萝芙木

降压灵的原料

十月十三日

注意	有胃病及气血虚寒者慎用。
制作	定植2—3年便可采挖,以10月份采收生物碱含量较高。先离地面10厘米左右砍断茎秆,清除枝叶,将根挖出,抖去泥土,粗根切成1厘米厚的薄片,细根砍成短截儿,晒干即成。
贮藏	置通风干燥处。

萝芙木也叫山辣椒、山马蹄、山胡椒、萝芙藤,以根入药。萝芙木能清热,降压,宁神,用于调理感冒发热、头痛身疼、咽喉肿痛、高血压病、眩晕、失眠,外用可调理跌打损伤、毒蛇咬伤。

萝芙木中含有的萝芙甲素等生物碱,是降压灵的原料。

夹竹桃科萝芙藤,聚伞花序露腋中。灌丛林立矮青木,数叶轮生山马蹄。
镇静降压安心志,活血止痛缓跌扑。清热解毒消痧气,降火泻肝止眩晕。

○ 每天懂一味中草药

南瓜

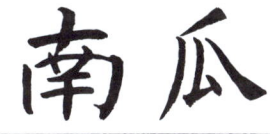

十月 October

十月十四日

既是蔬菜，也是粮食

注意	气滞湿阻者禁服。
制作	8—10月，采收成熟果实，一般鲜用。
贮藏	置阴凉干燥处。

> 乾筑灯笼获宝藏，坤琢番瓜坠田间。
> 珍馐美馔锦玉食，甘美怡神裹满仓。
> 横行经络利小便，益火敛金礼中堂。
> 散伤祛邪缓痹痛，解毒杀虫化肺痈。

　　南瓜也叫麦瓜、痢瓜、番瓜、倭瓜等，能解毒消肿，用于调理肺痈、哮证、痈肿、烫伤、毒蜂螫伤。南瓜还有降血脂、降血糖的作用。

　　南瓜含有的南瓜多糖，能提高肌体免疫力；胡萝卜素能转化成维生素A，能维持视觉，促进骨骼发育；果胶能调节人体对食物的吸收速率，控制血糖上升；矿物质能提高人体新陈代谢，促进人体生长发育等。南瓜是不可多得的优良蔬菜，也可以作为粮食食用。

南瓜蒂

十月十五日

能解毒的瓜蒂

制作	采收果实时，切取瓜蒂，晒干。
贮藏	置阴凉干燥处。

> 连脉果柄赐滋补，甘美软糯番南实。
> 蔓生藤本孕精粹，瓜熟蒂落安胎宫。
> 焙末油调化痈疡，解毒利水止疔疮。
> 味苦性平入肝肺，碾碎煎煮清疳积。

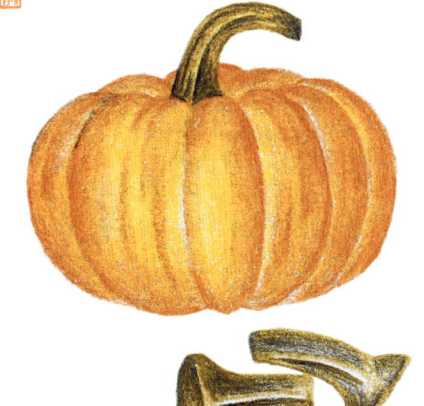

　　南瓜蒂能解毒，利水，安胎，用于调理痈疽肿毒、疔疮、烫伤、疮溃不敛、水肿腹水、胎动不安。

○ 每天懂一味中草药

南瓜子
十月十六日

可以调理寄生虫的瓜子

祛邪杀虫缓腹痹，味甘性平入大肠。
利水消肿解淋溺，通经活络孕乳汤。

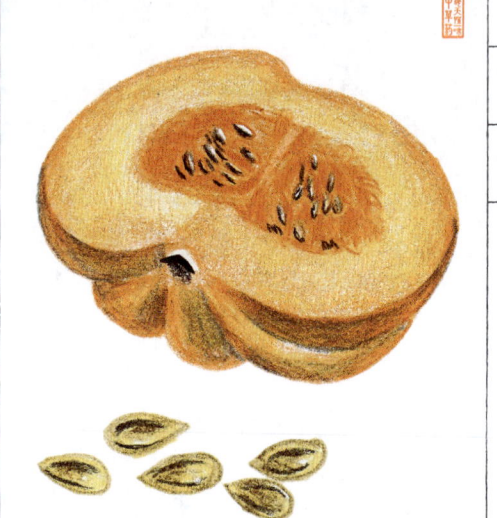

注意	胃热患者宜少食。
制作	食用南瓜时，收集成熟种子，除去瓤膜，晒干。
贮藏	置通风干燥处。

南瓜子也叫北瓜子、倭瓜子，能杀虫，下乳，利水消肿，用于调理绦虫、蛔虫、血吸虫、钩虫、蛲虫病，还可以调理产后缺乳、产后手足浮肿、百日咳、痔疮。

海金沙
十月十七日

山上的一种植物

注意	肾阴亏虚者慎用。
制作	秋季孢子未脱落时采割藤叶，晒干，搓揉或打下孢子，除去藤叶。
贮藏	置干燥处。

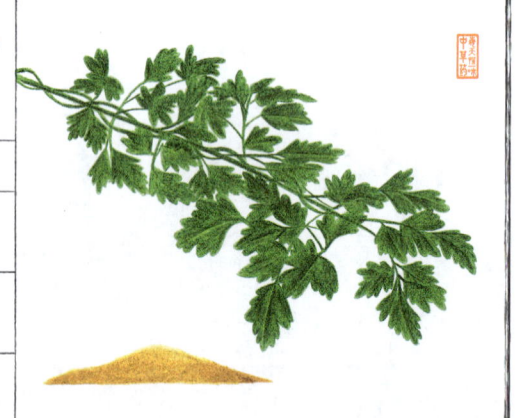

被覆柔毛茎细弱，攀缘草本根匍匐。成熟孢子金沙藤，山坡灌丛路林中。
补脾健胃消肿满，甘寒淡渗利小肠。清透湿热止痹痛，通淋解溺入膀胱。

海金沙也叫金沙藤、左转藤、蛤蟆藤等，能清利湿热，通淋止痛，用于调理热淋、石淋、血淋、膏淋、尿道涩痛。五淋丸、五淋化石丸、复方石淋通片中都含有海金沙的成分。

海金沙的颜色像沙子的黄色，是山上的一种植物，一般长在阴湿的山坡或路边的灌木丛中。

212

佩 兰

芳香化湿的白头婆

十月十八日

注意	阴虚血燥、气虚者慎用。
制作	夏、秋季分两次采割，除去杂质，晒干。
贮藏	置通风干燥处。

叶润根小生泽畔，
针尾凤兰都梁醇。
暮秋纫兰拂芳佩，
夏商品茗燕尾香。
醒脾开胃祛痞满，
芳香化湿清秽浊。
发表解暑除陈腐，
解郁散结杀蛊殇。

　　佩兰也叫白头婆、山佩兰、南佩兰、秤杆草，能芳香化湿，醒脾开胃，发表解暑，用于调理口中甜腻、口臭、多涎、发热倦怠、胸闷不舒等。佩兰的挥发油对流行性感冒病毒有抑制作用，但它的醇浸出物含有有毒成分，会抑制呼吸。

　　佩兰和香薷都有芳香化湿、解暑发表的作用，但佩兰更善于辟秽浊，而香薷的发汗解表之力更强。

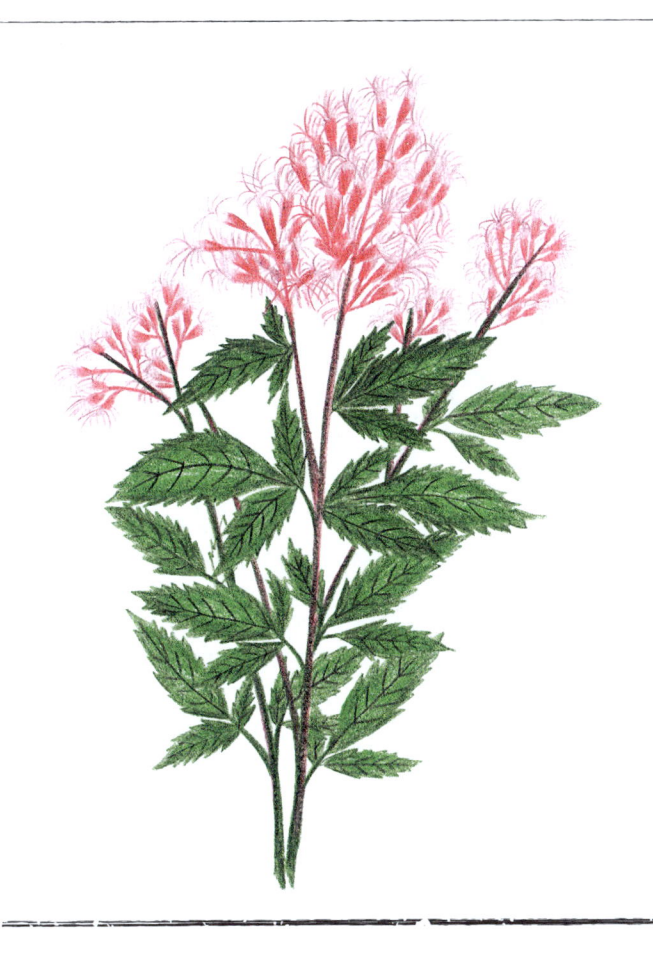

○ 每天懂一味中草药

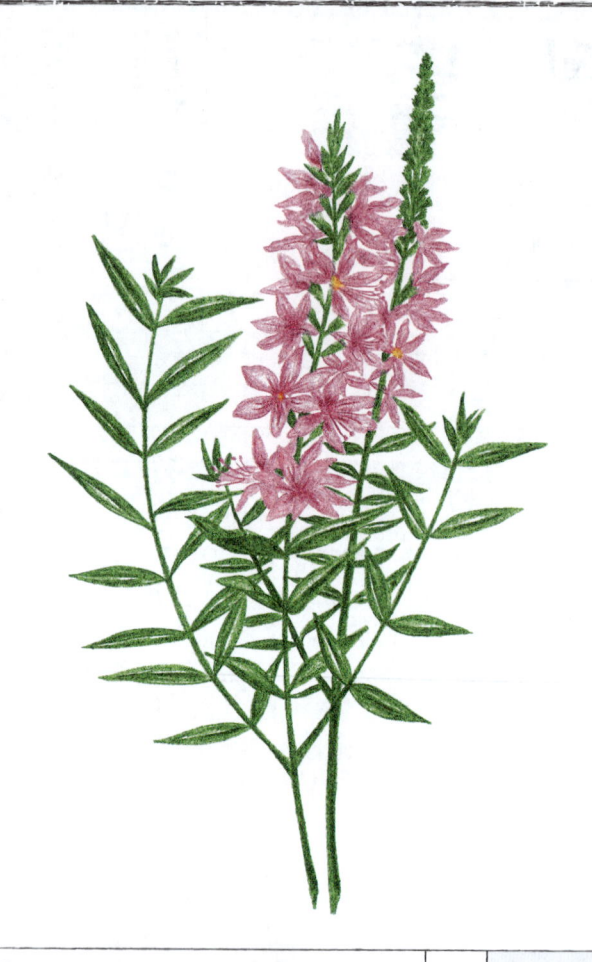

千屈菜

十月十九日

清热解毒的鸡骨草

多年草本茎直立，
败毒马鞭对叶莲。
大钓鱼竿乌鸡腿，
青羽轮生狭披针。
化瘀通经开宫闭，
味苦性寒归肝肠。
收敛止血抑阻衄，
清热解毒敛痈疮。

注意	孕妇禁服。
制作	9—10月采收全草，切碎，鲜用或晒干。
贮藏	置通风干燥处。

　　千屈菜也叫对叶莲、鸡骨草、大钓鱼竿、乌鸡腿、对牙草等，能清热解毒，收敛止血，用于调理痢疾、泄泻、外伤出血等。

　　千屈菜也可以作为花卉来观赏，可栽于水边或当作盆栽。它的花朵繁茂，花期长，看起来耸立而清秀。

214

十月 October

肉桂

十月二十日

治沉寒冷消风喑，填下焦亏补不足。
引火归元止自汗，祛邪助阳固精宫。
散寒止痛温经脉，利血化脓解蛇毒。
破痃癖瘕清瘀血，通窍明目暖腰膝。

补火助阳的玉桂

注意	有出血倾向者及孕妇慎用。
制作	多于秋季剥取，阴干。
贮藏	置阴凉干燥处。

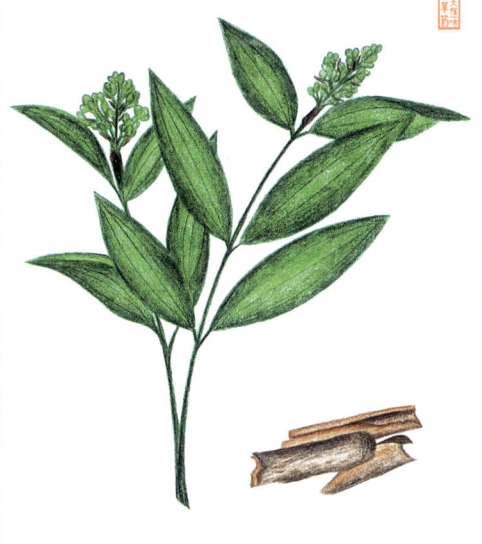

　　肉桂也叫玉桂、牡桂、菌桂，以干燥树皮入药。肉桂能补火助阳，引火归元，散寒止痛，温通经脉，用于调理阳痿宫冷、腰膝冷痛、眩晕目赤、心腹冷痛、虚寒吐泻、寒疝腹痛、痛经经闭等。

罗汉果

十月廿一日

清热润肺的假苦瓜

注意	脾胃虚寒者忌用。
制作	秋季果实由嫩绿色变深绿色时采收，晾数天后，低温干燥。
贮藏	置干燥处，防霉，防蛀。

朱明盛长福光灿，暮商逢实假苦瓜。
卵心翠叶金不换，苍缯硕果遇神仙。
祛火理痰缓咽痹，味甘性凉入心脾。
滑肠通便利水道，清热润脏滋肺金。

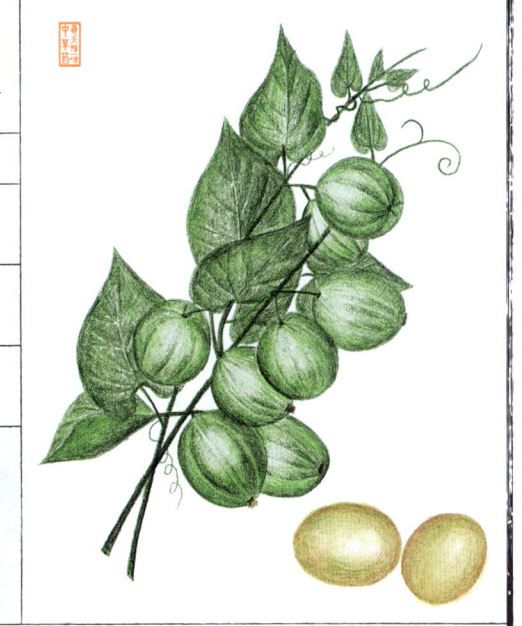

　　罗汉果也叫拉汗果、假苦瓜、光果木鳖、金不换、罗汉表、裸龟巴，以干燥果实入药。罗汉果能清热润肺、利咽开音、滑肠通便，用于调理肺热燥咳、咽痛失音、肠燥便秘。

补骨脂

可以保护心血管，还能调理皮肤病的中药

十月廿二日

固精缩尿胡韭子，
补肾壮阳暖腰膝。
纳气平喘止虚劳，
味苦性温益中焦。

每天懂一味中草药

注意	阴虚火旺者、孕妇忌用。
制作	秋季果实成熟时采收果序，晒干，搓出果实，除去杂质。
贮藏	置干燥处。

　　补骨脂也叫破故纸、婆固脂、胡韭子，以干燥成熟果实入药，能温肾助阳，纳气平喘，温脾止泻；内服可以消风祛斑，用于调理肾阳不足、阳痿遗精、腰膝冷痛等；外用可治白癜风、斑秃。腰疼丸、固本益肠片、固肾定喘丸都含有补骨脂的成分。补骨脂还能保护我们的心血管，和其他中药配合使用制成汤，可增加心肌营养性血流量。

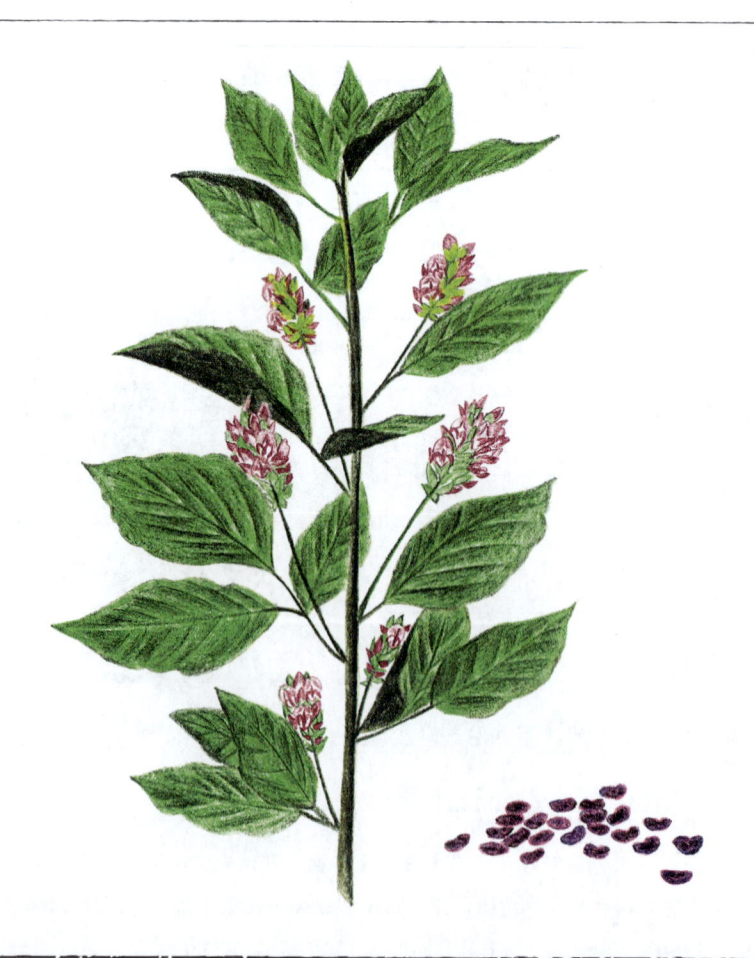

十月 October

爬山虎

十月廿三日

善于攀缘的假葡萄藤

落叶灌木爬墙虎，飞天蜈蚣捆石龙。
坚韧枫藤翠绒毯，攀缘岩石墙壁间。
味甘性温入肝木，茎段根实亦良方。
祛风除湿通经络，活血解毒祛痈疖。

制作	落叶前采茎，切段晒干，根全年可采。
贮藏	置干燥处。

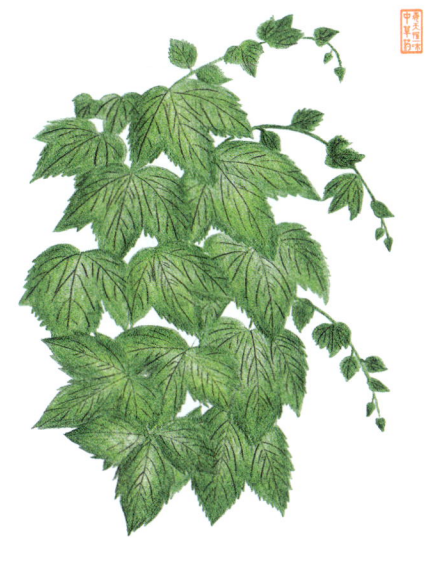

爬山虎也叫假葡萄藤、走游藤、飞天蜈蚣、枫藤、爬墙虎、地锦，以根和茎入药。爬山虎能祛风通络，活血解毒，用于调理风湿关节痛，外用治跌打损伤、痈疖肿毒。

柿子

十月廿四日

清热润肺的朱果

注意	凡脾胃虚寒、痰湿内盛、外感咳嗽、脾虚泄泻、疟疾等症，禁食鲜柿。
制作	霜降至立冬间采摘，经脱涩红熟后食用。
贮藏	置通风干燥处。

霜侣叶凋枝繁茂，火红灯笼展笑颜。
软熟化酒消邪痹，味甘性凉入心经。
生津解毒除烦渴，清热润肺滋胃脘。
降逆下气止呃逆，养燥泽枯理脏阴。

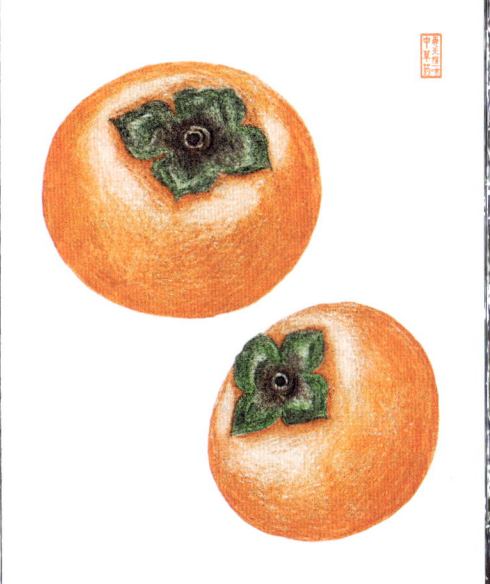

柿子也叫红嘟嘟、朱果、红柿，能清热、润肺、生津、解毒，用于调理咳嗽、热渴、口疮、热痢、便血。

柿子鲜艳夺目，挂在树上，风景可与枫叶比美，是一种优良的观赏树木。

○ 每天懂一味中草药

玉竹

养阴润燥的玉参

· 十月廿五日

翠华葳蕤芙蓉色，佑护轻摇漫林间。
羊脂玉透尽韶华，冰清玉竹铃铛花。
养阴润燥清心肺，生津止渴固芳容。
除烦消损解五劳，补中益气缓七伤。

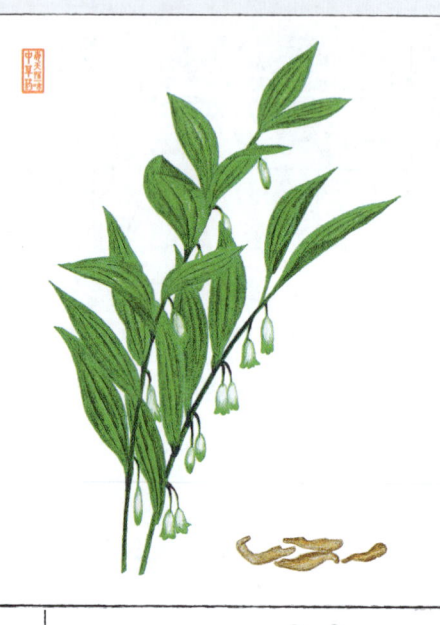

注意	玉竹蓝黑色的浆果有毒，不能食用。
制作	秋季采挖，除去须根，洗净，晒至柔软后，反复揉搓，晾晒至无硬心，晒干；或蒸透后，揉至半透明，晒干。
贮藏	置通风干燥处，防霉、防蛀。

　　玉竹又叫葳蕤（wēi ruí）、玉参、尾参、铃铛菜，它耐旱、耐阴湿，野生玉竹生于凉爽、湿润、无积水的山野疏林或灌丛中。

　　玉竹可以养阴润燥，生津止渴，经常用于调整肺胃阴伤、燥热咳嗽、咽干口渴、内热消渴等。罗汉果玉竹颗粒、消渴安胶囊中都含有玉竹的成分。

山楂

中国特有的药果两用的食材

· 十月廿六日

制作	秋季果实成熟时采收，切片，干燥。
贮藏	置通风干燥处，防蛀。

累累红果枝头爬，硕硕功用黎民夸。
迎风昂首望天下，贞心不渝酸果花。
行气散瘀除癥瘕，味甘性温保春华。
开胃化滞祛胀满，滋肾益精福寿添。

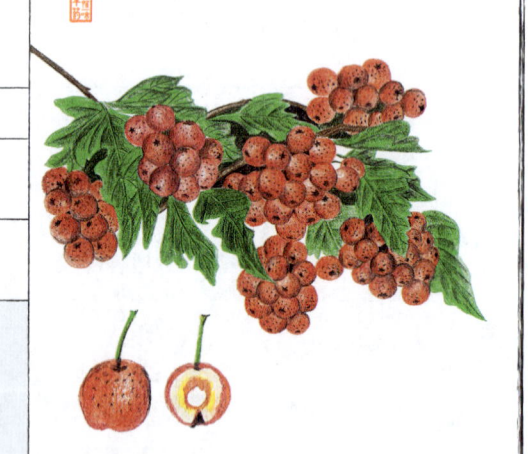

　　山楂也叫棠梂子、映山红果、海红、酸梅子等，以干燥成熟果实入药。山楂能消食健胃，行气散瘀，化浊降脂，用于调理肉食积滞、胃脘胀满、泻痢腹痛、瘀血经闭、心腹刺痛、胸痹心痛、疝气疼痛、高脂血症。焦山楂消食导滞作用增强，用于调理肉食积滞、泻痢不爽。

　　山楂可以生吃，也可以做果脯、糖葫芦等，晒干后可入药，是中国特有的药果两用的食材。

十月 October

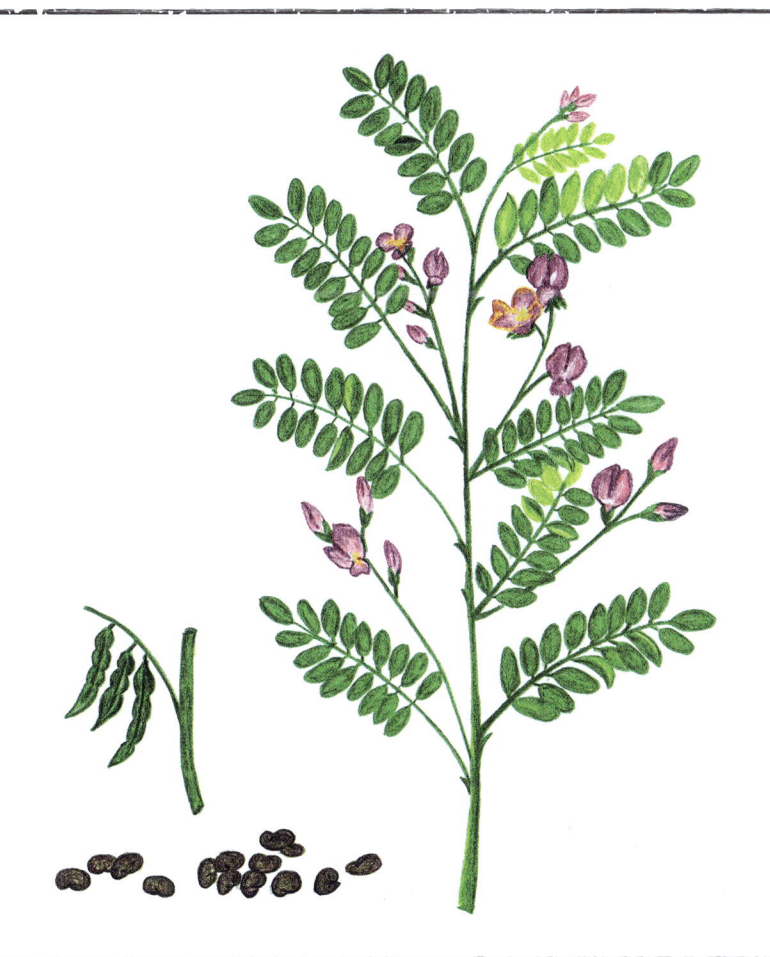

沙苑子

扁茎黄芪的干燥成熟种子

十月廿七日

注意	不能和降压药利舍平、降压灵等合用。
制作	秋末冬初果实成熟尚未开裂时采割植株，晒干，打下种子，除去杂质，晒干。
贮藏	置通风干燥处。

补肾助阳沙蒺藜，
固精缩尿填本虚。
味甘性温增年寿，
养肝明目益下焦。

沙苑子也叫潼蒺藜（jí lí）、蔓黄芪、夏黄草、沙苑蒺藜，是扁茎黄芪的干燥成熟种子。沙苑子能补肾助阳，固精缩尿，养肝明目，用于调理肾虚腰痛、遗精早泄、遗尿尿频、白浊带下、眩晕、目暗昏花。益肾灵颗粒（胶囊）、补益蒺藜丸、生力胶囊、消渴平片中都含有沙苑子的成分。

山豆根

越南槐的根茎

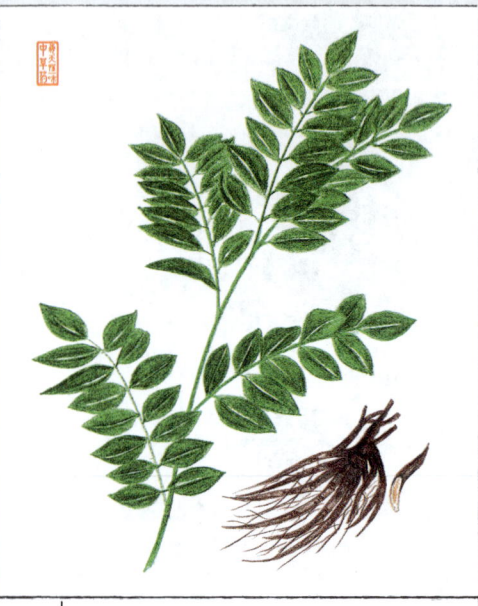

十月廿八日

冥杳蓁蓁乱碧散，山脚岩缝求存息。
风寒壅遏关隘塞，欲求佳宝苦豆根。
清热解毒祛火蕴，消肿利咽安齿龈。
味苦性寒归肺胃，泻火保金除痈疮。

注意	用量不宜过大。脾胃虚寒者慎用。
制作	8—10月采收，晒干。
贮藏	置通风干燥处，防霉。

山豆根也叫广豆根，是越南槐的根及根茎。山豆根能泻火解毒，消肿止痛，用于调理咽喉肿痛、齿龈肿痛、肺热咳嗽、烦渴、黄疸、热结便秘、热肿秃疮、痔疮癣疥、虫毒咬伤。喉疾灵胶囊（片）、阮氏上清丸、清咽润喉丸、鼻咽灵片、清热暗疮片、软坚口服液中都含有山豆根的成分。

泽兰

活血调经的地笋

十月廿九日

注意	无瘀滞者慎用。
制作	夏、秋季茎叶茂盛时采割，晒干。
贮藏	置通风干燥处。

疏利悦肝沁心脾，调和营卫畅清方。
破宿血，消瘀癥，利水消肿解痈疮。
苦泻热，温和气，通积逐瘀备急汤。

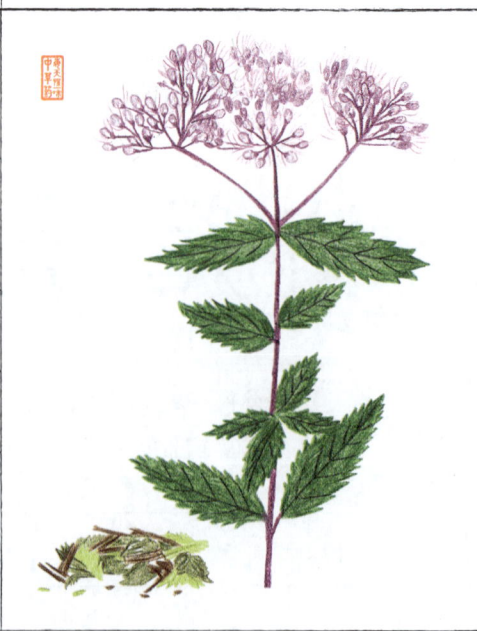

泽兰也叫地瓜儿苗、地笋、地石蚕、蛇王草，为毛叶地瓜儿苗的干燥地上部分。泽兰能活血调经，祛瘀消痈，利水消肿，用于调理月经不调、经闭、痛经等。调经活血片中就含有泽兰的成分。

○ 每天懂一味中草药

十月 October

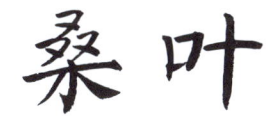

桑叶

疏散风热的铁扇子

十月三十日

伍菊花决明清肝目，
配石膏麦冬润肺金。
加牛蒡前胡散风热，
佐女贞枸杞滋肾阴。
益凉血燥湿消瘾疹，
可疏除浮热祛表邪。
善养木亮睛利五脏，
亦理肺润燥缓金疮。

制作	初霜后采收，除去杂质，晒干。
贮藏	置干燥处。

　　桑叶也叫铁扇子，能疏散风热、清肺润燥、清肝明目，用于调理风热感冒、肺热燥咳、头晕头痛、目赤昏花。

　　桑姜感冒片、风热咳嗽胶囊、秋燥感冒颗粒、桑麻丸、天麻首乌片中都含有桑叶的成分。

　　桑叶和菊花都能疏散风热、清肝明目，可以调理风热感冒、目赤肿痛等，但桑叶善于清肺润燥、凉血止血，而菊花清肝明目、清热解毒的能力比较强。

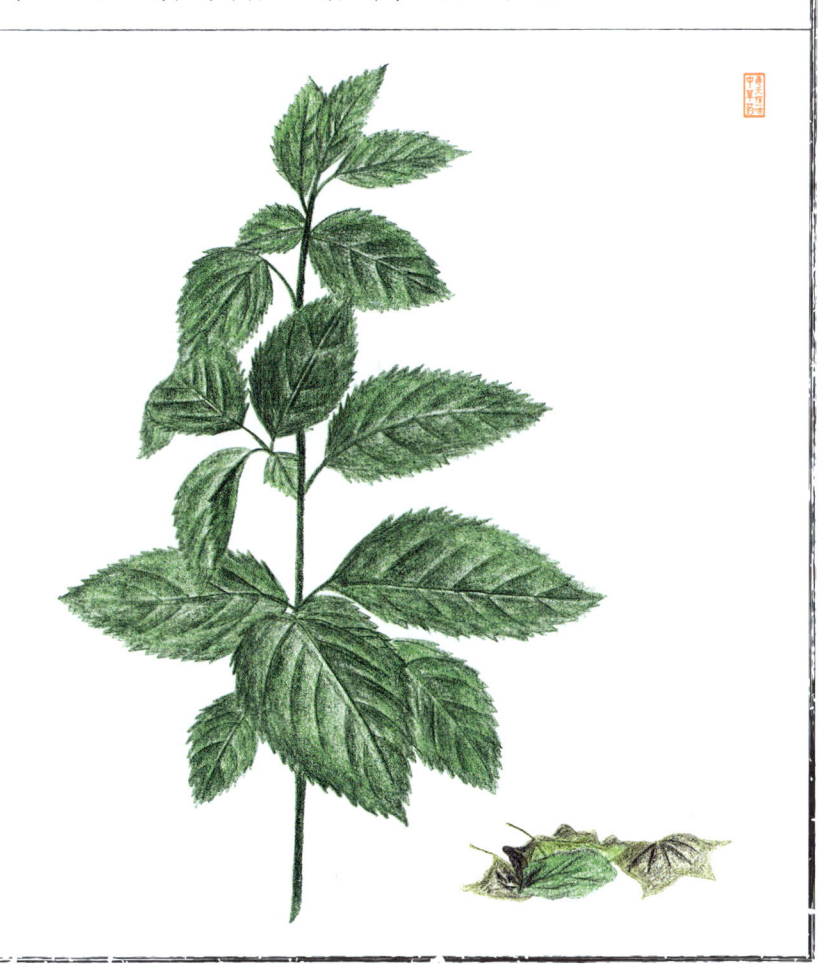

○ 每天懂一味中草药

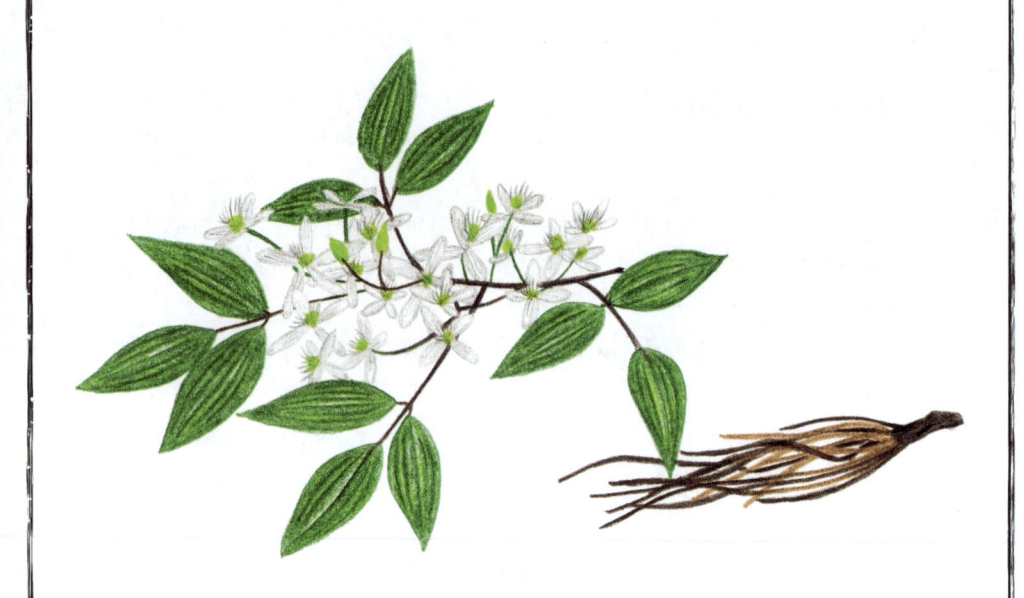

威灵仙

通经络的老虎须

● 十月卅一日

芝查藤根铁搧帚，
黑脚灵仙七寸风。
根密数丛衣乌褐，
生于山野路丛中。
祛风除湿通经络，
散癖消积化痰涎。
宣通五藏温冷滞，
解癥清瘕安肠风。

注意	气血虚弱者慎用。服用威灵仙时，不宜饮茶或喝面汤。
制作	秋季采挖，除去泥沙，晒干。
贮藏	置干燥处。

　　威灵仙也叫铁脚威灵仙、百条根、老虎须、铁扫帚，以干燥根和根茎入药。威灵仙能祛风湿，通经络，用于调理风湿痹痛、肢体麻木、筋脉拘挛、屈伸不利。

　　风湿片、风湿灵仙液、骨刺消痛液、骨健灵膏、筋骨痛消丸中都含有威灵仙的成分。

　　威灵仙和独活都能祛风除湿，通络止痛，威灵仙还能软坚散结，可用于跌打损伤；独活可以解表散寒，调理风寒湿邪。

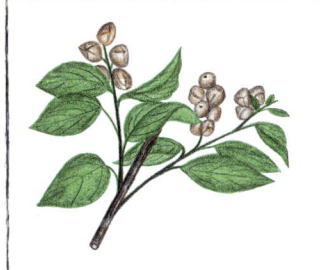

November

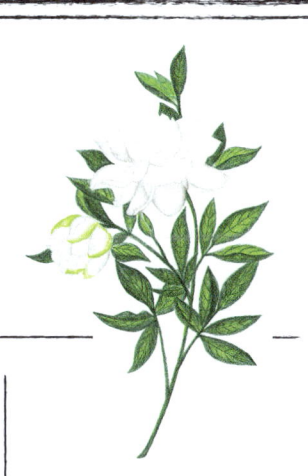

十一月

十一月七日前后
交立冬节气

十一月二十二日前后
交小雪节气

霜降 / 立冬 / 小雪

本篇精选30味在十一月采收的中药材。
从这个月开始，万物闭藏，
我们要注意用收获的食物来温补肾阳，
封藏体内的精气，才能安然度过寒冬。

牵牛子

黑白二丑

十一月一日

注意	孕妇禁用；不宜与巴豆、巴豆霜同用。
制作	秋末果实成熟、果壳未开裂时采割植株，晒干，打下种子，除去杂质。
贮藏	置干燥处。

紫烟步摇披素罗，仙雨缤纷落篱间。
牧童牵牛引金铃，普济芸芸度凡生。
杀虫攻积消痹痛，味苦性寒入肺肠。
泻水通便除胀满，消痰涤饮破聚积。

牵牛子也叫牵牛、黑丑、白丑、二丑、喇叭花子，是裂叶牵牛或圆叶牵牛的干燥成熟种子。牵牛子能泻水通便，消痰涤饮，杀虫攻积，用于调理水肿胀满、二便不通、痰饮积聚、气逆喘咳、虫积腹痛。

牵牛花有白色、紫红色、紫蓝色、黑色，是常见的观赏植物，夏季最盛。

调中四消丸、宽胸舒气化滞丸、槟榔四消丸、烂积丸中都含有牵牛子的成分，中药方禹功散、牵牛汤、导水丸也以牵牛子为原料。

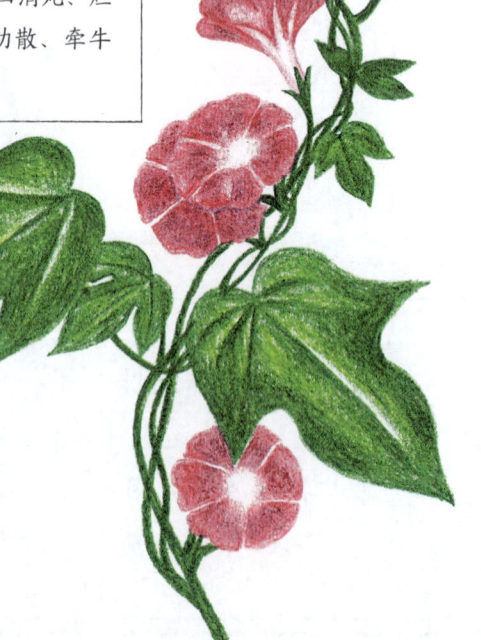

十一月 November

慈姑

每剥叶一次就要施一次肥的植物

十一月二日

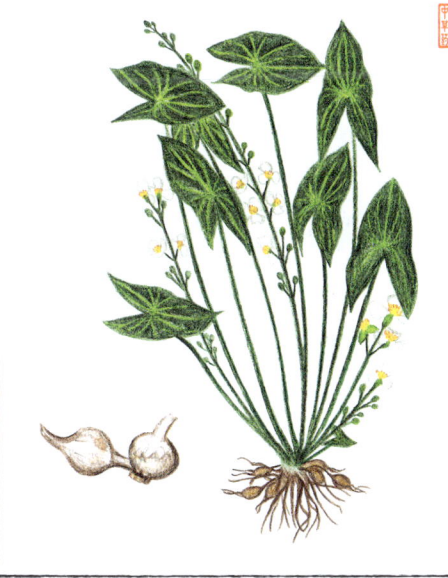

一根生发十二子，慈姑乳养诸婴童。
盐渍槎牙遏狂犬，凉血止衄除痹伤。
宣肺肃金缓咳喘，和胃厚肠达肾气。
散结解毒清百邪，生津化痰祛疮疖。

注意	孕妇慎服。
制作	秋季初霜后，茎叶黄枯，球茎充分成熟，自此至翌春发芽前，可随时采收。采收后，鲜用或晒干用。
贮藏	置通风干燥处。

慈姑也叫槎牙、茨菰、慈菇、燕尾草，能活血凉血，止咳通淋，散结解毒，用于调理产后血闷、胎衣不下、带下等。

人参

关键时刻的救命药

十一月三日

注意	不宜与藜芦、五灵脂同用。有实证、热证的人不要吃。炊具忌用五金。
制作	多于秋季采挖，洗净，晒干或烘干。
贮藏	置阴凉干燥处，密闭保存，防蛀。

神草山参似人形，宁神益智入太阴。
补虚扶正增年寿，缓中生津逢地精。

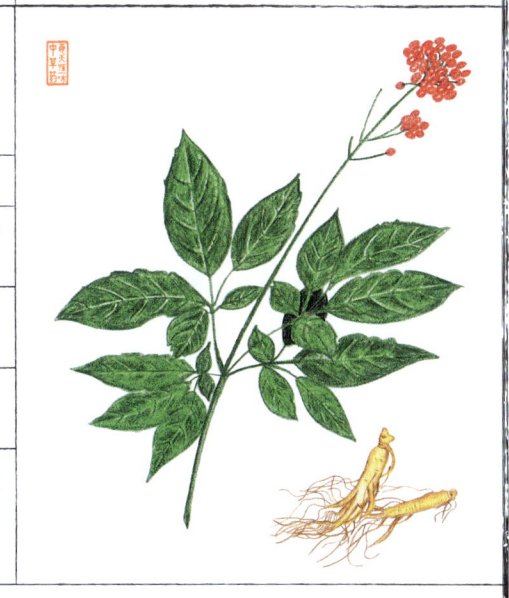

人参又叫黄参、地精、神草，是很常用的补药。人参能大补元气，复脉固脱，补脾益肺，生津养血，安神益智，经常用于调理体虚欲脱、肢冷脉微、脾虚食少、肺虚喘咳、津伤口渴、内热消渴、气血亏虚、久病虚羸、惊悸失眠、阳痿宫冷等。

○ 每天懂一味中草药

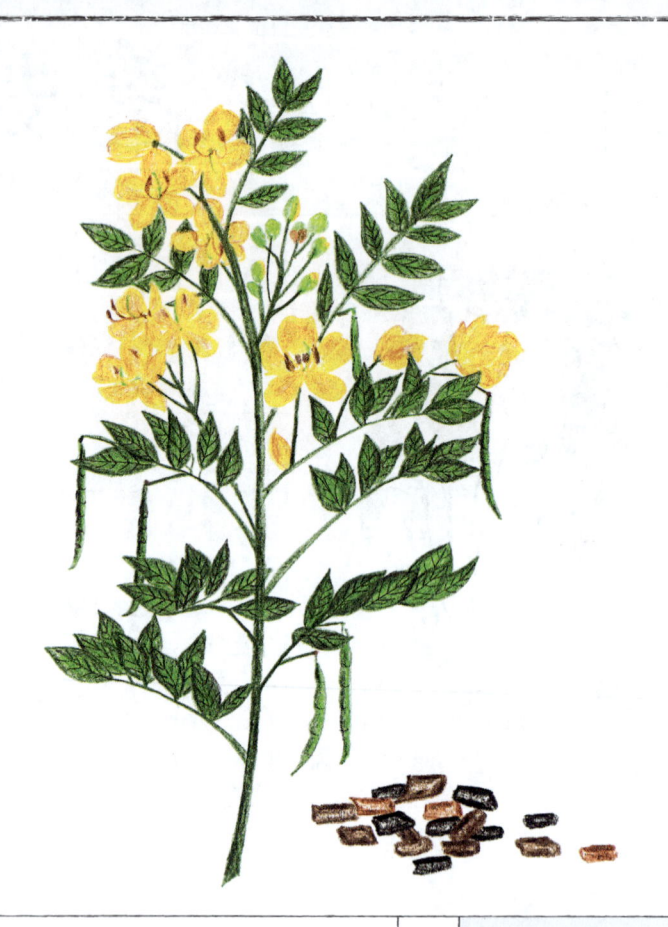

决明子

生命力极其顽强的野草

● 十一月四日

苦可泻热，平和胃气。
寒能凉血，咸能软坚。
甘能补血，力薄气浮。
培本正治，药入厥阴。
润肠通便厚肠胃，
清肝养目散风邪。
癣露苔消百草断，
钝叶决明方显鲜。

注意	气虚便溏者慎用。
制作	秋季采收成熟果实，晒干，打下种子，除去杂质。
贮藏	置干燥处。

决明子又叫羊明、草决明、马蹄决明、假绿豆。决明子可以清热明目，润肠通便，用于调理目赤涩痛、羞明多泪、头痛眩晕、目暗不明、大便秘结。清脑降压片、山菊降压片、养血清脑颗粒中都含有决明子的成分。

决明的生命力极其顽强，经常和其他植物争夺营养，在北美洲等地区，决明是一种很难根除的野草。

十一月 November

板蓝根

十一月五日

叶欲升，根意降。传佳药，恩杏林。辟瘟杀虫消痈肿，清热解毒防瘟疫。凉血利咽润喉咙，味苦性寒入心经。

清热解毒的大青根

制作	秋季采挖，除去泥沙，晒干。
贮藏	置干燥处，防霉，防蛀。

　　板蓝根也叫大蓝根、大青根，是菘蓝的干燥根，能清热解毒，凉血利咽，用于调理温疫时毒、发热咽痛、痄腮、烂喉丹痧、丹毒、痈肿等。

　　市面上有板蓝根和复方板蓝根两种，板蓝根疗效相对单一，而复方板蓝根是在板蓝根之外，加了大青叶等其他中药，帮助人体清热解毒，副作用偏少，治疗方向多样化，可以在板蓝根的基础上治疗其它炎症感染。

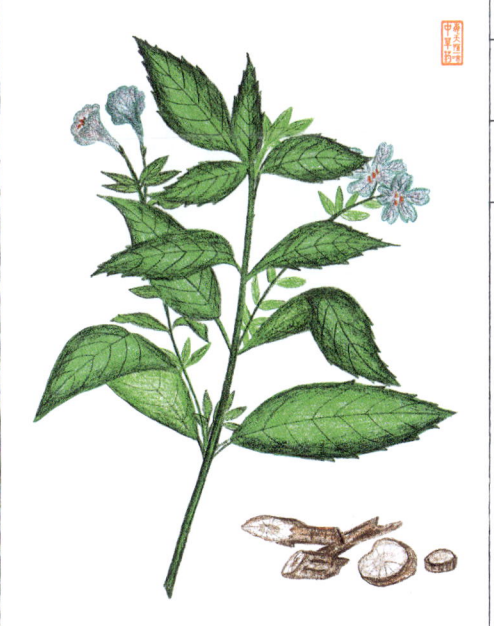

连翘

十一月六日

早春优良观花灌木

注意	脾胃虚寒的人慎用。
制作	秋季果实初熟尚带绿色时采收，除去杂质，蒸熟，晒干，习称"青翘"；果实熟透时采收，晒干，除去杂质，习称"老翘"。
贮藏	置干燥处。

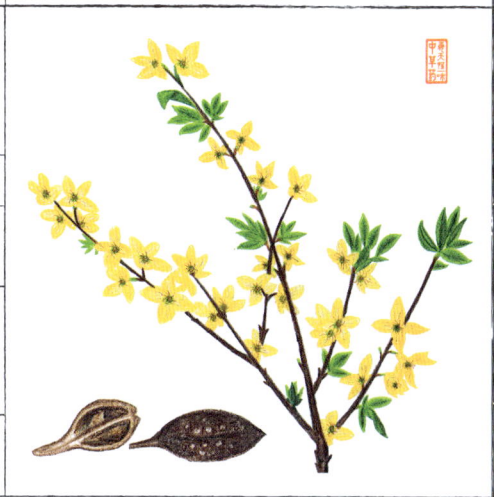

　　香风淡艳早连子，满目金色黄奇丹。青翘无枝纯为益，老梗壳硬厚之佳。
　　苦寒上行灭心火，疏散表邪除温病。清凉下移解热淋，消肿散结化痄疮。

　　连翘也叫黄花杆、黄寿丹，可以清热解毒，消肿散结，疏散风热，用于调理乳痈、丹毒、风热感冒、温病初起、高热烦渴等。健儿清解液、小儿消积止咳口服液、复方双花颗粒、银翘双解栓、连翘败毒丸、双清口服液中都含有连翘的成分。

○ 每天懂一味中草药

● 十一月七日

巴豆

热性泻药能蚀疮

注意	孕妇忌用；不宜与牵牛子同用。
制作	秋季果实成熟时采收，堆置两三天，摊开，干燥。
贮藏	置阴凉干燥处。

健脾醒胃益中气，贯导消滞停寒积。
祛寒化湿逐痰饮，除风补劳定喉风。
开通闭塞利水谷，味辛性热峻下方。
破血除胀调癥瘕，排脓消肿祛癣疮。

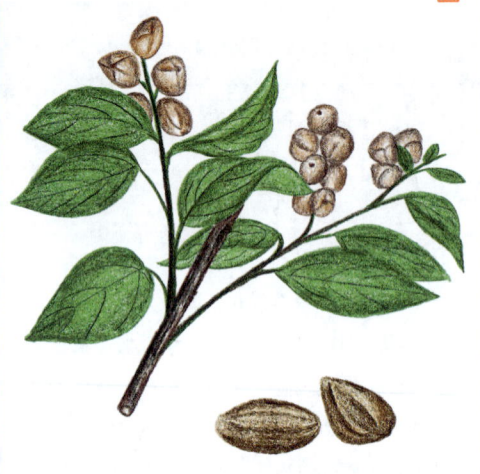

巴豆也叫双眼龙、大叶双眼龙、江子、猛子树、八百力、芒子。巴豆属于热性泻药，用于调理寒结便秘、腹水肿胀、大便不通等；外用蚀疮，用于调理恶疮疥癣、疣痣。

● 十一月八日

地黄

生地清热凉血，熟地补血滋阴

制作	秋季采挖，除去芦头、须根及泥沙，鲜用，或将地黄缓缓烘焙至约八成干。前者习称"鲜地黄"，后者习称"生地黄"。
贮藏	鲜地黄埋在沙土中，防冻；生地黄置通风干燥处，防霉，防蛀。

生采清热凉心血，苦寒添津消骨蒸。
熟曝性温填精髓，味甘补血滋肾阴。

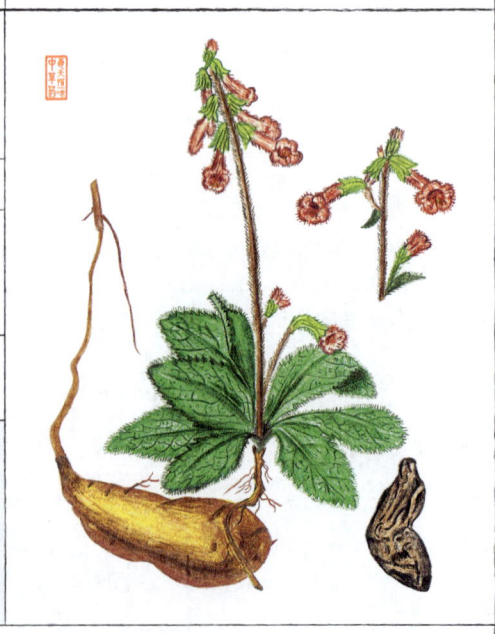

地黄也叫野地黄、酒壶花、山烟根，以新鲜或干燥块根入药。
地黄能清热生津，凉血，止血，用于调理热病伤阴、舌绛烦渴、温毒发斑、吐血、衄血、咽喉肿痛。

使君子

十一月 November

十一月九日

杀虫消积的史君子

慢火煨香益脾胃，
甘温杀虫祛疳积。
仲夏红晕似海棠，
五瓣深棱念使君。

注意	服药时忌饮浓茶。
制作	秋季果皮变紫黑色时采收，除去杂质，干燥。
贮藏	置通风干燥处，防霉，防蛀。

　　使君子也叫留求子、史君子、四君子，以干燥成熟果实入药。使君子能杀虫消积，用于调理蛔虫病、蛲虫病、虫积腹痛、小儿疳积。

　　磨积散、健脾康儿片、疳积散、使君子丸、消积化虫散中都含有使君子的成分。

　　生使君子善于杀虫消积，炒使君子善于健脾消积。

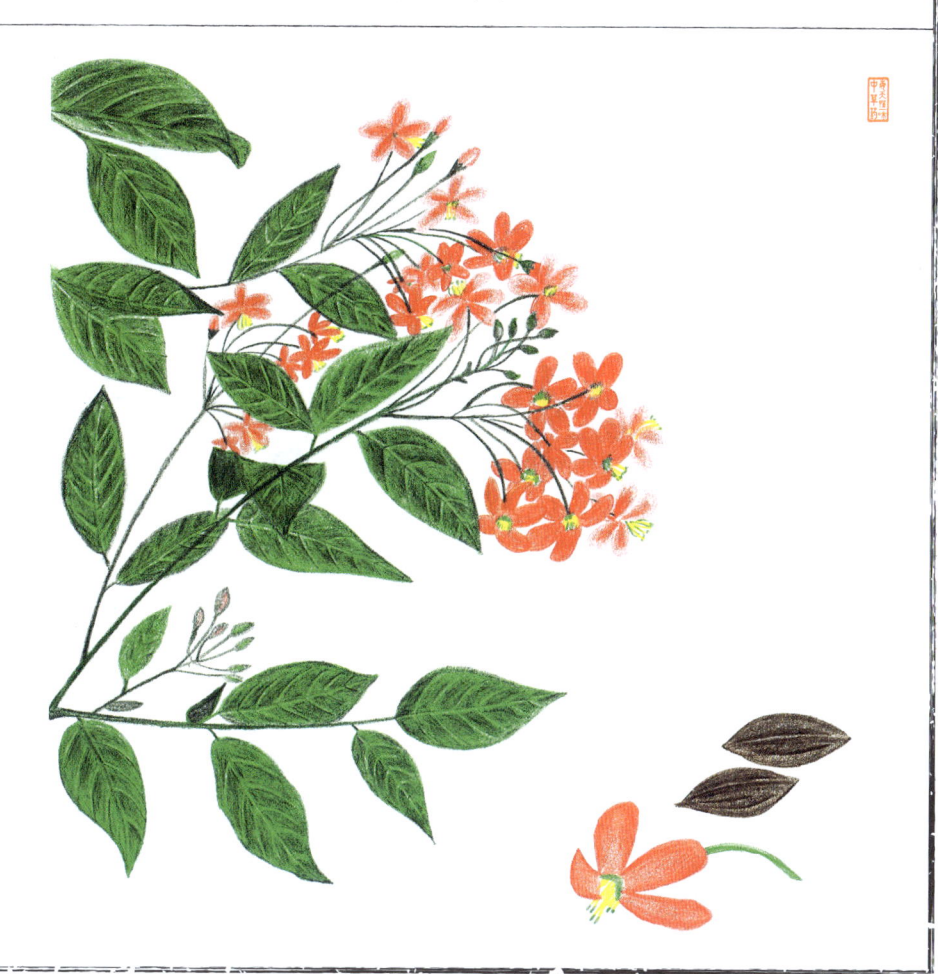

229

芡实

鸡头米

· 十一月十日

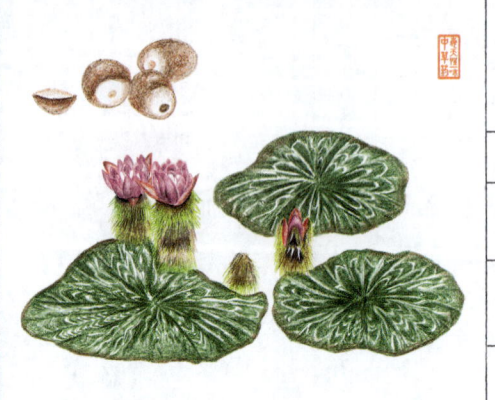

注意	大小便不利者禁服，食滞不化者慎用。
制作	秋末冬初采收成熟果实，除去果皮，取出种子，洗净，再除去硬壳（外种皮），晒干。
贮藏	置通风干燥处，防蛀。

一年水生草本芡，花萼披针对炎天。子实尽为碧玉洗，四季皆有时新添。
味甘性平入心肾，补脾止泻益中堂。除湿止带通淋溺，固元填髓逆经伤。

芡实也叫鸡头米、鸡头苞、鸡头莲，是芡的干燥成熟种仁。芡实能益肾固精，补脾止泻，除湿止带，用于调理遗精滑精、遗尿尿频、脾虚久泻、白浊、带下。锁阳固精丸中含有芡实的成分。

除了入药，芡实也作为一种杂粮食用，可做八宝粥等。

菟丝子

金黄丝子

· 十一月十一日

注意	阴虚火旺、大便燥结、小便短赤者不宜服用。不宜与降压药、强心苷合用。
制作	秋季果实成熟时采收植株，晒干，打下种子，除去杂质。
贮藏	置通风干燥处。

固精缩尿止滑泻，辛甘性平入肝脾。
滋补心肾安五脏，保胎明目缓阳虚。

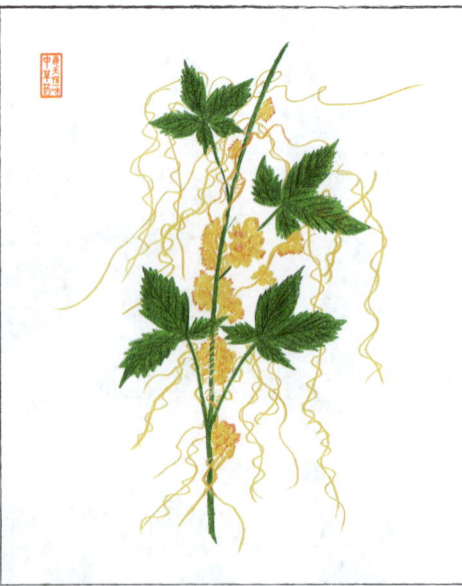

菟丝子也叫豆寄生、无根草、黄丝、黄丝藤、无娘藤、金黄丝子，以干燥成熟种子入药。菟丝子能补益肝肾，固精缩尿，安胎，明目，止泻；外用消风祛斑。可用于调理肝肾不足、腰膝酸软、阳痿遗精、遗尿尿频、目昏耳鸣、脾肾虚泻；外治白癜风。

十一月 November

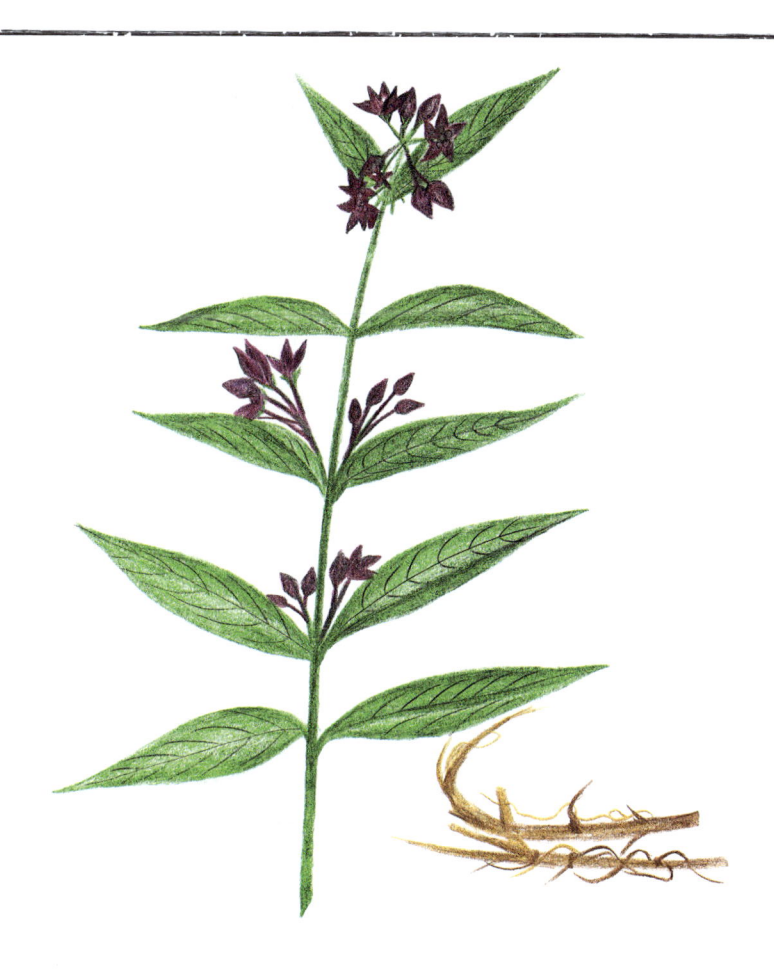

白 前

消痰止咳的良药

十一月十二日

注意	不与牛膝同用。肺虚喘咳者慎用。
制作	秋季采挖，洗净，晒干。
贮藏	置通风干燥处。

多年草本茎直立，
柳叶白前根匍匐。
生洲渚沙碛之上，
苗高尺许似芫花。
辛温清积治奔豚，
健脾和胃理中堂。
化壅除满降逆气，
消痰止咳肃肺金。

　　白前又叫芫花叶白前、水竹消、溪瓢羹、消结草，可以降气、消痰、止咳，用于调理肺气壅实、咳嗽痰多、胸满喘急。白前还有消肿止痛的作用，用来调理跌打损伤、腰肌劳损、软组织损伤等。常见的小儿消咳片、橘红痰咳液、止嗽丸中都含有白前的成分。

羊肉

益气补虚的补品

畜道五行属火神，易象八卦兑泽中。
坚行正道怡相悦，外柔内刚思敏捷。
温中暖肾利水道，益气补虚壮腰膝。
味甘性热归脾胃，固本培元补绝伤。

十一月十三日

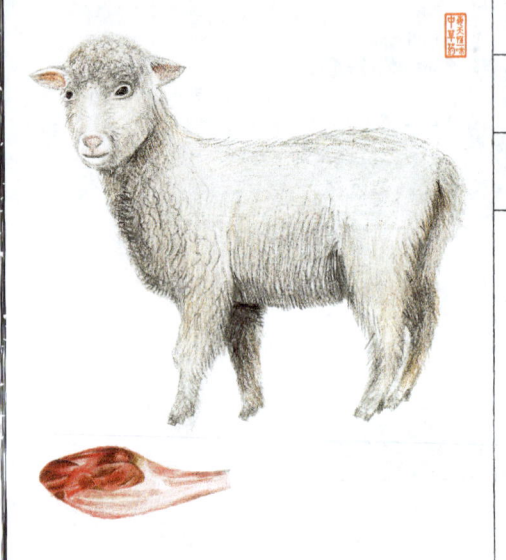

注意	外感时邪或有宿热者禁服。孕妇不宜多食。
制作	宰羊时取肉，鲜用。
贮藏	置通风干燥处。

羊肉也叫羖肉、羝肉、羯肉，能温中暖肾，益气补虚，用于调理脾胃虚寒、食少反胃、虚寒泻痢、腰膝酸软、阳痿、小便频数、寒疝、虚劳羸瘦、缺乳。羊肉性热，可以帮我们抵御风寒，对身体虚亏的人有很好的补益效果，是常用的补品。冬天的羊肉汤、夏天的烤羊肉串都是人们钟爱的美食。

山茱萸

补益肝肾的强身之药

十一月十四日

注意	有湿热、小便淋涩者禁服。
制作	秋末冬初果皮变红时采收果实，用文火烘或置沸水中略烫后，及时除去果核，干燥。
贮藏	置干燥处，防蛀。

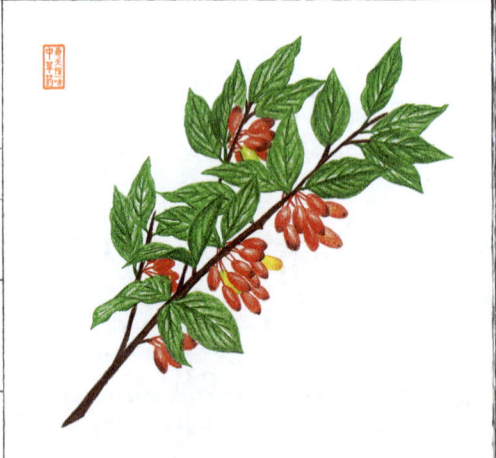

乔木郁郁风姿飒，蜀枣濯濯幽兰雅。红妆隐隐枝间停，浮光微微娇颜倾。
止溺明目通九窍，安脏性温添精髓。敛涩固脱壮元气，补益肝肾止眩晕。

山茱萸也叫蜀枣、肉枣、山萸肉、鸡足等，以干燥成熟果肉入药。山茱萸能补益肝肾，收涩固脱，用于调理眩晕耳鸣、腰膝酸痛、阳痿遗精、遗尿尿频、大汗虚脱、内热消渴。

李时珍在《本草纲目》中把山茱萸列为强身之药。归芍地黄丸、桂附地黄丸、肾气丸、六味地黄丸中都含有山茱萸的成分。

○ 每天懂一味中草药

番红花

世界上最贵重的香料

十一月 November · 十一月十五日

注意	月经过多及孕妇忌用。
制作	10—11月下旬,晴天早晨日出时采花,再摘取柱头,随即晒干,或在55~60℃下烘干。
贮藏	置阴凉干燥处。

通真达灵尊瑜草,
烟视媚行鲜露色。
片光零羽舶物来,
金缕赤丝贵祥开。
醒胃滋元悦颜色,
通经止闭宽胸膈。
活血破瘀消痹痛,
散郁化结远忧伤。

番红花也叫西红花、藏红花,以干燥柱头入药。番红花能活血祛瘀,散郁开结,用于调理痛经、经闭、月经不调、产后恶露不净等。

番红花原产欧洲南部,后来传入中国,《本草纲目》将它列入药物类。在古代,番红花贵于黄金,直到今天,番红花仍然是世界上最贵重的香料,其辛辣的金色柱头很名贵,可用于食品调味和上色,也可用作染料。

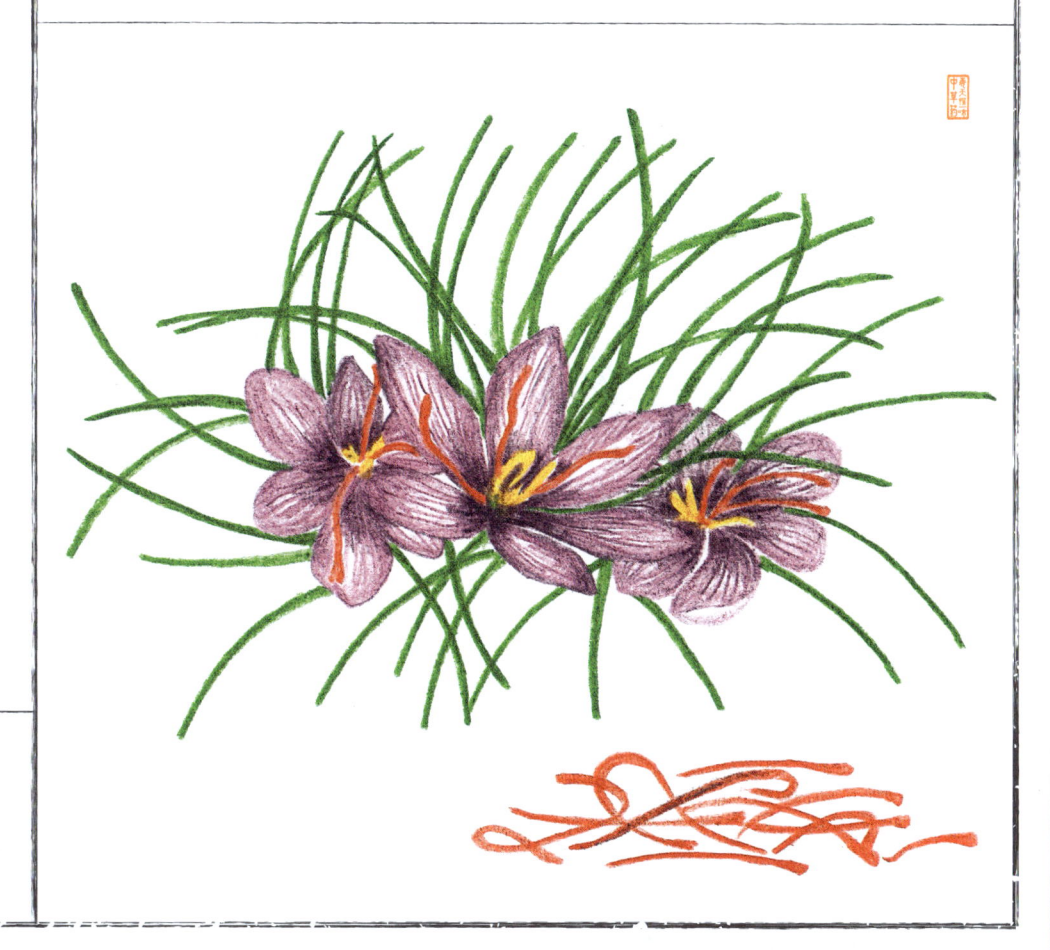

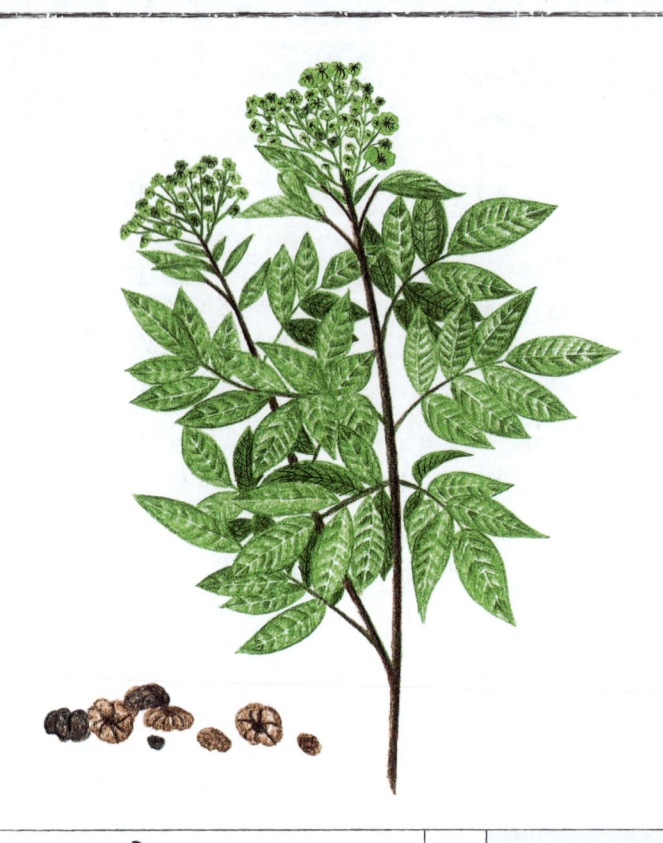

吴茱萸

散寒止痛的漆辣子

● 十一月十六日

山地疏林小乔木，
五棱碧珠细毛茸。
逐风开腠生山谷，
避邪辟恶缓鸡鸣。
辛热散寒止痹痛，
开郁化滞祛闷忧。
降逆止呕升中气，
助阳停泻入厥阴。

注意	阴虚有热者忌用。
制作	8—11月果实尚未开裂时，剪下果枝，晒干或低温干燥，除去枝、叶、果梗等杂质。
贮藏	置阴凉干燥处。

  吴茱萸也叫吴萸、茶辣、漆辣子，以干燥近成熟果实入药。吴茱萸能散寒止痛，降逆止呕，助阳止泻，用于调理厥阴头痛、寒疝腹痛、寒湿脚气、经行腹痛、脘腹胀痛、呕吐吞酸、五更泄泻。

  复方黄连素片、四神丸（片）、戊己丸、小儿健脾贴膏、四方胃片中都含有吴茱萸的成分。

  茱萸分三种：吴茱萸、山茱萸、食茱萸。三者都可以入药，吴茱萸偏于散寒止痛；山茱萸可以温补肝肾，固精敛汗；食茱萸可以温中燥湿，杀虫止痛，还可作为调味料食用。

○ 每天懂一味中草药

十一月 November

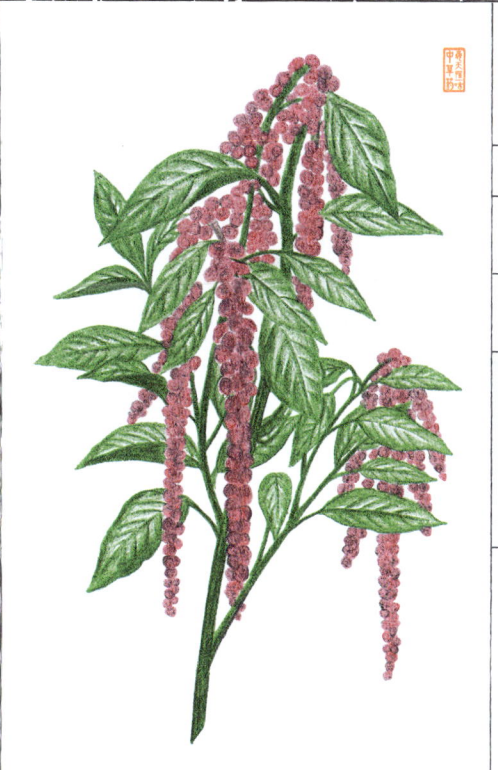

老枪谷根

十一月十七日

调理脾胃的红苋菜

制作	9—11月挖根,去茎叶,鲜用或晒干用。
贮藏	置阴凉干燥处。

兰秋南宫落花絮,菊月子春获丰实。
疾风劲草终无悔,随遇而安穗红棉。
消肿止痛老枪谷,味甘性平赤尾苋。
滋补强壮理疳痞,健脾养胃固肾元。

尾穗苋原产热带,世界各地都有栽培,可供观赏。它的根叫老枪谷根,可供药用,可以健脾、消疳,用于调理脾胃虚弱之倦怠乏力、食少,以及小儿疳积。

向日葵子

十一月十八日

非常受欢迎的葵花子

制作	9—11月果实成熟后,割取花盘,晒干,打下果实,再晒干。
贮藏	置阴凉干燥处。

向日葵子也叫葵花子、天葵子、葵子,能透疹、止痢、透痈脓,用于调理疹发不透、血痢、慢性骨髓炎。

向日葵子可以生食、炒食,是非常受欢迎的零食,也是制食用油的原料。

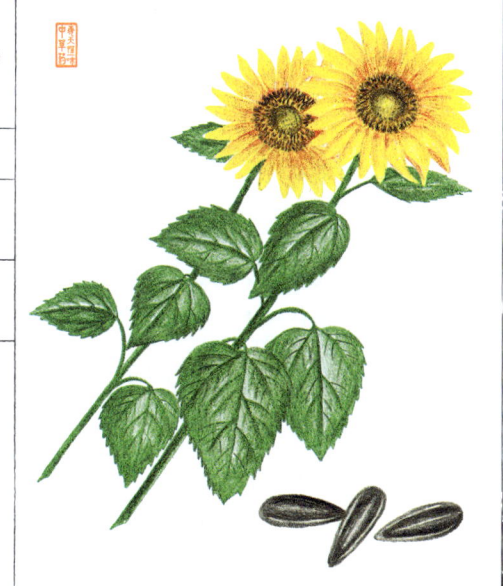

庚子阳岁八二五,恰逢乞巧七夕缘。乾坤轮回十九载,偶然已近不惑年。
天和景明娇似火,笑靥向阳无畏缩。记功忘失终无悔,期许明媚旧如初。
根茎清热利淋溺,镇咳平喘消肿浮。花盘通经固宫本,养肾聪耳补肝元。
子实滋养止痢疾,透疹缓虚逆头风。拂叶化火解疟邪,周身俱宝布衣章。

鳟鱼

赤眼鱼

十一月十九日

江河湖泊静水流,辐鳍金鳟颐齿香。
赤纹青底善独行,红脉贯骨遇瞳睛。
暖胃和中止腹泻,顺气降逆主提升。
破瘀活血除疥癣,补虚祛寒散疥疮。

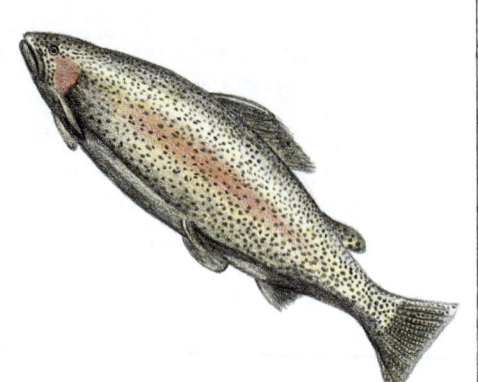

注意	多食动风热,发疥癣。患疮疡疥癣者慎用。
制作	常年均可捕捞。捕后,除去鳞片及内脏,洗净,鲜用。
贮藏	置干燥处。

鳟鱼也叫鮅(bì)、赤眼鱼、红目鳟,能暖胃和中,用于调理反胃吐食、脾胃虚寒泄泻。鳟鱼是一种老少皆宜的鱼类,对于营养不良、身体虚弱、脾胃虚寒的人滋补效果更好。

酸枣仁

宁心安神的山枣仁

十一月二十日

注意	有外感的人不宜服用。
制作	秋末冬初采收成熟果实,除去果肉和核壳,收集种子,晒干。
贮藏	置阴凉干燥处,防蛀。

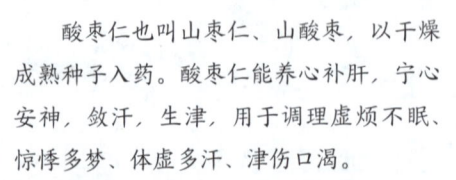

酸枣仁也叫山枣仁、山酸枣,以干燥成熟种子入药。酸枣仁能养心补肝,宁心安神,敛汗,生津,用于调理虚烦不眠、惊悸多梦、体虚多汗、津伤口渴。

酸枣仁合剂、酸枣仁糖浆、安眠酊、复方酸枣仁片中都含有酸枣仁的成分。

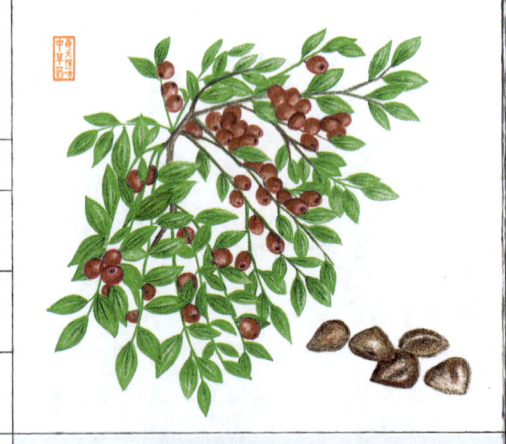

山中睡果小酸枣,珍璐子实养元神。
酸甘添津旨涵木,赤珠性平入心经。
胆虚不眠宜翻炒,腑实退热可生服。
润肺养阴滋气血,温中利湿运化增。
肃阳安神荣筋脉,养髓健胃定心神。
聪耳明目醒清窍,疏肝解郁理气机。

○ 每天懂一味中草药

缤木

补脾益肾的白心木

制作	9—11月采挖根，切片，晒干；10月采收成熟果实；生长期采收叶，鲜用或晒干。
贮藏	置通风干燥处，防蛀。

十一月廿一日

椭叶南烛羊尖饭，
食粒子树山胡椒。
常绿草本小乔木，
生于阳坡灌丛中。
补羸扶腰益阳道，
强筋壮骨制损耗。
健脾止泻活气血，
祛风解毒味甘温。

缤木也叫椭叶南烛、小果南烛、白心木，以小果珍珠花的叶、根或果实入药。缤木能补脾益肾，活血强筋，用于调理脾虚腹泻、腰脚无力、跌打损伤。

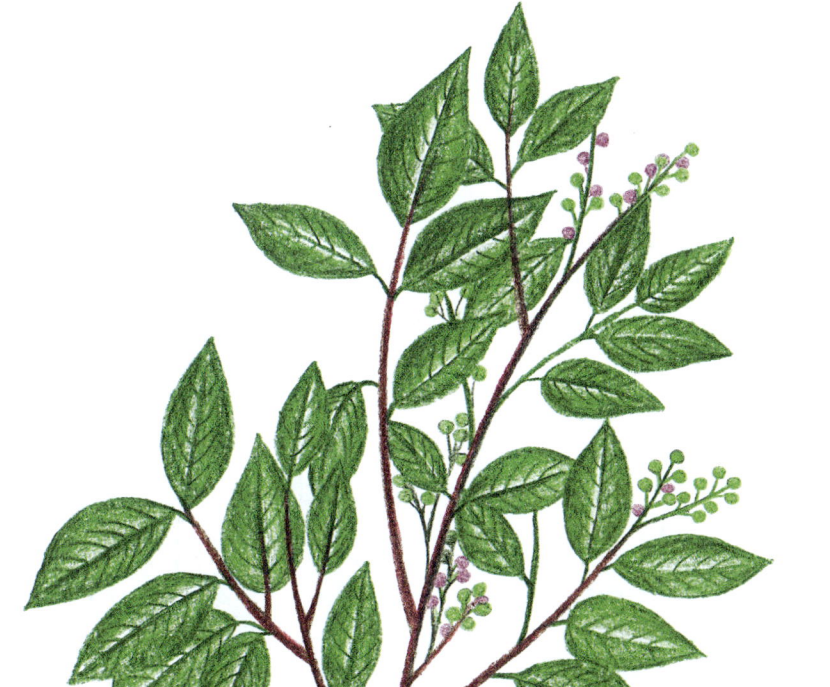

○ 每天懂一味中草药

狗脊

祛风湿补肝肾的猴毛头

十一月廿二日

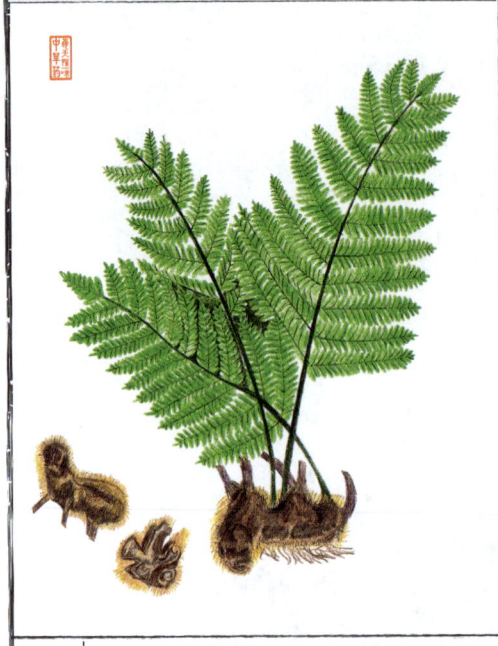

祛风化湿金狗脊，收敛生肌补内虚。
味甘性温益肝肾，强筋壮骨健腰膝。

注意	肾虚有热、小便不利或短涩黄赤者慎服。
制作	秋、冬季采挖，除去泥沙，干燥。或去硬根、叶柄及金黄色绒毛，切厚片，干燥，为"生狗脊片"；蒸后晒至六七成干，切厚片，干燥，为"熟狗脊片"。
贮藏	置通风干燥处，防潮。

狗脊也叫金毛狗脊、猴毛头、金狗脊，以干燥根茎入药。狗脊能祛风湿，补肝肾，强腰膝，用于调理风湿痹痛、腰膝酸软、下肢无力。

芋头

健脾补虚的芋艿

十一月廿三日

制作	秋季采挖，去净须根及地上部分鲜用或晒干。
贮藏	置阴凉干燥处。

香甜软糯添精髓，酽白黏滑玉糁羹。
百眼芋头接骨草，补肝益肾年寿增。
解毒散结消瘰疬，健脾补虚调中堂。
吞之开胃通肠闭，产后煮食破血疮。

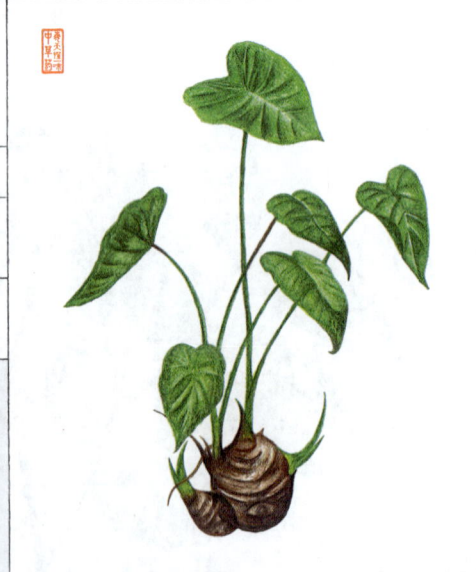

芋头也叫芋魁、芋艿，以根茎入药。芋头能健脾补虚，散结解毒，用于调理脾胃虚弱、食欲不振、乏力、消渴、肿毒、赘疣、鸡眼、疥癣、烫火伤。

芋头营养丰富，含有大量的淀粉、矿物质及维生素，既是蔬菜，又是粮食。芋头还能增强人体免疫力，有红芋、白芋、九头芋、槟榔芋等多个品种。

238

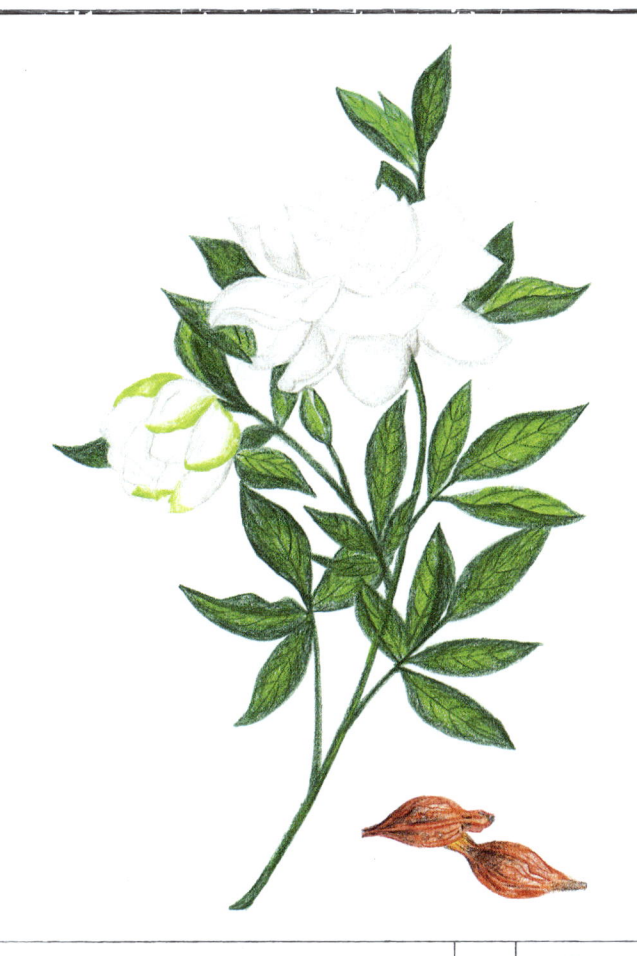

栀子

泻火除烦的黄果树

十一月廿四日

魄冰芳影林深处,
馥郁清雅尽芳华。
通淋止衄山栀子,
降火引血理气机。
清热利湿退黄疸,
凉血化毒散疮疡。
消肿止痛缓伤痹,
泻火排愁解烦忧。

制作	9—11月果实成熟呈红黄色时采收,除去果梗和杂质,蒸至上汽或置沸水中略烫,取出,干燥。
贮藏	置通风干燥处。

  栀子也叫黄栀子、黄果树、山栀子、红枝子,以干燥成熟果实入药。栀子能泻火除烦,清热利湿,凉血解毒;外用消肿止痛,用于调理热病心烦、湿热黄疸、淋证涩痛、血热吐衄、目赤肿痛、火毒疮疡;外治扭挫伤痛。

  栀子金花丸、导赤丸、龙胆泻肝丸中都含有栀子的成分。

  栀子皮和栀子仁都可以入药,栀子皮偏于走表,去除肌肤之热,而栀子仁偏于走里,清除内热。

石楠

祛风湿的观赏树

十一月廿五日

常青乔灌高米余，
小枝褐灰叶相依。
喜光耐荫山官树，
革质叶片侧羽生。
味辛性平水木善，
补肾益肝元精添。
祛风除湿筋骨健，
通络壮膝痹痛消。

○ 每天懂一味中草药

注意	阴虚火旺者禁用。
制作	7—11月采收，晒干。
贮藏	置通风干燥处，防蛀。

　　石楠也叫风药、千年红，以叶或带叶嫩枝入药。石楠能祛风湿，止痒，强筋骨，益肝肾，用于调理风湿痹痛、头风头痛、风疹、脚膝痿弱、肾虚腰痛、阳痿、遗精。

　　石楠是一种美丽的观赏树，可根据需要修剪成不同的石楠球。

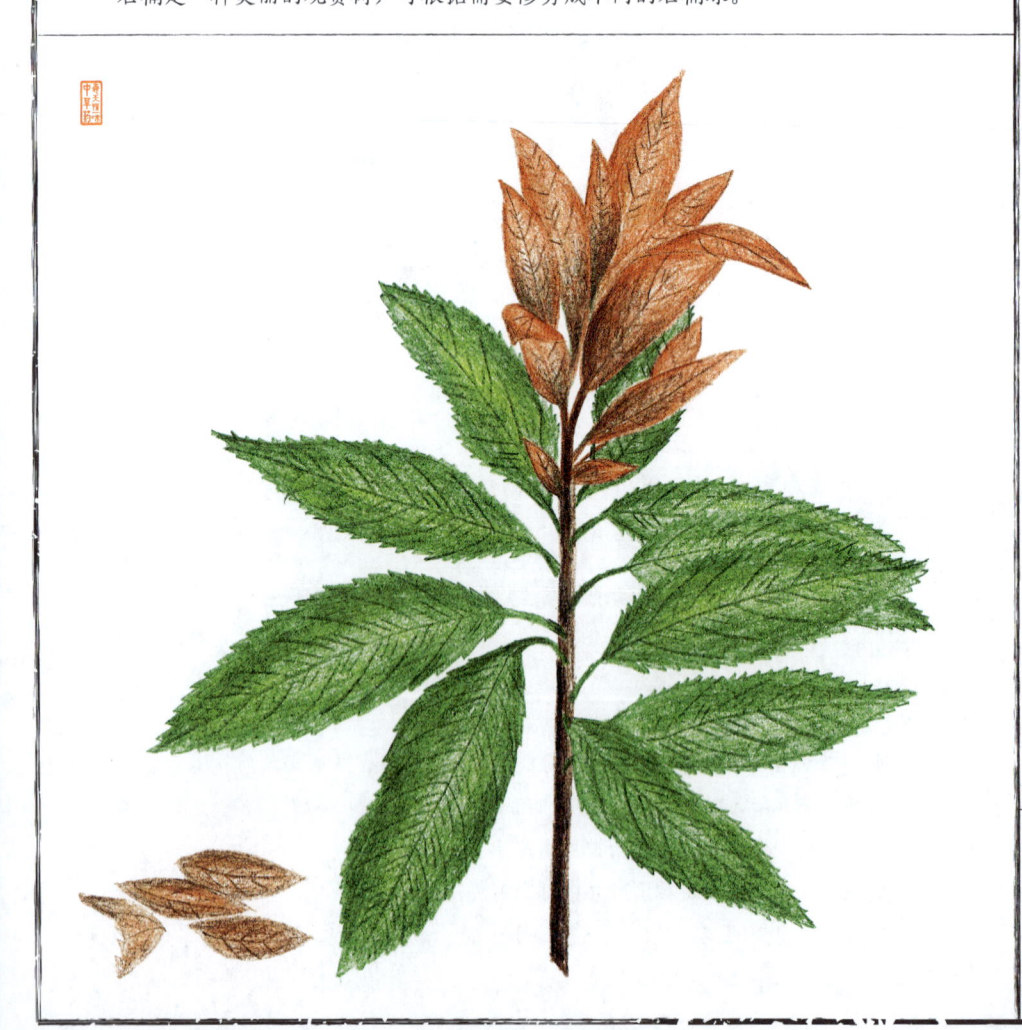

240

十一月 *November*

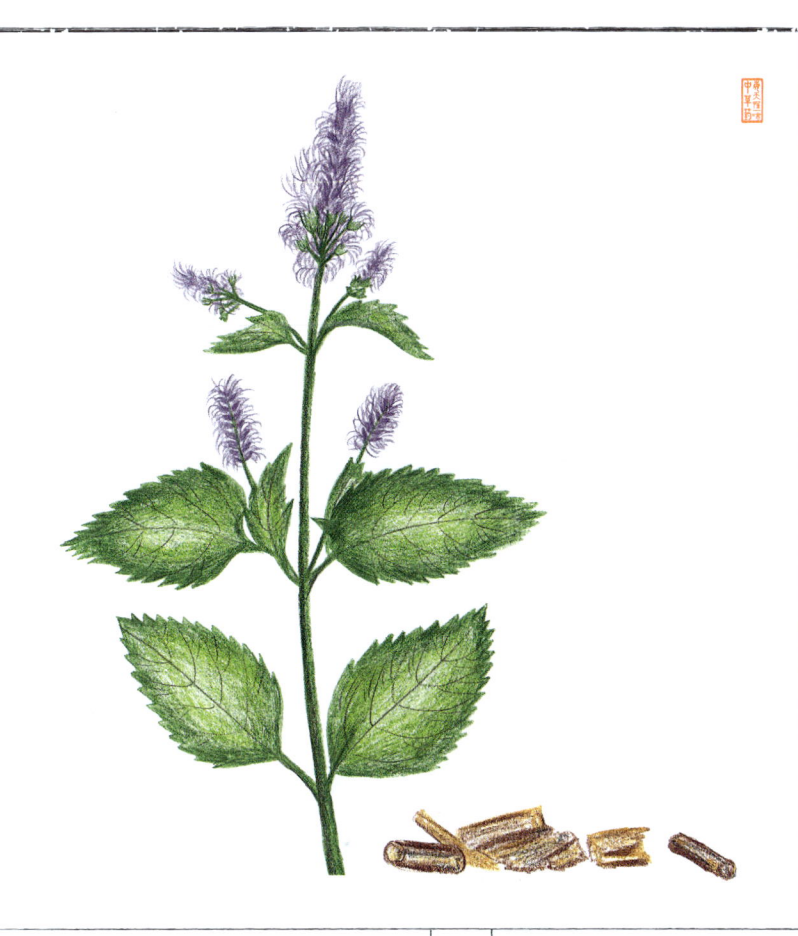

藿 香

可以用于绿化的香料

十一月廿六日

注意	不宜久煎。阴虚火旺者禁服。
制作	北方作一年生栽培，南方种后可连续收获两年，产量以第二年为高。
贮藏	置干燥处。

入四君子以养生，
归乌药散则安金。
烧灰调油敷疮面，
净叶煎汤漱口清。
芳香辟秽解暑邪，
化湿醒脾健中焦。
味辛微温主风水，
止霍缓痹调气机。

　　藿香也叫土藿香、猫把、青茎薄荷、排香草，能祛暑解表，化湿和胃，用于调理夏令感冒、寒热头痛、胸脘痞闷、呕吐泄泻、妊娠呕吐、鼻渊、手足癣。藿香正气水、暑湿感冒颗粒、柴连口服液、四正丸都是以藿香为主要原料。

　　藿香具有特殊的芳香味，全株都有，可以和其他具有芳香味的植物搭配做成香包，也可以在花径、池畔和庭院中成片栽植。

白扁豆

健脾化湿的豆子

十一月廿七日

苋白光华侧种阜,
味甘性温归土木。
一年藤本茎光滑,
羽状复叶顶端花。
和中消暑解烦闷,
火镰扁豆振脾虚。
健胃化湿除腹胀,
解毒消肿愈疖疮。

制作	秋、冬季采收成熟果实,晒干,取出种子,再晒干。
贮藏	置干燥处,防蛀。

　　白扁豆也叫藊豆、白藊豆、南扁豆,能健脾化湿,和中消暑,用于调理脾胃虚弱、食欲不振、大便溏泄、白带过多、暑湿吐泻、胸闷腹胀等。炒白扁豆健脾化湿,用于脾虚泄泻、白带过多。四正丸、参苓健脾胃颗粒、止泻灵颗粒、婴儿健脾颗粒中都含有白扁豆的成分。

　　白扁豆作为一种滋补佳品,夏季常被用来制成清凉饮料。

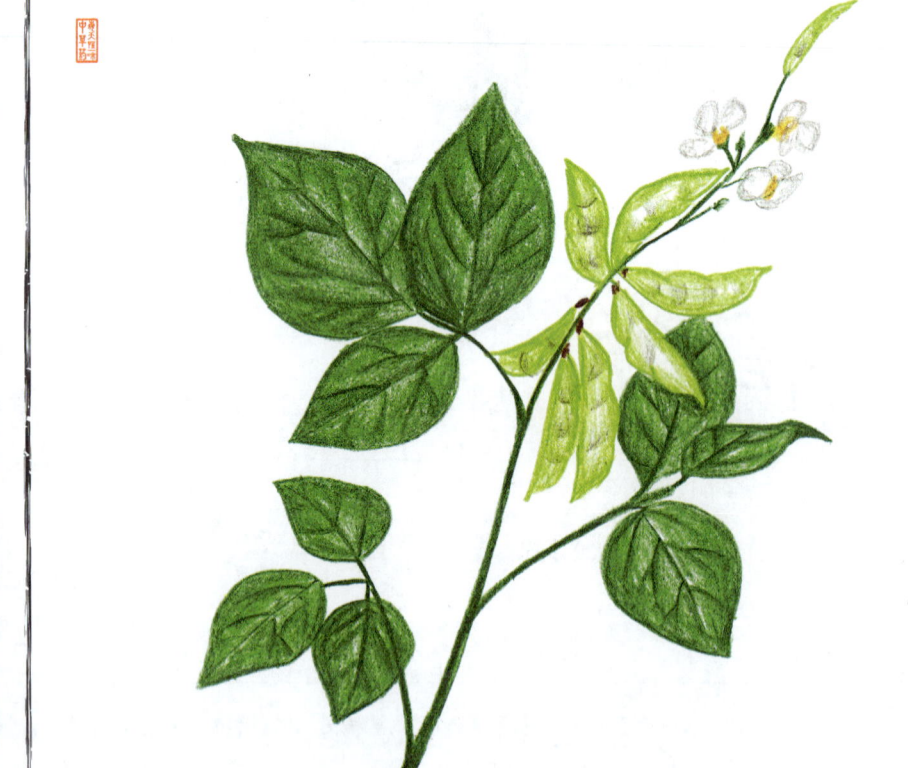

○ 每天懂一味中草药

十一月 November

虾

十一月廿八日

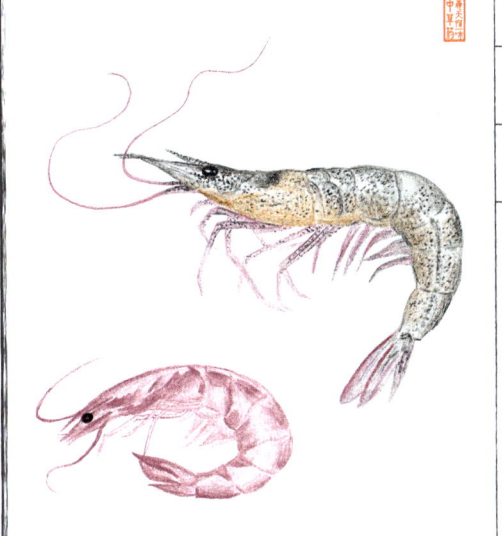

补肾壮阳的水产

未意虾蟹曾秘语，聚力结群跨海塘。
舞须挥钳越四海，踟躇志腾荡天涯。
补肾壮阳填精髓，通乳托毒化丹汤。
强筋健骨益元气，解毒疗伤敛痈疮。

注意	湿热泻痢、痈肿热痛、疥癣瘙痒者慎用。
制作	每年5月和11月分两批捕捞。捕后，鲜用或焙干入药。
贮藏	置通风干燥处，防潮。

虾能补肾壮阳，通乳，托毒，用于调理肾虚阳痿、产妇乳少、麻疹透发不畅、阴疽、恶核、丹毒、臁疮。虾是常见的水产，有青虾、河虾、草虾、小龙虾、对虾、基围虾、琵琶虾等。虾的营养价值很高，能增强人体免疫力，还可以用来调理神经衰弱等。

白果

十一月廿九日

公种而孙得食

注意	有实邪者忌服。
制作	10—11月采收成熟果实，堆放地上，或浸入水中，使肉质外种皮腐烂，洗净，晒干。
贮藏	置通风干燥处。

止带抑溺鸭脚子，敛肺定喘银杏核。
生啖引疳解宿酒，熟食益气温辛金。

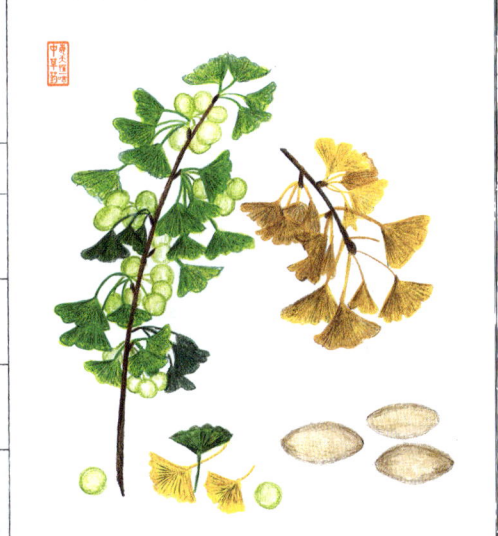

白果也叫白果仁，是银杏树的种子。它能敛肺气，定喘嗽，止带浊，缩小便，用于调理哮喘、痰嗽、白带、白浊、遗精、淋病、小便频数。百咳宁片、复方蛤青片、噎膈丸中都含有白果的成分。

○ 每天懂一味中草药

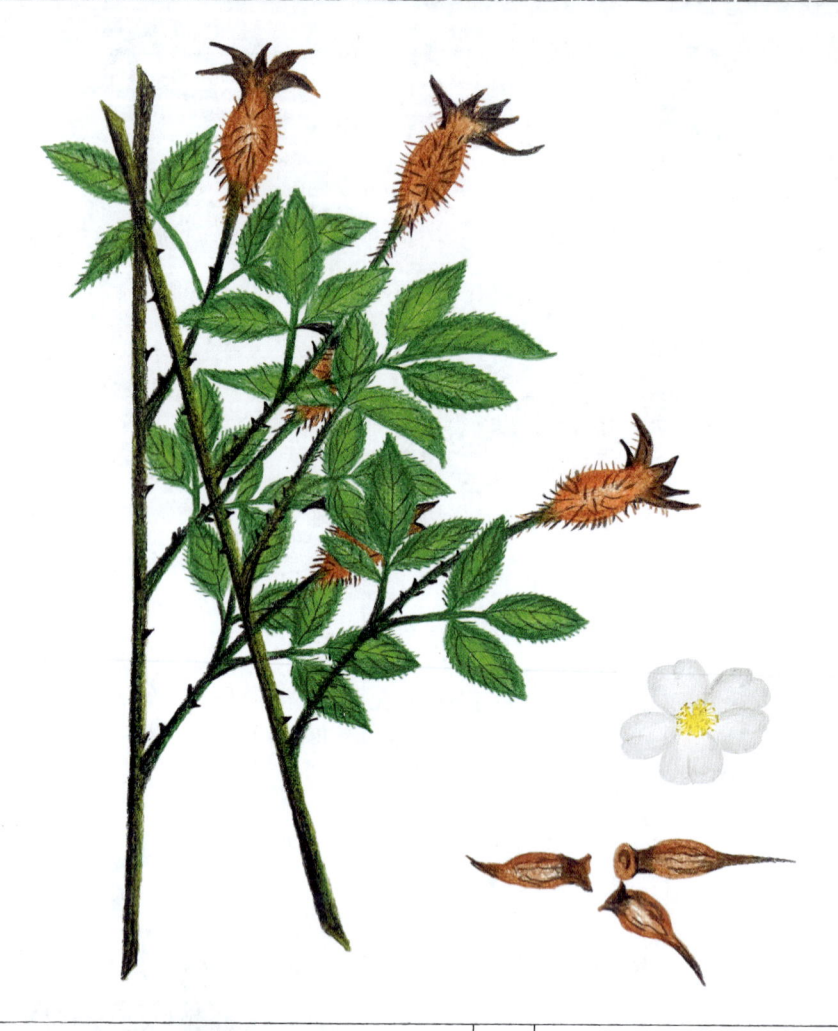

金樱子

十一月三十日

固精缩尿的山石榴

注意	有实火、邪热者慎用。
制作	10—11月果实成熟变红时采收，干燥，除去毛刺。
贮藏	置通风干燥处，防蛀。

金樱子也叫刺榆子、刺梨子、金罂子、山石榴、山鸡头子、糖罐，以干燥成熟果实入药。金樱子能固精缩尿，固崩止带，涩肠止泻，用于调理遗精滑精、遗尿尿频、崩漏带下、久泻久痢。

龟鹿补肾丸（胶囊、口服液）、首乌丸中都含有金樱子的成分。

入三经，收敛虚滑之气。归十剂，固涩精门之脱。
利肠止泻刺梨子，幽独归隐草木中。

244

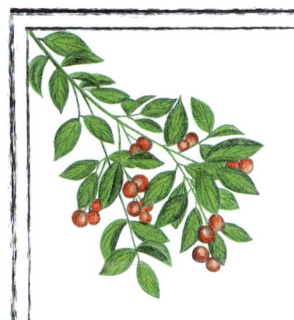

December

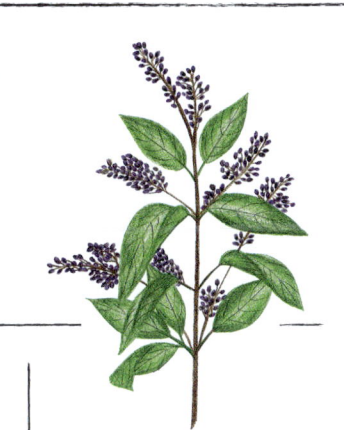

十二月七日前后
交大雪节气

十二月二十二日前后
交冬至节气

十二月

小雪 / 大雪 / 冬至

本篇精选31味在十二月采收的中药材。
这是一年中最适合大补的时节，
注意要五脏同补，尤其是心、肾。
此时宜静养，适当锻炼身体，不宜剧烈运动。

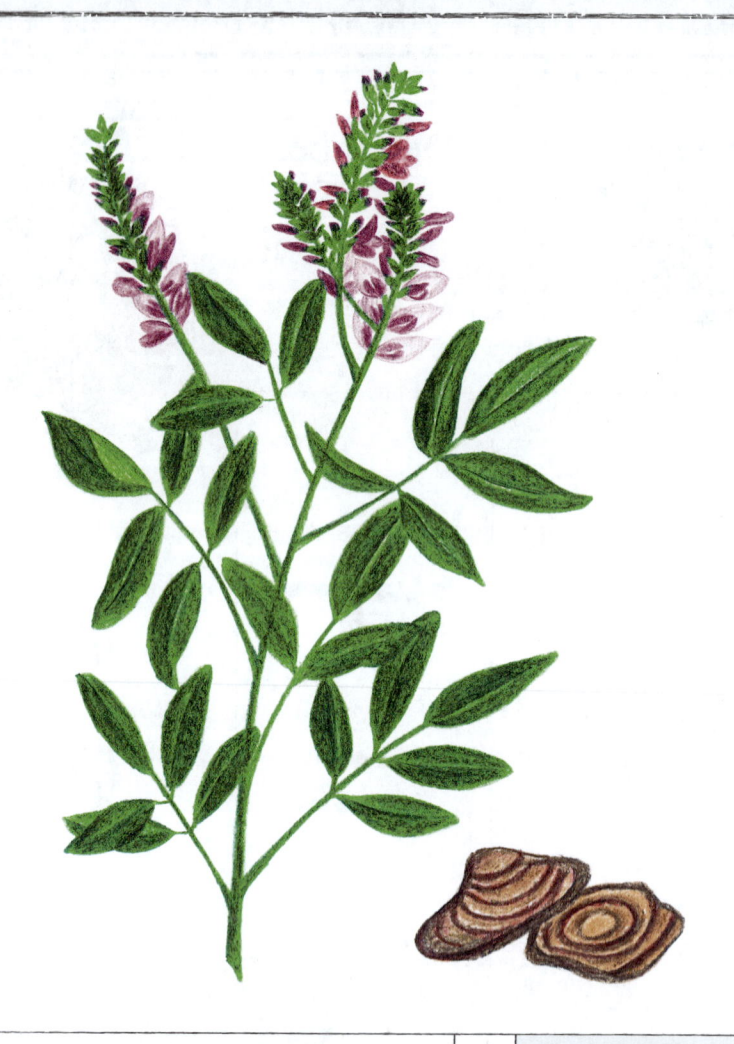

鸡血藤

九层风

制作	秋、冬季采收，除去枝叶，切片，晒干。
贮藏	置通风干燥处，防霉，防蛀。

● 十二月一日

行气生新祛瘀血，
舒筋活络通诸脉。
温而不烈化蚓行，
味苦非燥善调经。

　　鸡血藤也叫血风藤、马鹿藤、紫梗藤、猪血藤、九层风、活血藤、红藤、血龙藤，是密花豆的干燥藤茎。鸡血藤能活血补血，调经止痛，舒筋活络，用于调理月经不调、痛经、经闭、风湿痹痛、麻木瘫痪、血虚萎黄。

　　乳癖消胶囊（颗粒、片）、复方紫参冲剂中都含有鸡血藤的成分。

十二月 December

橘

十二月二日

酸甜可口的朱砂橘

大红蜜描朱砂橘,甘美圆润馥香须。
金黄灿烂坚不移,琼浆玉液遇霜惜。
润燥生津除烦渴,开胃理气解痰实。
止呕下气利水道,味甘性凉入太阴。

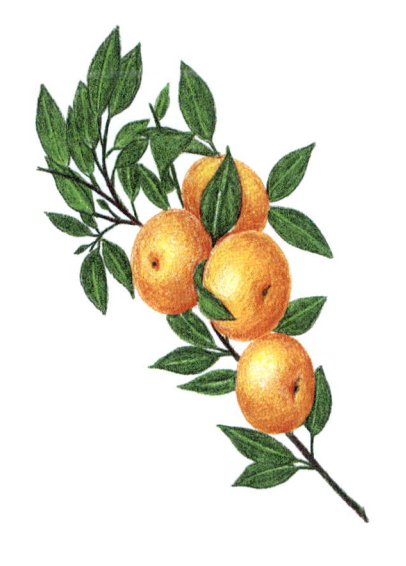

注意	不可多食。风寒咳嗽及有痰饮者不宜食。
制作	10—12月果实成熟时,摘下果实,鲜用或冷藏备用。
贮藏	置通风干燥处,防蛀。

　　橘以干燥成熟果实入药,能润肺生津,理气和胃,用于调理消渴、呕逆、胸膈结气。橘品种优良、繁多,有4 000多年的栽培历史。橘颜色鲜艳,吃起来酸甜可口,是日常生活中特别常见的水果,果皮可入药,叫作橘皮。橘皮晒干陈放叫作陈皮,未成熟的果皮叫作青皮,都是中医里常用的药材。

橘核

十二月三日

橘子的种子

注意	体虚者慎用。
制作	果实成熟后收集,洗净,晒干。
贮藏	置干燥处,防霉,防蛀。

卵形子实质光滑,滋水涵木化滞消。
新瓦焙香取核仁,干泽研碎得药方。
解郁散逆暖寒疝,化痈退肿疏木肝。
理气散结止痹痛,苦平下气入膀胱。

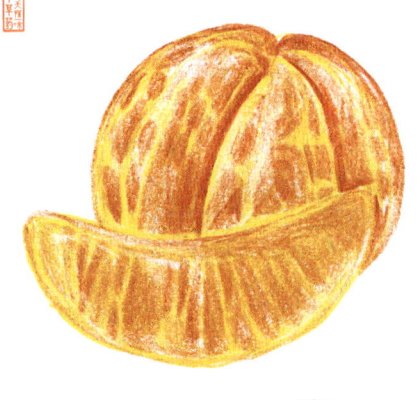

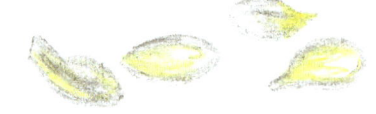

　　橘核也叫橘子仁、橘子核、橘米,是橘的干燥成熟种子。橘核能理气,散结,止痛,用于调理疝气疼痛、睾丸肿痛、乳痈乳癖。

○ 每天懂一味中草药

灵芝

十二月四日

林中灵

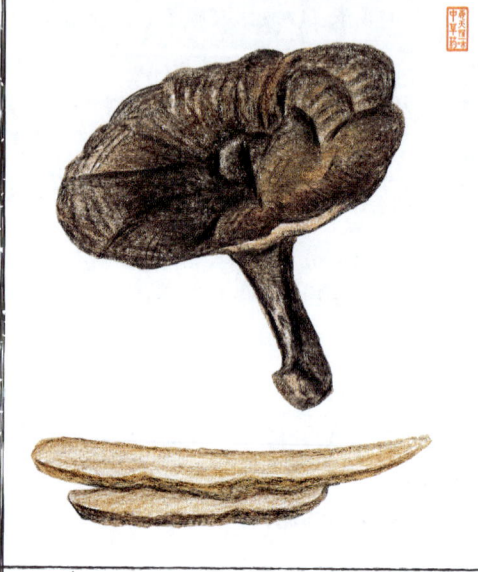

五色妙方杪夏现，阴阳昼夜化珍原。
春青夏紫秋为素，冬黑众往菌灵仙。
补气安魂还阳草，健脑消炎滋心神。
利水益肾填精髓，培元固本益延天。

制作	全年采收，除去杂质，剪除附有朽木、泥沙或培养基质的下端菌柄，阴干或在40~50℃烘干。
贮藏	置干燥处，防霉，防蛀。

灵芝也叫瑞草、木灵芝、菌灵芝、万年蕈、灵芝草，以干燥子实体入药。灵芝能补气安神，止咳平喘，用于调理心神不宁、失眠心悸、肺虚咳喘、虚劳短气、不思饮食。

灵芝被历代医家当作滋补强壮、扶正固本的珍品，它可以促进肝脏对药物、毒物的代谢，能有效地改善肝功能。

博落回

十二月五日

叶大如扇的可观赏性中药

注意	本品有毒，禁内服。
制作	9—12月采收，根与茎叶分开，晒干。鲜用随时可采。
贮藏	置通风干燥处。

通天大黄野麻秆，号角斗竹翻牛白。
折取黄汁逝入药，生于丘陵灌丛间。
散瘀消肿疗跌打，味苦性寒入心肝。
行气止痹杀虫邪，祛风解毒化痈疖。

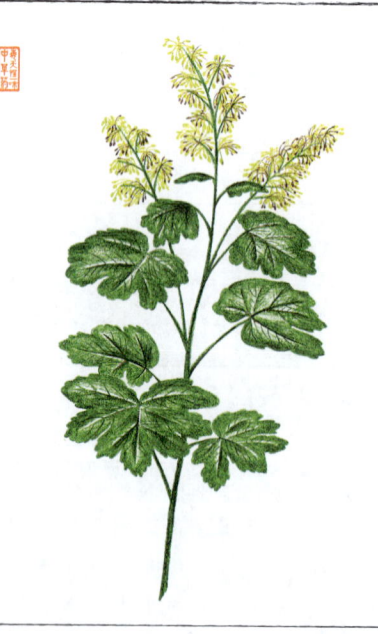

博落回也叫号筒梗、三钱三、泡通珠、博落筒，以全草入药。博落回能散瘀、祛风、解毒、止痛、杀虫。这种中药有大毒，不能内服，一般外用调理跌打损伤、关节炎、恶疮等，也可作为农药防治稻椿象、稻苞虫、钉螺等。

248

牛膝

十二月 December

十二月六日

引血下行的山苋菜

注意	孕妇慎用。
制作	冬季茎叶枯萎时采挖，除去须根和泥沙，捆成小把，晒至干皱后，将顶端切齐，晒干。
贮藏	置阴凉干燥处，防潮。

叶尖圆如匙，茎节似牛膝。
酒蒸益肝肾，焙用入少阴。
生啖引下行，通经逐血瘀。
滋水强筋骨，培元固本虚。

　　牛膝也叫怀牛膝、牛髁膝、山苋菜，以干燥根入药。牛膝能逐瘀通经、补肝肾、强筋骨、利尿通淋、引血下行，用于调理经闭、痛经、腰膝酸痛、筋骨无力等。

　　牛膝按品种不同分为川牛膝、怀牛膝、土牛膝，川牛膝善于活血通经、消肿止痛，怀牛膝擅长补肝肾、强筋骨，土牛膝擅长清热泻火、通淋利尿。按炮制方法不同分为生牛膝、酒牛膝、盐牛膝，生牛膝擅长活血通经、引血下行，酒牛膝能增强活血化瘀的功效，盐牛膝则能增加补肝肾、强筋骨的作用。

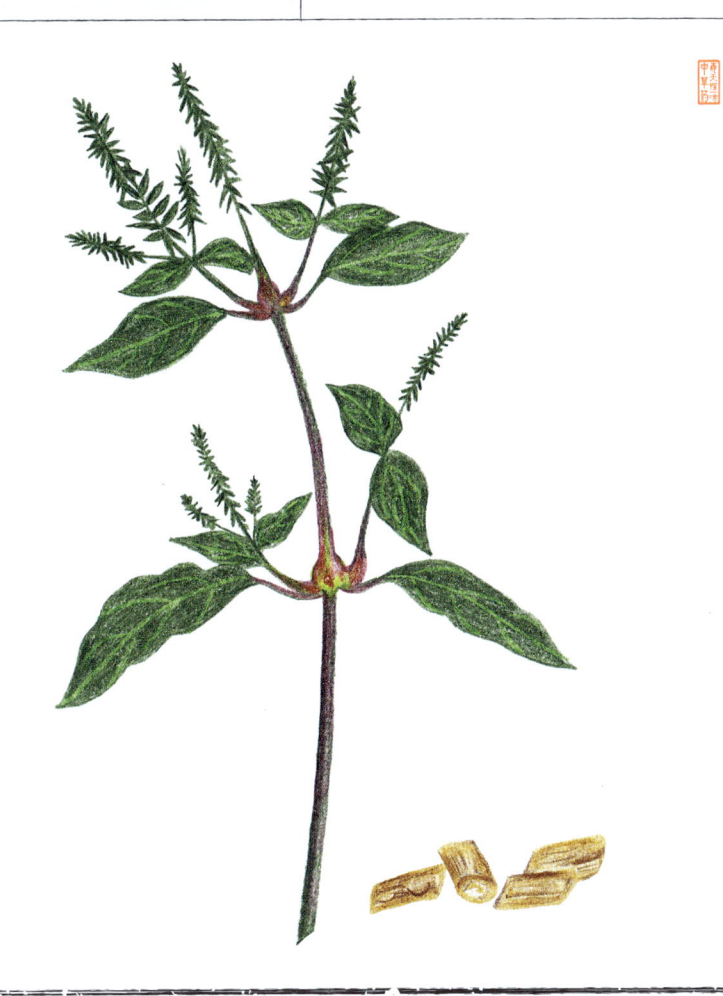

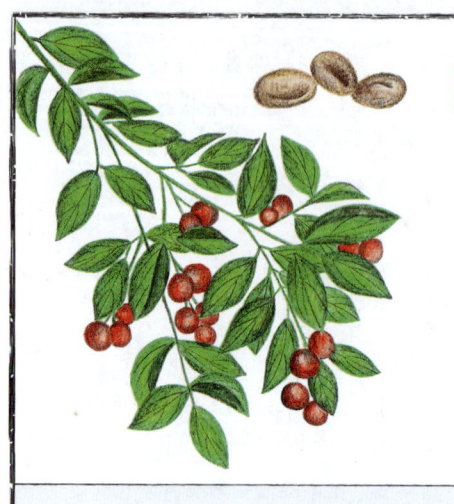

马钱子

十二月七日

通络止痛的苦实

注意	孕妇禁用；不宜多服久服及生用；运动员慎用；有毒成分能经皮肤吸收，外用不宜大面积涂敷。
制作	冬季采收成熟果实，取出种子，晒干。
贮藏	置干燥处。

蔓生乔木马钱子，落英季夏若金铃。果生仲秋仿栝楼，生青熟赤似木鳖。
凉血化痛祛肿毒，通络散结痹痛消。味苦性温入肝脾，醒神健胃益中焦。

马钱子也叫大方八、火失刻把都、苦实，是马钱的干燥成熟种子。马钱子能通络止痛，散结消肿，用于调理跌打损伤、骨折肿痛、风湿顽痹、麻木瘫痪、痈疽疮毒、咽喉肿痛。

马钱子和雷公藤都是苦寒之药，都有通络消肿止痛的功效。马钱子善于散结消肿，通络止痛；雷公藤重于祛风除湿，活血通络。

指天椒

十二月八日

天下第一辣

注意	阴虚火旺者及诸出血者禁用。
制作	全年均可采收，鲜用或晒干。
贮藏	置通风干燥处。

一年草本茎直立，畦田园培指天颐。
碧叶琼花结红果，艳阳高照垄上娇。
活血祛邪消瘀肿，暖中散寒除痹痛。
味辛性温入胃脾，醒中化宿解结积。

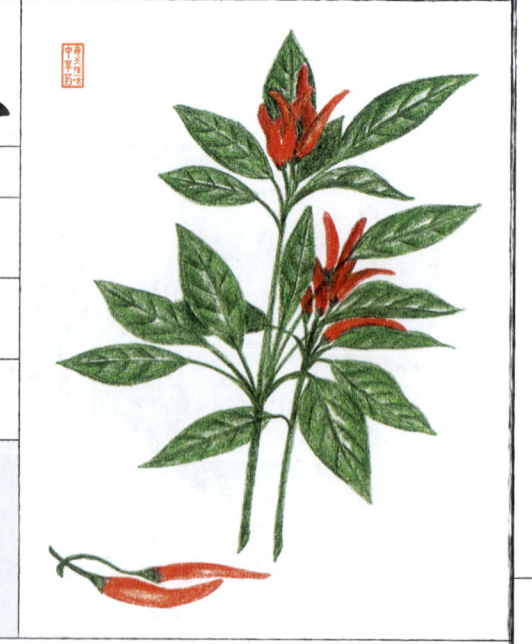

指天椒也叫长柄椒，以果实入药。指天椒能镇痛、止痒、抗炎、抗菌、杀虫、保护心肌和胃黏膜；可以调理手疮，洗脚气，治狗咬伤。指天椒是辣椒中的名优产品，其色泽鲜红，辣味十足，被誉为"天下第一辣"。

十二月 December

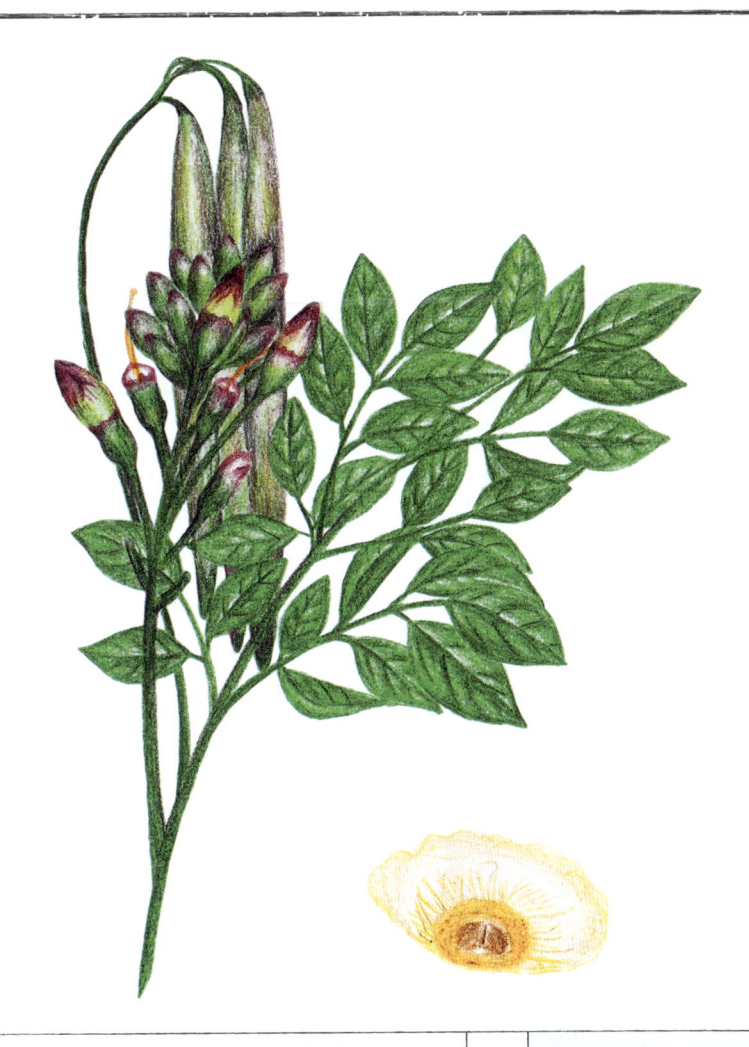

木蝴蝶

清肺利咽的千张纸

十二月九日

翅薄如宣千张纸,
青娥子实披素罗。
紫铃钟萼破布子,
蒴果矗巅护周全。
除热利湿消喉痹,
清金疏木利咽喉。
和胃生肌敛疮口,
甘苦性凉入肺肝。

制作	秋、冬季采收成熟果实,暴晒至果实开裂,取出种子,晒干。
贮藏	置通风干燥处。

木蝴蝶也叫千张纸、毛鸦船、土黄柏、海船,以干燥成熟种子入药。木蝴蝶能清肺利咽,疏肝和胃,用于调理肺热咳嗽、喉痹、暗哑、肝胃气痛。

保喉片、金嗓清音丸、金嗓散结丸(胶囊)、咽炎片、广东凉茶中都含有木蝴蝶的成分。

石韦

凉血止血的金汤匙

十二月十日

虹霓剑草石背柳,
根状茎长密被鳞。
披针形长渐尖头,
边有睫毛叶远生。
凉血止衄益精气,
止烦除满补五劳。
利尿通道解淋溺,
清肺泻热去恶风。

注意	阴虚及无湿热者忌用。
制作	全年均可采收,除去根茎和根,晒干或阴干。
贮藏	置通风干燥处。

　　石韦也叫石樜（zhè）、石皮、石苇、金星草、石兰、金汤匙、石背柳,以干燥叶入药。石韦能利尿通淋,清肺止咳,凉血止血,用于调理热淋、血淋、石淋、小便不通、淋漓涩痛、肺热喘咳等。荡涤灵颗粒、复方石韦片中都含有石韦的成分。

　　车前子和石韦都能清热通淋,清肺化痰,但车前子善于利尿渗湿,清肝明目,而石韦善于清肺和膀胱之热,凉血止血。

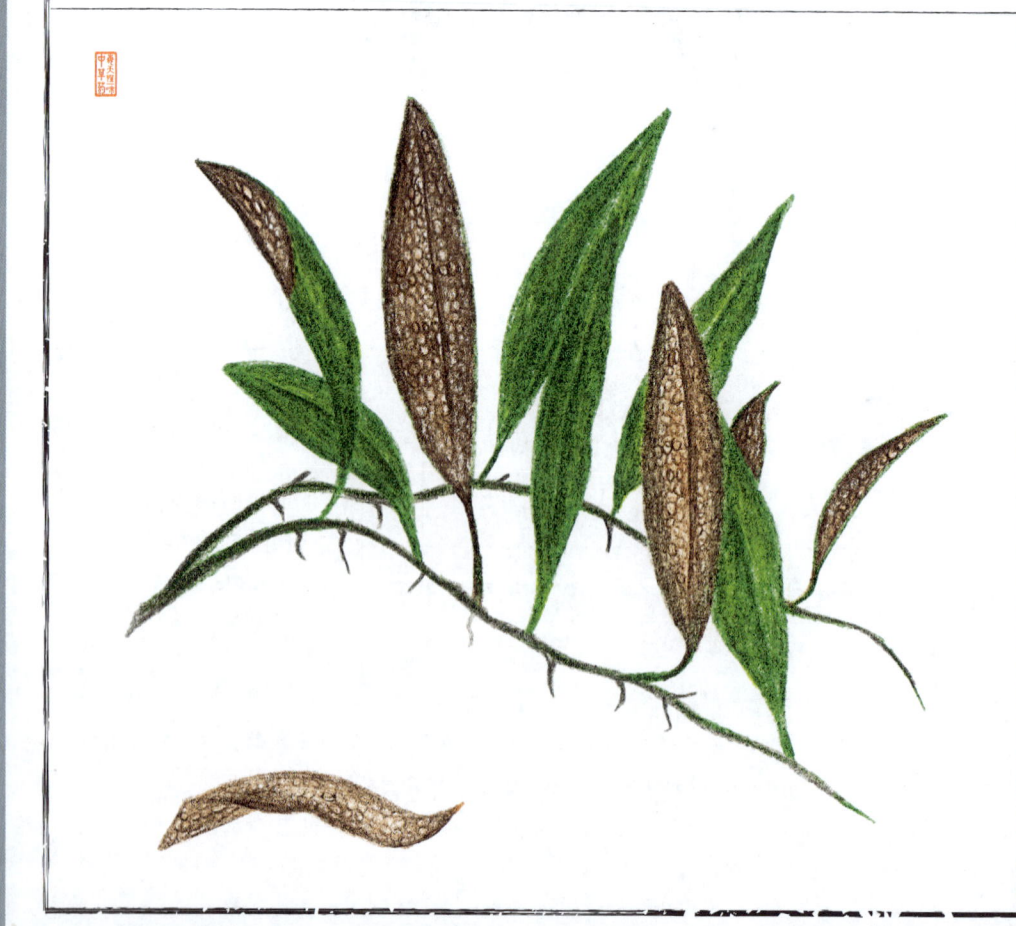

天南星

散结消肿的山棒子

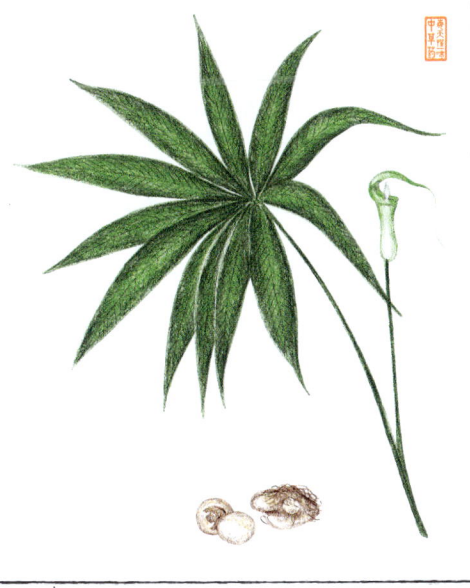

十二月 December
十二月十一日

叶似虎掌根素圆，生浸熟封存良方。
下气破坚消痈肿，利膈散血堕子胎。
祛风定惊宁心智，燥湿化痰清肺金。
味苦性温有小毒，解惊定痫止眩晕。

注意	孕妇慎用；新鲜的天南星内服要谨慎。
制作	秋、冬季茎叶枯萎时采挖，除去须根及外皮，晒干。
贮藏	置通风干燥处，防霉、防蛀。

天南星也叫南星、白南星、山苞米、蛇包谷、山棒子，以干燥块茎入药。天南星能散结消肿，外用治痈肿、蛇虫咬伤。治伤散、蛇胆南星片、医痫丸、牛黄化毒片、活络镇痛片中都含有天南星的成分。

秋海棠根

金线吊葫芦

十二月十二日

制作	全年均可采挖，鲜用或切片晒干。
贮藏	置通风干燥处。

倍现逆生若花镜，独谢胭脂遇佳缘。
娇冶柔媚结铃子，翠羽折幽邂海棠。
藏花蜜侣巧颜色，味酸性凉归肝脾。
散瘀调经止崩漏，凉血止衄缓跌扑。

秋海棠根也叫一口血、金线吊葫芦、红白二九、岩丸子，能化瘀，止血，清热利湿，用于调理跌打损伤、刀伤出血、血瘀经闭、月经不调、带下、胃痛、腹痛、咽喉肿痛等。

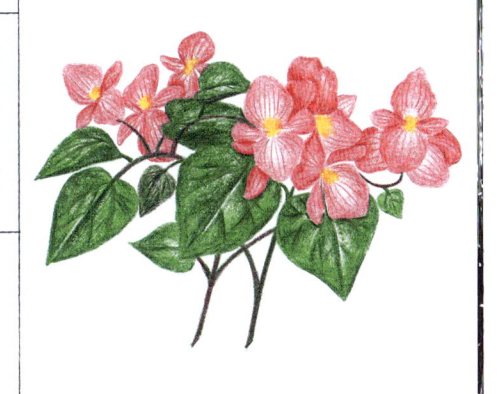

每天懂一味中草药

藕
清热生津的莲菜

十二月十三日

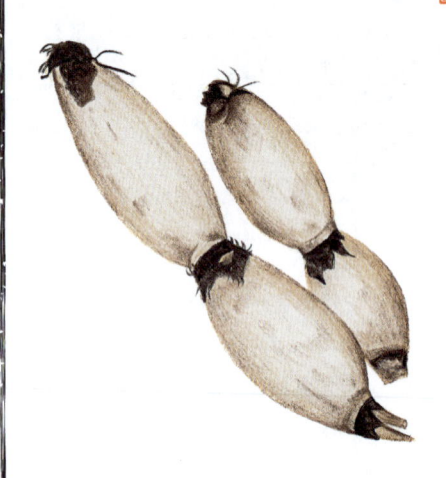

香远意清出淤泥，亭亭净直不染身。
熟用健脾开胃脘，生用清热凉血分。
益气增肌止泄泻，调补五脏实下焦。
滋肠润肺孕津液，散瘀止渴除烦忧。

注意	忌铁器。
制作	秋、冬季及春初采挖，多鲜用。
贮藏	置干燥处。

　　莲的地下茎叫藕，也叫莲菜、光旁，能清热生津，凉血，散瘀，止血，用于调理热病烦渴、吐衄、下血。

　　藕可以生吃也可以煮食，是我国常用蔬菜。藕粉能消食止泻，开胃清热，有益于心脏，对体弱的人是很好的滋补佳品。

柿蒂
降气止呃的柿子把

十二月十四日

制作	冬季果实成熟时采摘，食用时收集，洗净，晒干。
贮藏	置通风干燥处，防蛀。

色胜金衣玲珑果，甘逾玉液琼浆汤。
根蒂荟萃集精华，散郁醒神解烦殇。
味苦性平归脾胃，降逆下气抵呃行。
土伤肝木挟相火，直冲清道愈咳伤。

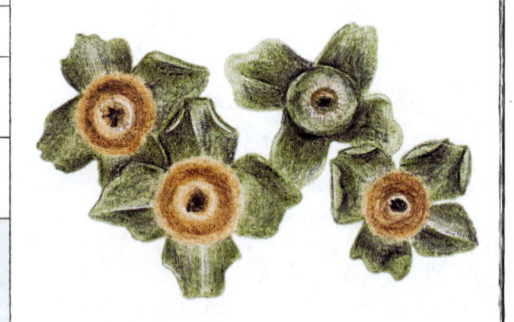

　　柿蒂也叫柿钱、柿丁、柿子把、柿萼，是柿的干燥宿萼。柿蒂能降逆止呕，用于调理呃逆。

　　痔疮栓中含有柿蒂的成分。

　　柿蒂和刀豆都能降气止呃，但柿蒂性平，寒热呃逆都能用，而刀豆性温，适合虚寒呃逆。

十二月 *December*

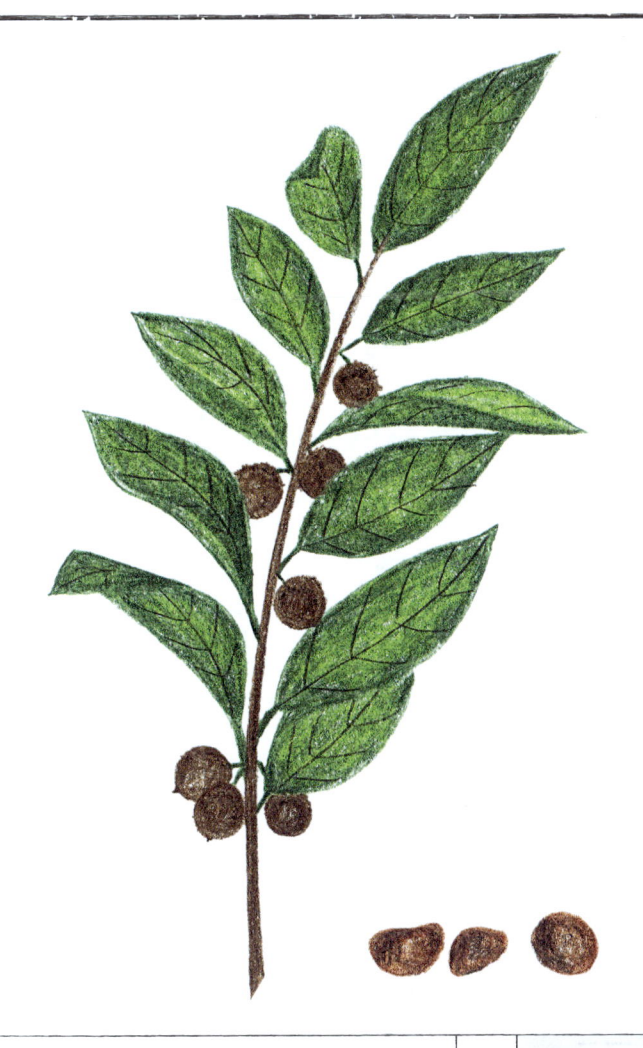

大风子

调理麻风的有效药物

十二月十五日

常绿乔木干直立,
革叶互生枝伸长。
行痰劫毒行积水,
生于山地疏林中。
风动孳生清邪患,
金刚味辛施火刑。
祛风燥湿除疥癣,
攻毒杀虫入厥阴。

制作	4-6月或10-12月,采摘成熟果实,摊放至果肉软化,去果皮,取种子,洗净,晒干。
贮藏	置干燥处,防蛀。

  大风子也叫大枫子、麻风子、驱虫大风子,能祛风燥湿,攻毒杀虫,用于调理麻风、杨梅疮、疥癣、酒渣鼻、痤疮。

  大风子的仁是治疗瘤型麻风的有效药物,但由于辛、热、有毒,故临床上单独用大风子仁来调理麻风的比较少,一般是制成复方丸剂,如麻风丸、扫风丸、脾经丸等。

何首乌

抗衰老的中药

十二月十六日

养血活络神仙草,
生消滞补何首乌。
甘涩微温入肝肾,
根茎花叶珍宝汤。
解毒化肿除瘰疬,
润肠通便疗痈疮。
祛风抚疹止瘙痒,
乌须强筋益安康。

注意	大便溏泄及有湿痰者慎用。
制作	秋、冬季枯萎时采挖,削去两端,洗净,个大的切成块,干燥。
贮藏	置干燥处,防蛀。

何首乌也叫多花蓼、紫乌藤、九真藤,以干燥块根入药。何首乌能解毒,消痈,截疟,润肠通便,用于调理疮痈、瘰疬、风疹瘙痒、久疟体虚、肠燥便秘等。

何首乌有赤白之分,直接切片入药为生首乌,用黑豆煮汁拌蒸后晒干入药为制首乌。生首乌能解毒,润肠通便;制首乌可以补益精血,强筋骨,都是常见的中药材。

著名的抗衰老方剂"首乌丸""七宝美髯丹""嵩山首乌茶"就是以制首乌为主药制成。

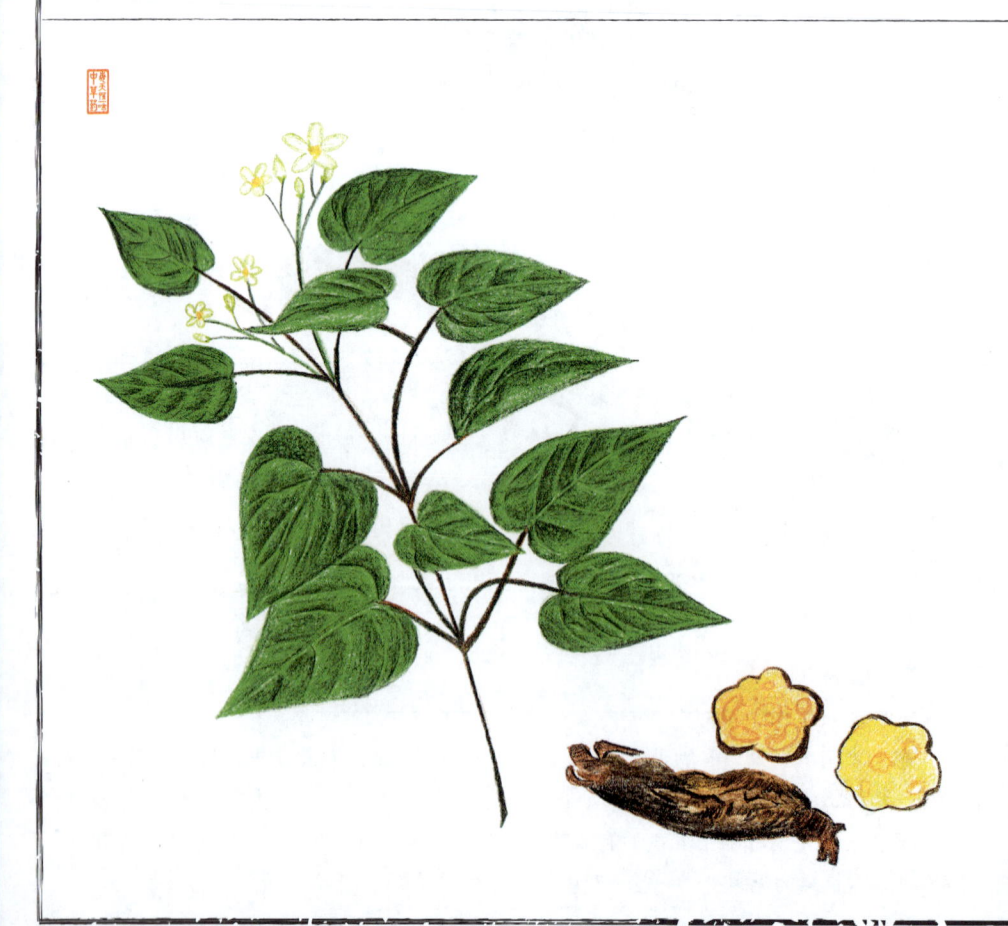

八角茴香

十二月 December · 十二月十七日

最常用的调味料之一

制作	秋、冬季果实由绿变黄时采摘，置沸水中略烫后干燥，或直接干燥。
贮藏	置阴凉干燥处。

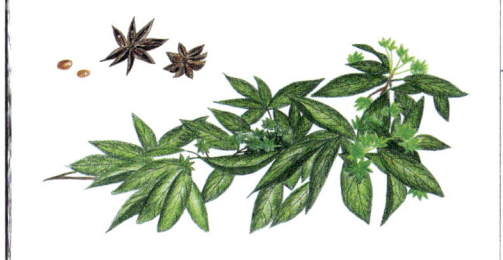

常绿乔木叶伸展，幼枝喜阴长念阳。
舶上茴香八角料，微火烘干晒炒香。
祛寒助阳扶正气，补肾疏肝展挛筋。
温中理气消痹痛，健胃止呕健中堂。

八角茴香又叫大茴香、大料、五香八角，有温阳散寒、理气止痛的功效，用于调理寒疝腹痛、肾虚腰痛、胃寒呕吐、脘腹冷痛等。

八角茴香是我们最常用的调味料之一，炖肉、做汤都能用到。

女贞子

十二月十八日

滋补肝肾的冬青子

制作	冬季果实成熟时采收，除去枝叶，稍蒸或置沸水中略烫后干燥，或直接干燥。
贮藏	置干燥处。

白蜡树子栖山野，以形补肾女贞实。
祛风填虚除百病，自生易长独沧桑。
滋阴潜阳除烦热，乌须黑发匿耳音。
清热明目强筋骨，补肝益水壮腰膝。

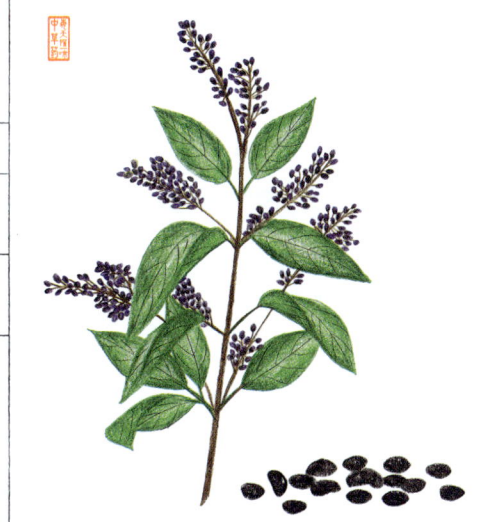

女贞子也叫爆格蚤、冬青子，是女贞的干燥成熟果实。女贞子能滋补肝肾，明目乌发，用于调理肝肾阴虚、眩晕耳鸣、腰膝酸软、须发早白等。

益龄精、精乌胶囊、冬青补汁中都含有女贞子的成分。

赤石脂

十二月十九日

不规则的红色块状

注意	孕妇慎服。
制作	挖出后，选择红色滑腻如脂的块状体，拣出杂石、泥土。
贮藏	置干燥处。

赤石脂也叫赤符、红高岭、赤石土、吃油脂、红土，为硅酸盐类矿物多水高岭土的一种不规则的块状体，呈现粉红色、红色、紫红色，或者红白相间的花纹。

赤石脂光滑如脂，吸水性强，有泥土的气味，能涩肠、止血、收湿、生肌，用于调理久泻、久痢、便血、脱肛等。

中医方中有赤石脂丸、赤石脂禹余粮汤等。

抑重收湿五色脂，甘温益气调中焦。煅烧赤透碎石粉，光滑细腻黏者佳。
涩肠止血疗痢疾，生肌敛疮解浸淫。除烦止惊镇五脏，味甘性温缓七伤。

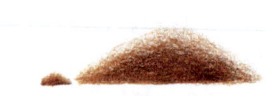

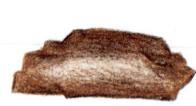

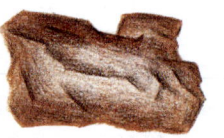

天麻

十二月二十日

息风止痉的合离草

制作	立冬后至次年清明前采挖，立即洗净，蒸透，敞开低温干燥。
贮藏	置通风干燥处，防蛀。

肝阳上亢寻赤箭，化湿除痹解肢麻。
通络平肝合离草，息风止痉百病消。

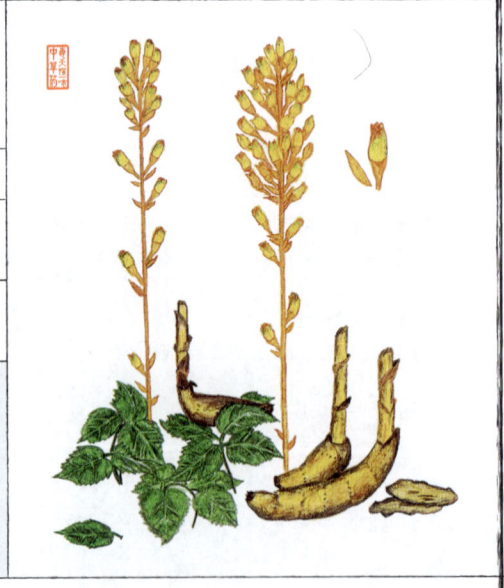

天麻也叫赤箭、独摇芝、离母、合离草、神草、鬼督邮、木浦、明天麻、定风草、白龙皮，以干燥块茎入药。天麻能息风止痉，平抑肝阳，祛风通络，用于调理小儿惊风、头痛眩晕、手足不遂、肢体麻木、风湿痹痛等。

天麻注射液、天麻丸、天麻胶囊、天麻片都是以天麻为主要原料。

○ 每天懂一味中草药

沙棘

健脾消食的醋柳

十二月廿一日

落叶灌木醋柳果,
油润子实质软柔。
绵延旷野生酸刺,
玲珑美珠沁心脾。
酸涩性温清脓肿,
活血散瘀疗跌扑。
健胃消食化积滞,
止咳豁痰肃肺金。

制作	秋、冬季果实成熟或冻硬时采收,除去杂质,干燥或蒸后干燥。
贮藏	置通风干燥处,防霉,防蛀。

　　沙棘也叫醋柳、酸刺、达日布,以干燥成熟果实入药。沙棘能健脾消食,止咳祛痰,活血散瘀,用于调理脾虚食少、食积腹痛、咳嗽痰多、胸痹心痛、瘀血经闭、跌扑瘀肿。心达康胶囊中就含有沙棘的成分。

　　沙棘和西洋参都有补气养阴、化痰止咳的功效,但西洋参善于补肺气、清肺热,而沙棘则既能补肺、温肺,又能止咳祛痰,还有活血祛瘀、通经止痛的作用。

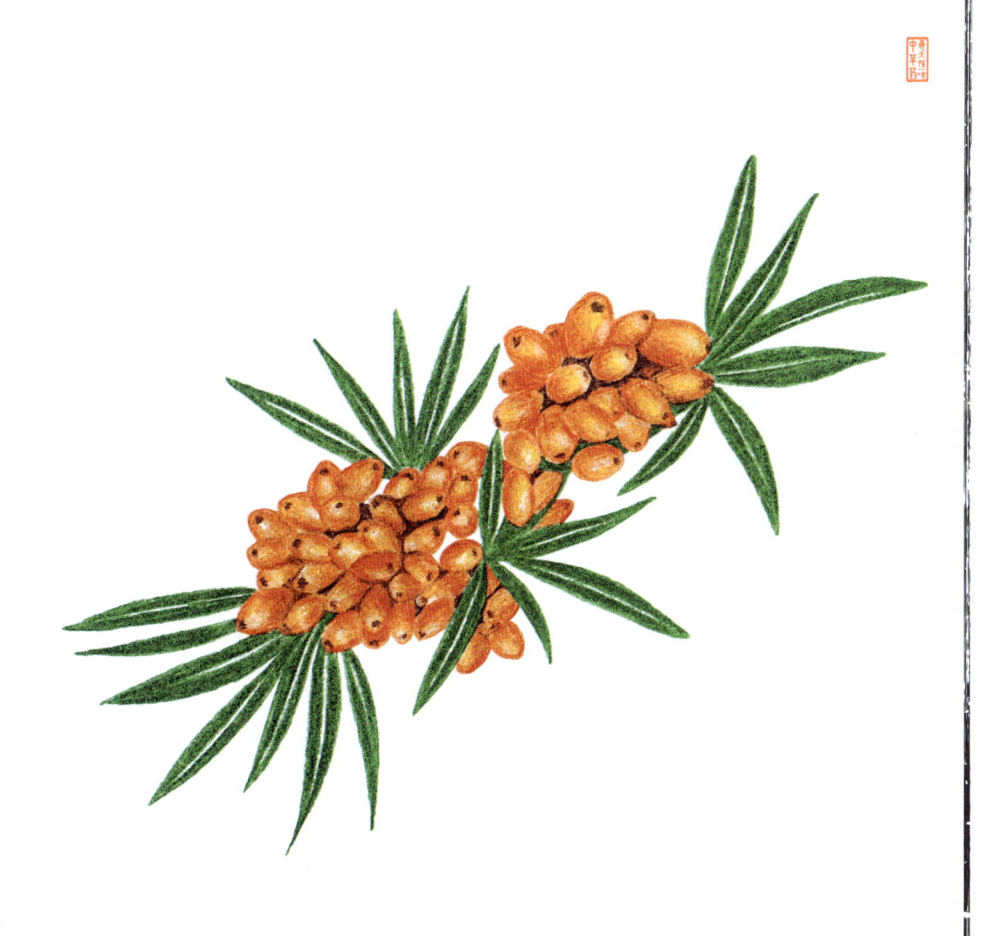

十二月 December

桑螵蛸

十二月廿二日

补肾助阳的螳螂子

制作	深秋至次春收集，除去杂质，蒸至虫卵死后，干燥。
贮藏	置通风干燥处，防蛀。

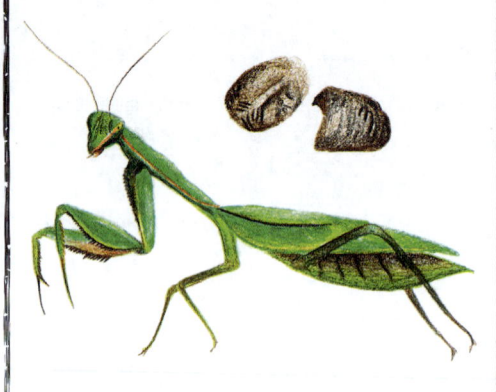

固精缩尿桑螵蛸，补肾助阳缓虚劳。
味甘性平入肝肾，利道通淋泄下焦。

桑螵蛸是昆虫大刀螂、小刀螂或巨斧螳螂的干燥卵鞘，分别习称"团螵蛸""长螵蛸"或"黑螵蛸"。

桑螵蛸也叫螳螂巢、螳螂子、刀螂子、螳螂蛋、流尿狗，能固精缩尿，补肾助阳，用于调理遗精滑精、遗尿尿频、小便白浊。

款冬花

十二月廿三日

使肺部变得更加健康的茶

制作	12月或地冻前，当花尚未出土时采挖，除去花梗和泥沙，阴干。
贮藏	置干燥处，防潮，防蛀。

清肺下气阴中阳，化痰止咳火自降。
润而不燥解湿热，味辛性温款冬花。

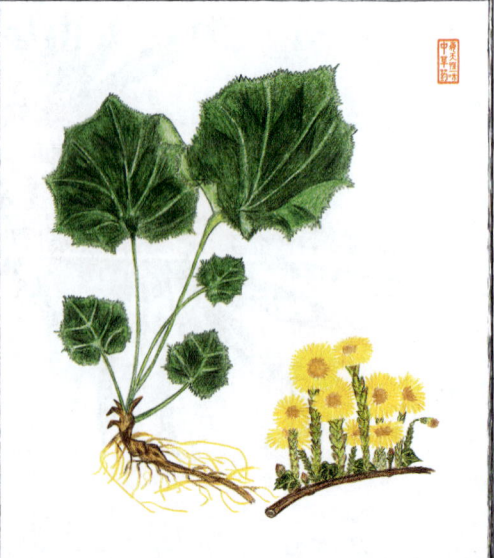

款冬花也叫冬花、蒐奚、颗冻，以干燥花蕾入药。《本草衍义》中记载："款冬花，春时，人或采以代蔬。"

款冬花能润肺下气，止咳化痰，用于调理新久咳嗽、喘咳痰多、劳嗽咳血。很多止咳药中都有款冬花的成分，如炙款冬花、蜜炙款冬花。款冬花蜜炙后，可以增强润肺的功效。

常用款冬花泡水喝，可以有效缓解咳嗽，使肺部变得更加健康。

每天懂一味中草药

260

钩藤

不能久煮的药材

十二月廿四日

注意	脾胃虚寒及无阳热实火者慎服。
制作	秋、冬季采收，去叶，切段，晒干。
贮藏	置干燥处。

藤本嫩枝金钩草，
常青叶伴吊风根。
紫褐钩锚两相望，
生于山谷疏林中。
清热除邪平肝气，
息风定神止惊痫。
舒筋除眩安客忤，
散火补阴化诸伤。

钩藤也叫双钩藤、鹰爪风、吊风根、金钩草、倒挂刺，以干燥带钩茎枝入药。钩藤能息风定惊，清热平肝，用于调理肝风内动、惊痫抽搐、高热惊厥、感冒夹惊、头痛眩晕等。

传统医学认为，钩藤不宜久煎，否则会影响效力。现代医学实验也证明，钩藤煮沸超过20分钟，其降压的有效成分就会被破坏。

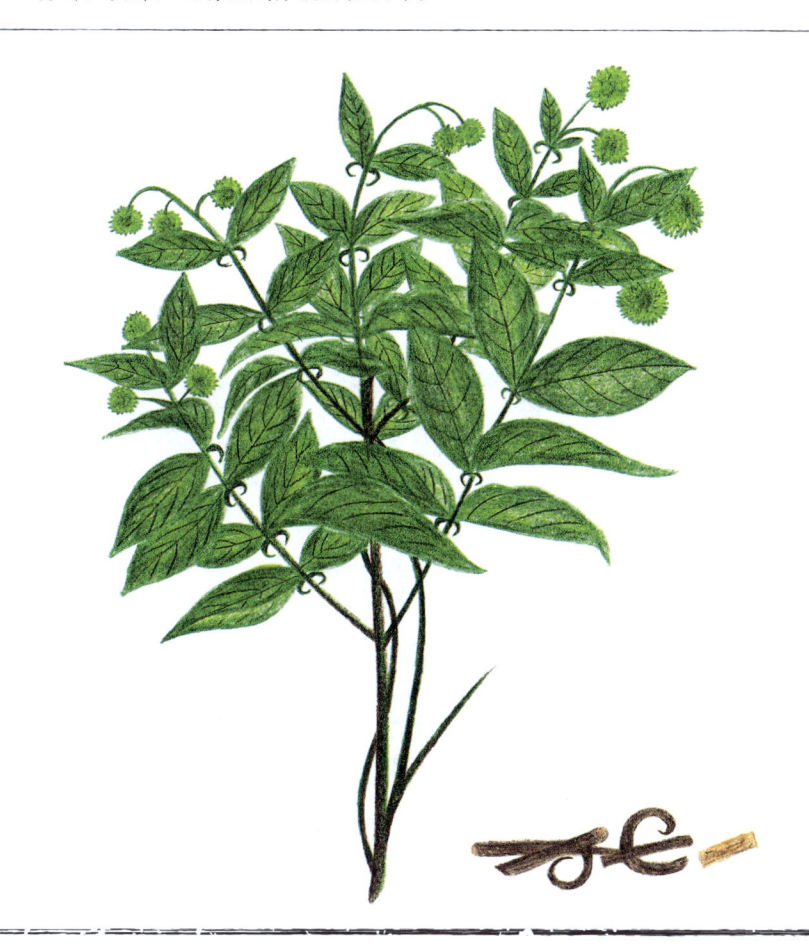

葛根

能美容养颜的中药

十二月廿五日

肥润丰美葛麻藤，
阴湿山野疏林中。
太阳径路入阳明，
甘凉祛毒化热温。
生津透疹止烦渴，
升阳止泻缓痢疾。
解肌退热抵风寒，
御颜美肤净表伤。

每天懂一味中草药

制作	秋、冬季采挖，趁鲜切成厚片或小块，干燥。
贮藏	置通风干燥处，防蛀。

葛根也叫葛藤、粉葛、干葛、葛麻藤，以干燥根入药。葛根能解肌退热，生津止渴，透疹，升阳止泻，通经活络，解酒毒，用于调理外感发热头痛、项背强痛、口渴、消渴等。

葛根中含有丰富的黄酮类物质和葛根素，经常吃野葛食品能美容养颜，使皮肤白皙、细腻，对产后的多种疾病都有抑制作用，还能调理更年期综合征。

湘葛一号是我国第一个杂交品种，是采集了世界上大多数优质葛根，经过杂交研发出来的品种，药理作用良好。

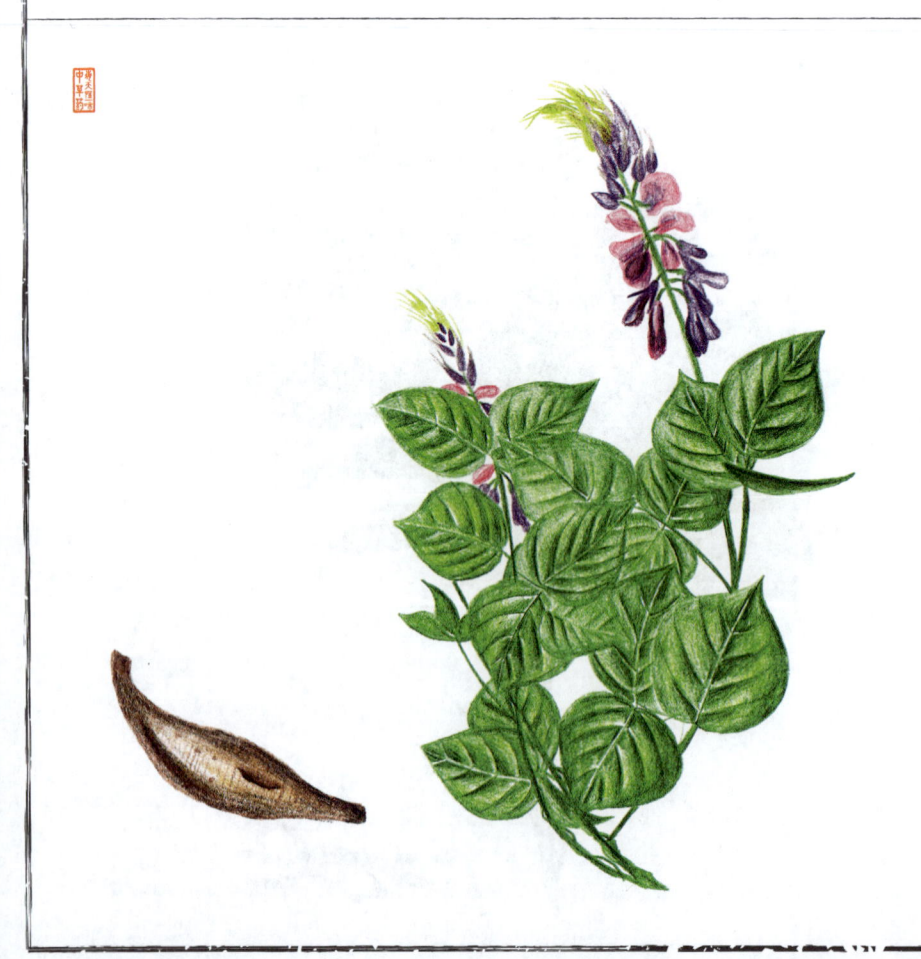

十二月 December

斑蝥

十二月廿六日

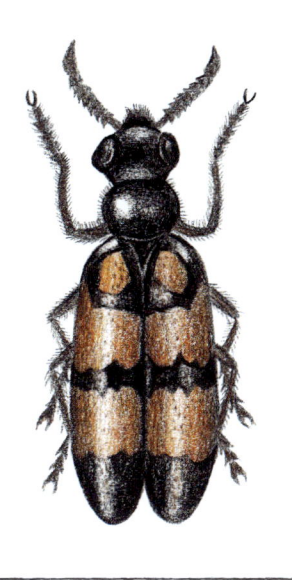

西班牙苍蝇

芫青昆虫花斑蝥，生于丘陵河床边。
专注走腹下窍健，鬼疰蛊毒独见天。
破血逐瘀化癥瘕，味辛性热疗淋疾。
散结消瘰祛瘰疬，攻毒蚀血除痈疽。

注意	本品有大毒，内服慎用；孕妇忌用。
制作	夏、秋季捕捉，闷死或烫死，晒干。
贮藏	置通风干燥处，防蛀。

　　斑蝥也叫斑蚝、斑猫、花壳虫、黄豆虫，俗称西班牙苍蝇，能破血逐瘀，散结消癥，攻毒蚀疮，用于调理经闭、赘疣、恶疮死肌等。斑蝥有很强的肾毒性，能分泌液体斑蝥素，用来防御敌害。

银耳

十二月廿七日

滋阴生津的白木耳

注意	风寒咳嗽者及湿热酿痰致咳者禁用。
制作	当耳片开齐停止生长时，应及时采收，清水漂洗3次后，及时晒干或烘干。
贮藏	置干燥处。

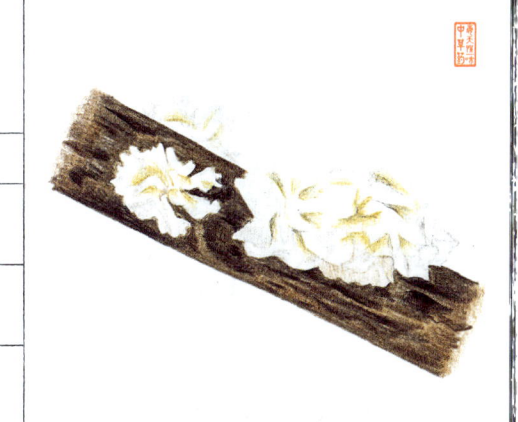

寄于朽腐枯阔木，扁薄如叶灿若花。玉肌笼雪化秋郁，素葩芳意抚脏伤。
滋阴润肺养脾胃，生津止渴缓虚劳。清补添液定咳喘，益气安神延寿汤。

　　银耳也叫白耳子、白木耳，能滋阴生津，润肺养胃，用于调理虚劳咳嗽、肺燥干咳、津少口渴、病后体虚。
　　健宝灵片、健宝灵颗粒、参耳五味晶、安康颗粒、川贝银耳糖浆中都含有银耳的成分。银耳羹、银耳参汤也是人们常用的食疗补品。

姜黄

黄丝郁金

十二月廿八日

痓忤下气除风热，
破血化瘀消肿痛。
通经止痛祛瘀瘕，
味苦性温入肝脾。

○ 每天懂一味中草药

注意	血虚而无气滞血瘀者及孕妇慎用。
制作	冬季茎叶枯萎时采挖，洗净，煮或蒸至透心，晒干，除去须根。
贮藏	置阴凉干燥处。

　　姜黄也叫黄姜、毛姜黄、宝鼎香、黄丝郁金，以干燥根茎入药。姜黄能破血行气，通经止痛，用于调理胸胁刺痛、胸痹心痛、痛经经闭、癥瘕、风湿肩臂疼痛、跌扑肿痛。利胆止痛片和中药方五痹汤、姜桂散中都含有姜黄的成分。

　　姜黄和降香都有活血化瘀、行气止痛的功效，姜黄外散风寒，降香兼能化瘀止血。

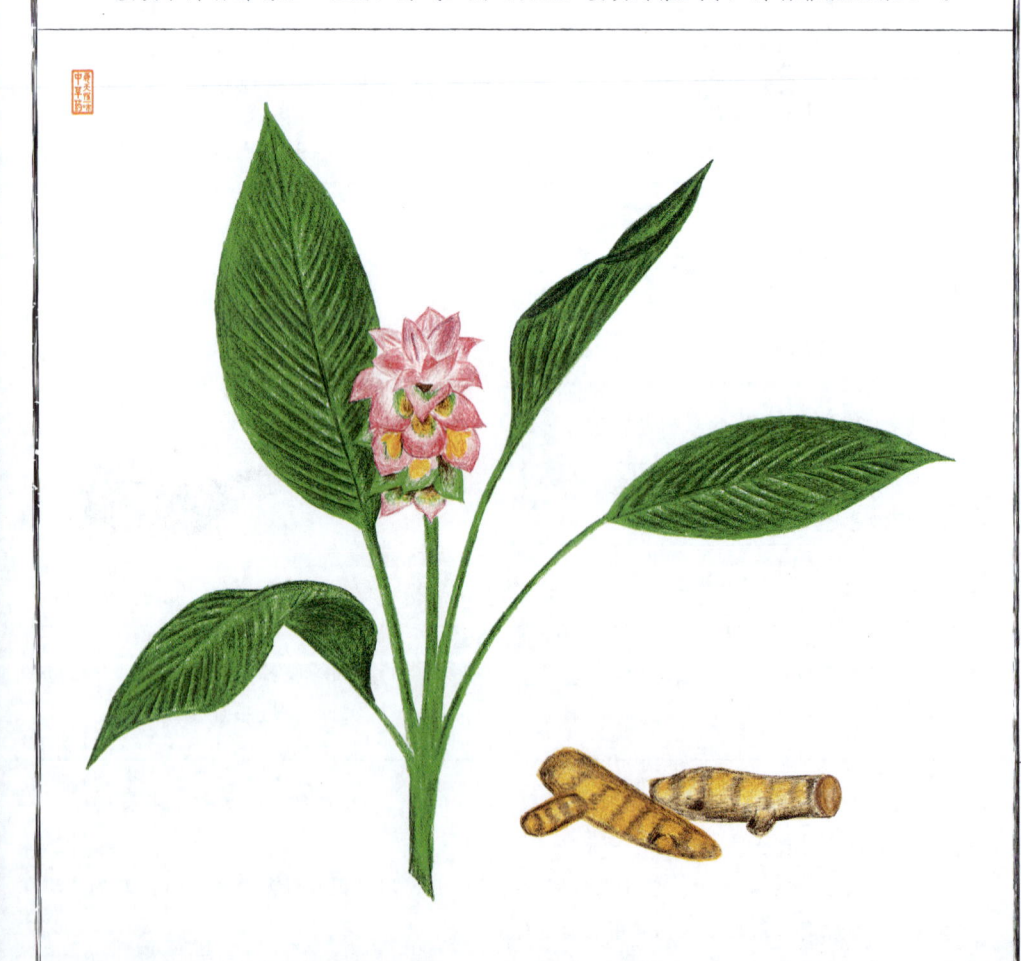

264

十二月 *December*

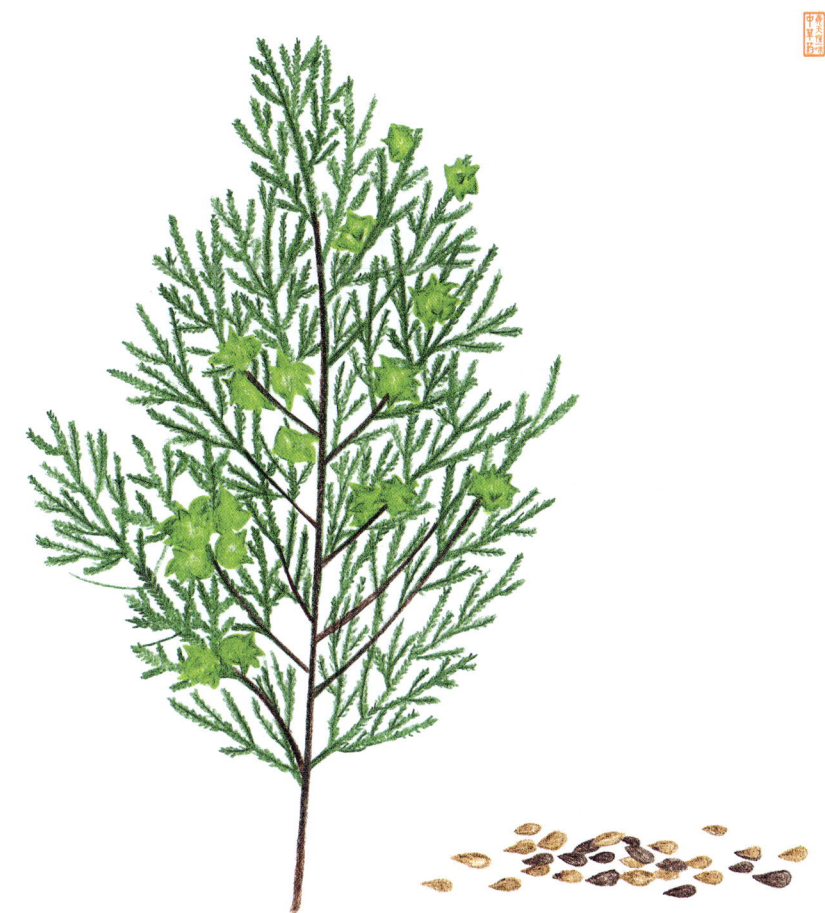

柏子仁

养心安神的植物种子

十二月廿九日

注意	秋、冬季采收成熟种子，晒干，除去种皮，收集种仁。
制作	大便溏薄者忌食柏子仁，适宜用柏子仁霜代替。
贮藏	置阴凉干燥处，防热、防蛀。

宁神定志养情智，
止汗敛阴缓虚烦。
辛润清香透心肾，
味甘滋补健中堂。
宣肺健脾消咳喘，
培本固元填精髓。
益气化湿解痹痛，
治风育肤疗癣疮。

柏子仁也叫柏实、柏子、柏仁，是侧柏的干燥成熟种仁。柏子仁能养心安神，润肠通便，止汗，用于调理阴血不足、虚烦失眠、心悸怔忡、肠燥便秘、阴虚盗汗。

○ 每天懂一味中草药

大腹皮

十二月三十日

槟榔的干燥果皮

大腹皮也叫槟榔皮、大腹毛、槟榔衣、大腹绒,是槟榔的干燥果皮。大腹皮能行气宽中,行水消肿,用于调理湿阻气滞、脘腹胀闷、大便不爽、水肿胀满、脚气浮肿、小便不利。

市面上常见的藿香正气水、肾炎消肿片、养血调经膏、四正丸中都含有大腹皮的成分。

注意	气虚体弱者慎服。
制作	冬季至次春采收未成熟的果实,煮后干燥,纵剖两瓣,剥取果皮,习称"大腹皮";春末至秋初采收成熟果实,煮后干燥,剥取果皮,打松,晒干,习称"大腹毛"。
贮藏	贮干燥容器内,置干燥通风处。

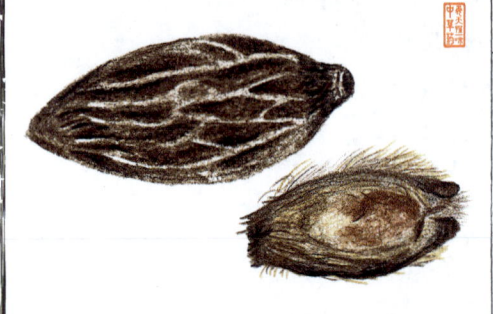

扶留叶裹辟瘴疠,宾门药饯槟榔衣。
绿叶红潮畅脏腑,胸中恶气添蚌灰。
味辛微温归脾胃,利湿追风缓疟疾。
行水消肿除满胀,下气宽肠益中焦。

蛏

十二月卅一日

形状狭长的贝类

注意	不宜生食。
制作	全年均可采捕。捕后,去壳,取肉,鲜用或晒干。
贮藏	置阴凉干燥处。

温酒炖食消水肿,添醋熬煮止痢疾。
滋阴清热除烦渴,补虚解毒添肾精。

蛏也叫缢蛏,是一种海产贝类。它可以补阴、清热、除烦,用于调理产后虚损、烦热口渴、盗汗。蛏生活在近岸的海水里,也可以人工养殖。它形状狭长,外面是淡黄色,里面是白色,肉质鲜美。加工的时候还会有蛏油,味道清香可口,营养丰富,可以做调味品,也可用作拌料。

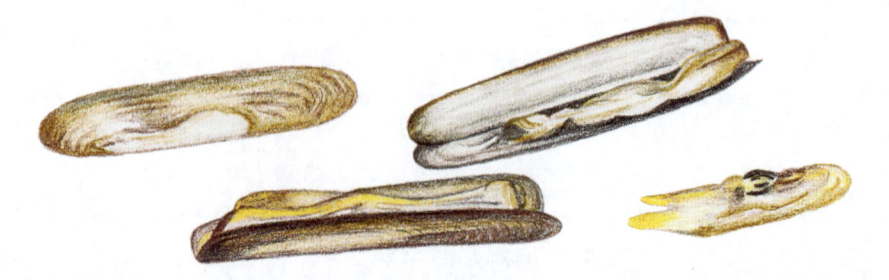

参考文献

《中国药典》
《中药大辞典》
《全国中草药汇编》
《中华本草》
《中国药用植物志》
《神农本草经》
《陕甘宁青中草药选》
《名医别录》
《本草求真》
《福建药物志》
《四川常用中草药》
《四川中药志》
《本草纲目拾遗》
《新修本草》
《岭南采药录》
《本草图经》
《本草经集注》
《滇南本草图说》
《千金方》
《中国药用海洋生物》
《救荒本草》
《岭南采药录》
《本草拾遗》

图书在版编目（CIP）数据

每天懂一味中草药 / 李蕊著绘 . -- 长春 : 吉林科学技术出版社 , 2022.7
ISBN 978-7-5578-8421-5

Ⅰ . ①每… Ⅱ . ①李… Ⅲ . ①中药材 – 普及读物
Ⅳ . ① R282-49

中国版本图书馆 CIP 数据核字 (2021) 第 150223 号

每天懂一味中草药
MEITIAN DONG YIWEI ZHONGCAOYAO

著　　绘	李　蕊
出 版 人	宛　霞
责任编辑	宿迪超
策　　划	紫图图书ZITO®
监　　制	黄　利　万　夏
特约编辑	曹莉丽　戚亚敏
营销支持	曹莉丽
幅面尺寸	170 毫米 ×240 毫米　1/16
字　　数	234 千字
印　　张	18
印　　数	1—5000 册
版　　次	2022 年 7 月第 1 版
印　　次	2022 年 7 月第 1 次印刷
出　　版	吉林科学技术出版社
地　　址	长春市净月区福祉大路 5788 号出版大厦 A 座
邮　　编	130018
网　　址	www.jlstp.net
印　　刷	艺堂印刷（天津）有限公司
书　　号	ISBN 978-7-5578-8421-5
定　　价	88.00 元

版权所有，侵权必究
本书若有质量问题，请与本公司联系调换
纠错热线：010-64360026-103